R.D. Scott
Totale Kniearthroplastik

Richard D. Scott

Totale Knriearthroplastik

Herausgegeben von Dietrich Pape

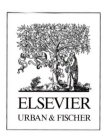

URBAN & FISCHER

München · Jena

Titel der Originalausgabe:
Richard D. Scott: Total Knee Arthroplasty. ISBN: 0-7216-3948-8
Copyright © 2006, Elsevier Inc. All rights reserved.

Zuschriften und Kritik an:
Elsevier GmbH, Urban & Fischer Verlag, Lektorat Medizin, Karlstraße 45, 80333 München
E-Mail: medizin@elsevier.com

Verfasser:
Richard D. Scott, MD
Professor of Orthopaedic Surgery, Harvard Medical School, Boston, Massachusetts

Übersetzung und Redaktion:
Karin Beifuß, Ohmden-Grubäcker

Deutsche Bearbeitung:
Dr. med. Dietrich Pape, Orthopädische Klinik, Universitätsklinikum Homburg/Saar, Kirrbergerstraße, Gebäude 37, 66424 Homburg/Saar

Wichtiger Hinweis für den Benutzer
Die Erkenntnisse in der Medizin unterliegen laufendem Wandel durch Forschung und klinische Erfahrungen. Die Autoren dieses Werkes haben große Sorgfalt darauf verwendet, dass die in diesem Werk gemachten therapeutischen Angaben (insbesondere hinsichtlich Indikation, Dosierung und unerwünschten Wirkungen) dem derzeitigen Wissensstand entsprechen. Das entbindet den Nutzer dieses Werkes aber nicht von der Verpflichtung, anhand der Beipackzettel zu verschreibender Präparate zu überprüfen, ob die dort gemachten Angaben von denen in diesem Buch abweichen und seine Verordnung in eigener Verantwortung zu treffen.

Wie allgemein üblich wurden Warenzeichen bzw. Namen (z. B. bei Pharmapräparaten) nicht besonders gekennzeichnet.

Bibliografische Information der Deutschen Nationalbibliothek
Die Deutsche Nationalbibliothek verzeichnet diese Publikation in der Deutschen Nationalbibliografie; detaillierte bibliografische Daten sind im Internet über http://dnb.d-nb.de abrufbar.

Alle Rechte vorbehalten
1. Auflage 2007
© Elsevier GmbH, München
Der Urban & Fischer Verlag ist ein Imprint der Elsevier GmbH.

07 08 09 10 11   5 4 3 2 1

Das Werk einschließlich aller seiner Teile ist urheberrechtlich geschützt. Jede Verwertung außerhalb der engen Grenzen des Urheberrechtsgesetzes ist ohne Zustimmung des Verlages unzulässig und strafbar. Das gilt insbesondere für Vervielfältigungen, Übersetzungen, Mikroverfilmungen und die Einspeicherung und Verarbeitung in elektronischen Systemen.

Um den Textfluss nicht zu stören, wurde bei Patienten und Berufsbezeichnungen die grammatikalisch maskuline Form gewählt. Selbstverständlich sind in diesen Fällen immer Frauen und Männer gemeint.

Planung: Dr. Till Meinert, München
Lektorat: Dr. Yvonne Klisch, München
Herstellung: Petra Laurer, München
Covergestaltung: Spieszdesign Büro für Gestaltung, Neu-Ulm
Satz: Kösel, Krugzell
Druck und Bindung: Printer Trento, Trento, Italien

ISBN: 978-3-437-24470-4

Aktuelle Informationen finden Sie im Internet unter www.elsevier.de und www.elsevier.com

Dieses Buch widme ich

für die Inspiration, die ich zu Hause erfahren habe, meiner Frau Mary sowie meinen Söhnen Jordan und Andrew;

für die berufliche Inspiration meinen Mentoren sowie den Hunderten von Assistenz- und Oberärzten, die mir gestattet haben, auch ihnen ein Mentor zu sein;

meinem Freund und Kollegen Tom Thornhill, der ein gutes Stück dieses Weges mit mir gegangen ist.

Vorwort

1971 begann ich in Boston als Assistenzarzt der Orthopädie. State of the Art in der Knieendoprothetik waren damals die Metall-Hemiarthroplastik von McKeever und die einachsigen metallenen Scharnierprothesen wie etwa das Walldius- und das Guepar-Knie.

Ich war also vor Ort, als 1972 die ersten Gelenkersatzoperationen mit Metall-Kunststoff-Prothesen durchgeführt wurden. Im Laufe der nächsten drei Jahrzehnte wurde ich nicht nur Zeuge, sondern auch Teilhaber an der Entwicklung der modernen Knieendoprothetik und habe selbst zwischen 3000 und 4000 Primärarthroplastiken durchgeführt.

Das vorliegende Buch fasst meine Erfahrungen aus drei Jahrzehnten zusammen. Ich habe über die Jahre viele Fehler gemacht und zahlreiche Lektionen gelernt. Die Konzepte und Techniken, die ich hier beschreibe, stellen sicher nicht die einzigen (und womöglich auch nicht die besten) Möglichkeiten zur Lösung der verschiedenen Probleme in der Knieendoprothetik dar, haben aber gut funktioniert.

Ich hatte das Privileg, mehr als 500 orthopädische Assistenz- und Oberärzte am Brigham and Womens' Hospital sowie am New England Baptist Hospital auf dem Gebiet der Arthroplastik ausbilden zu dürfen. Für das, was ich im Gegenzug von ihnen lernen durfte, schulde ich ihnen Dank. Sie sind es, denen ich die Anregung zu diesem Buchprojekt verdanke.

Richard D. Scott

Vorwort zur deutschen Ausgabe

Knieendoprothetik ist eines der wichtigsten Themen der heutigen Orthopädie/Unfallchirurgie. Unsere Bevölkerung wird älter, der Bedarf an Endoprothesen nimmt zu. Zu Recht steigen auch die Ansprüche an die Qualität der endoprothetischen Versorgung. Neue Methoden wie die Navigation und die minimalinvasive Operationstechnik haben Eingang in das Feld der Knieendoprothetik gefunden. Ihr Wert steht nach wie vor zur Diskussion.

Woran soll man sich orientieren? Ich habe mit Begeisterung das Buch von R. D. Scott, „Total Knee Arthroplasty", gelesen. Es ist grundsolide. Der Autor besitzt den handwerklichen, den ärztlichen und den wissenschaftlichen Hintergrund, ein solches Buch kompetent zu verfassen. Bücher über „Tipps und Tricks zur Knieallarthroplastik" gibt es viele, vielleicht zu viele. Praktische Hinweise erlangen erst Bedeutung durch die Kompetenz des Autors. Das vorliegende Buch wird jedem hilfreich sein, der Kniegelenke endoprothetisch versorgt. Es kann dem Anfänger als Einführung und es kann dem Erfahrenen zur Überprüfung seines Wissens dienen.

Konsequenterweise habe ich meinen langjährigen Mitarbeiter und Oberarzt, Herrn Dr. med. Dietrich Pape, ermuntert, die deutsche Übersetzung dieses Buches fachlich zu begleiten und herauszugeben. Er ist dafür aufgrund seiner Tätigkeit in den USA und Kanada und seiner langjährigen eigenen operativen Erfahrung ideal geeignet. Ich wünsche jedem Leser viel Freude beim Studium der deutschen Version von „Total Knee Arthroplasty" und viel Erfolg bei der Umsetzung der Information bei der täglichen Arbeit.

im Juni 2007
Prof. Dr. med. Dieter Kohn
Klinik für Orthopädie und Orthopädische Chirurgie
Universitätsklinikum des Saarlandes
Homburg/Saar

Inhaltsverzeichnis

1 Kurzer historischer Abriss über 30 Jahre totale Kniearthroplastik in Boston

1.1	Bikompartimentelle Arthroplastik	1
1.2	Unikompartimenteller Gelenkersatz	6

2 Erhalt oder Ersatz des hinteren Kreuzbandes

2.1	Erhalt des hinteren Kreuzbandes	10
2.2	Ersatz des hinteren Kreuzbandes	14

3 Mobile versus fixierte Gleitlager

3.1	Gründe für die Wahl einer mobil gelagerten Prothese	19
3.2	Nachteile von mobilen Gleitlagern	21
3.3	Indikationen für Komponenten mit rotierender Plattform aus heutiger Sicht	22

4 Operationstechnik bei primärer Kniegelenkarthroplastik

4.1	Lagerung des Patienten	25
4.2	Vorbereitung des Beines	25
4.3	Inzision	26
4.4	Mediale parapatellare Arthrotomie	26
4.5	Komplettierung der Gelenkeröffnung	27
4.6	Zurichtung des Femurs	28
4.7	Positionierung der A/P-Resektionslehre	33
4.8	Beurteilung der Möglichkeit zur zementfreien Fixation der Femurkomponente	36
4.9	Zurichtung der Patella	37
4.10	Zurichtung der Tibia	38
4.11	Dorsale Neigung des Tibiaplateaus	40
4.12	Durchführung der Tibiaresektion	40
4.13	Einstellung der Bandspannung	42
4.14	Funktionsprobe mit Probeimplantaten	42
4.15	Beurteilung der Patellaführung	43
4.16	Abschließende Vorbereitungen vor dem Zementieren der Komponenten	44
4.17	Zementierung der Prothesenkomponenten	44
4.18	Wunddrainage und Wundverschluss	44
4.19	Perioperatives Management	45

5 Totaler Kniegelenkersatz bei schwerer Varusdeformität

5.1	Der typische Patient	47
5.2	Darstellung des Gelenks	47
5.3	Balancierung der mediolateralen Weichteilstrukturen	48
5.4	Distale Femurresektion	49
5.5	Rotation der Femurkomponente	49
5.6	Knochensubstanzverlust an der Tibia	50
5.7	Restinstabilität der lateralen Bandstrukturen	51
5.8	Erhalt des hinteren Kreuzbandes bei ausgeprägter Varusstellung	51
5.9	Tibiainnenrotation bei ausgeprägter Varusstellung	53

6 Totaler Kniegelenkersatz bei schwerer Valgusdeformität

6.1	Der typische Patient	55
6.2	Klinische Merkmale des Valgus- und Varusknies	56
6.3	Der distale Femurresektionswinkel	58
6.4	Balancierung des Valgusknies in Flexion und Extension	59
6.5	Erhalt versus Ersatz des hinteren Kreuzbandes	63

7 Patellofemorale Komplikationen im Rahmen der Totalendoprothetik des Kniegelenks

7.1	Der Verzicht auf den Patellarückflächenersatz	65
7.2	Maltracking der Patella	67
7.3	Gefäßversorgung der Patella	69
7.4	Patellafraktur	70
7.5	Patellalockerung	71
7.6	Prothesenverschleiß	71
7.7	Patella-Clunk-Syndrom	73
7.8	Präparation einer dysplastischen Patella	73

8 Einsteifung vor und nach totaler Kniegelenkarthroplastik

8.1	Darstellung des steifen Knies	75
8.2	Freilegung des ankylosierten Kniegelenks in Extension	76
8.3	Freilegung des Kniegelenks in Flexion	76
8.4	Heterotope Ossifikation	78
8.5	Physiotherapeutischer Übereifer	79
8.6	Manipulation des Kniegelenks	79

9 Beugekontraktur bei Knie-TEP

9.1	Behandlungsoptionen	82
9.2	Zusammenfassung der Therapieleitlinien	84
9.3	Andere wichtige Aspekte der Beugekontraktur	84

10 Knietotalendoprothetik nach Osteotomie

10.1	Frühere Inzisionen	87
10.2	Operative Darstellung	88
10.3	Patellatiefstand	88
10.4	Metallimplantate	88
10.5	Aufwärtsneigung der Gelenklinie	89
10.6	Pseudarthrose	89
10.7	Fehlverheilung	90
10.8	Folgen der Überkorrektur einer varisierenden Tibiaosteotomie	90
10.9	Tibiaschaft-Offset	94
10.10	Unikompartimenteller Kniegelenkersatz nach fehlgeschlagener Tibiaosteotomie	94

11 Totaler Kniegelenkersatz bei rheumatoider Arthritis — 97

12 Knochensubstanzdefekte im Rahmen der Totalendoprothetik des Kniegelenks

12.1	Femurdefekte	105
12.2	Tibiadefekte	110

13 Bilaterale einzeitige Kniearthroplastik

13.1	Die Entscheidung	117
13.2	Überlegungen zur Anästhesie	117
13.3	Antikoagulation	118
13.4	Belastungsstatus	118
13.5	Operationstechnik	118
13.6	Inzisionslänge	118
13.7	Präoperative Beratung des Patienten	118
13.8	Patientenzufriedenheit	119
13.9	Bilaterale Revision	119
13.10	Bilaterale Primär-/Revisionsoperation	119

14 Sepsis und totaler Kniegelenkersatz — 121

15 Problemvermeidung und Problemlösung in der Knie-Totalendoprothetik

15.1	Wahl der richtigen Inzision	129
15.2	Behandlung von Hautnekrosen	130
15.3	Wunddrainage	130
15.4	Vorgehen bei übermäßiger Wundsekretion aus Redondrainagen	131
15.5	Versorgung großer Hämatome	132
15.6	Behandlung von Patellarsehnenausrissen	132
15.7	Vermeidung von Verletzungen des medialen Kollateralbandes	133
15.8	Versorgung von Verletzungen des medialen Kollateralbandes	134
15.9	Impingement der Popliteussehne: Vermeidung und Lösung	134
15.10	Wahl der richtigen Femurgröße	135

16 Revisionseingriffe nach TKA

16.1	Lockerung der Femurkomponente	137
16.2	Bruch der Femurkomponente	137
16.3	Lockerung der Tibiakomponente	139
16.4	Metallverstärkung der Patellakomponente	139
16.5	Voll-Polyethylen-Patellakomponenten	139
16.6	Verzicht auf den Ersatz der Patellarückfläche	140
16.7	Verschleiß des Polyethylen-Inlays	140
16.8	Verschiedene Gründe für einen Revisionseingriff	140

17 Unikompartimenteller Kniegelenkersatz

17.1	Klassische Auswahlkriterien	148
17.2	Minimal invasive UKA	149
17.3	Knieteilprothesen aus Metall	149

18 Operationstechnik beim unikompartimentellen Kniegelenkersatz

18.1	Grundprinzipien	153
18.2	Präoperative Planung	153
18.3	Operative Darstellung des Kniegelenks	154
18.4	Präparation der Tibia	156
18.5	Distale Femurresektion	158
18.6	Dimensionierung der Femurkomponente	159
18.7	Rotationsausrichtung der Femurkomponente	160
18.8	Mediolaterale Positionierung des Femurimplantats	160

18.9	Femurendbearbeitung	161
18.10	Endbearbeitung der Tibia	163
18.11	Technische Feinheiten der Arthroplastik des lateralen Gelenkkompartiments	163
18.12	Zementierung der Komponenten	164
18.13	Wundverschluss	165

19 Häufig gestellte Fragen zur totalen Kniegelenkendoprothetik

19.1	Verschiedene Kategorien von Fragen	167
19.2	Die Antworten	167

Register 173

1

Kurzer historischer Abriss über 30 Jahre totale Kniearthroplastik in Boston

1.1 Bikompartimentelle Arthroplastik

In der 1960er Jahren nahm die Entwicklung der Kniearthroplastik in Boston ihren Anfang. Die Pionierarbeiten am Massachusetts General Hospital mündeten in die Entwicklung einer aus Kunststoff gefertigten MGH-Femur-Hemiarthroplastik, während am Robert Breck Brigham Hospital (dem heutigen Brigham and Women's Hospital) der Knieendoprothetik mit der metallenen Tibia-Hemiarthroplastik von McKeever der Weg bereitet wurde.

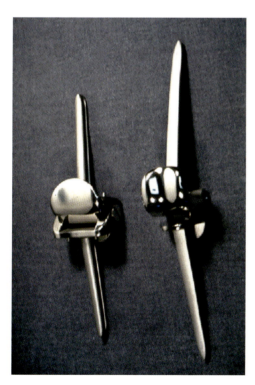

Abb. 1-1 Die Walldius- und die Guepar-Prothese.

In den späten 1960er Jahren wurden Patienten mit schweren Deformitäten, die sich nicht mit der McKeever-Technik behandeln ließen, mit einer Totalarthroplastik des Kniegelenks (Total Knee Arthroplasty, TKA) versorgt. Sie erhielten – in Form der Walldius- oder Guepar-Prothese – erstmals eine metallene Scharnierendoprothese (▶ Abb. 1-1). Die Anfangsergebnisse waren zwar viel versprechend, doch kam es infolge von Komponentenlockerung, hämatogener Infektion, metallinduzierten Synovialitiden und Knorpelabrieb der nicht ersetzten Patellae an der flachen metallenen Trochlearinne bald zu Fehlschlägen. Die McKeever-Prothesen wurden weiterhin zwar in weniger schwer erkrankte Kniegelenke implantiert, doch ergab die Nachbeobachtung, dass sich damit mittelfristig bei nur 60 % der Rheumapatienten gute Ergebnisse erreichen ließen.[1]

Ausgehend von den frühen Erfolgen, die man in der Hüftendoprothetik mit Prothesen aus Metall und Kunststoff erzielt hatte, wurde 1972 in Boston auch in der Kniegelenkarthroplastik mit der Implantation von Metall-Kunststoff-Prothesen in Form der Marmor-Prothese begonnen. Doch auch wenn dieser Typ der unikompartimentellen Prothese heute noch immer erfolgreich eingesetzt wird, war bei 10 % der Rheumapatienten, die die frühen bikompartimentellen Marmor-Prothesen erhalten hatten, eine mediolaterale Subluxation des tibiofemoralen Gelenks zu beobachten (▶ Abb. 1-2).

Bei Patienten mit bikompartimenteller Erkrankung wurde die Marmor-Prothese 1973 von einer bikondylären Prothese abgelöst (▶ Abb. 1-3). Bei diesem Prothesendesign wurden die Oberflächen der beiden Seiten des patellofemoralen Kompartiments allerdings nicht ersetzt, und nach 2–4-jährigen Verlaufskontrollen zeigte sich bei 20 % der Rheuma- und Arthrosepatienten eine patellofemorale Restsymptomatik.[2]

1974 kamen Dr. Peter Walker und Dr. Chit Ranawat von New York City nach Boston, um die Total-Condylar- und die Duopatellar-Knieendoprothese vorzustellen, die sie gemeinsam mit ihrem Kollegen Dr. J. Insall entwickelt hatten (▶ Abb. 1-4). Bei der Total-Condylar-Endoprothese mussten beide Kreuzbänder geopfert werden, während die Duopatellar-Prothese ihren Erhalt

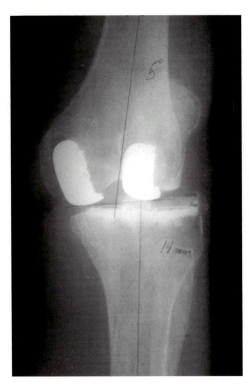

Abb. 1-2 Mediolaterale Subluxation des tibiofemoralen Gelenks nach Implantation einer bikompartimentellen Marmor-Prothese.

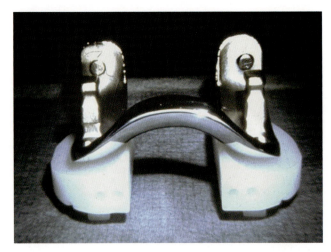

Abb. 1-3 Bikondyläre Prothese mit zweiteiliger Tibiakomponente.

ermöglichte. Der Vorteil der Total-Condylar-Prothese bestand in der höheren Kongruenz und der größeren Kontaktfläche zwischen den Gelenken, allerdings war das Bewegungsausmaß oftmals auf 90° Beugung begrenzt. Das weniger konforme Duopatellar-Design mit Erhalt des hinteren Kreuzbandes kam dem femoralen Roll-Gleit-Mechanismus schon näher und gestattete ein größeres Maß an Beweglichkeit, weshalb diese Prothese für den Einsatz bei Rheumapatienten mit schwachen oberen Gliedmaßen besonders attraktiv war (▶ Abb. 1-5). Beide Modelle verfügten im femoralen Anteil des Gelenks über eine Trochlearinne und patellaseitig optional auch über ein Polyethylen-Inlay. Die kreuzbanderhaltende Technik übernahm man in Boston hauptsächlich wegen der speziellen Bedürfnisse der Rheumapatienten. Auf Ersuchen der Operateure des Brigham Hospital wurde die Trochlearinne modifiziert; man entwickelte asymmetrische rechte und linke Modelle, um den medialen Überstand im rheumatisch erkrankten Knie von Frauen mit geringer Körpergröße zu verringern. Die ersten Total-Condylar- und die ersten Duopatellar-Modelle verfügten über individuelle, durch die Eminentia intercondylaris des Patienten getrennte Tibiakomponenten (▶ Abb. 1-6). Dies erlaubte den Erhalt beider Kreuzbänder; die erhaltene Eminentia schützte die beiden Kompartimente vor varischen bzw. valgischen Druck- und Zugkräften, die bei einteiligen Modellen zur Lockerung der Tibiakomponente führen können. Bei übergewichtigen Patienten verursachte der vergleichsweise geringe Oberflächenkontakt mit dem Tibiaplateau jedoch hohe Punktbelastungen; eine mögliche Folge davon war – vor allem bei

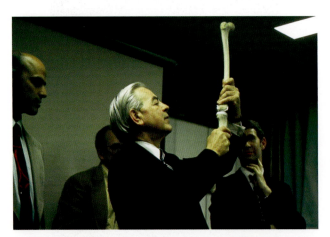

Abb. 1-4 Chit Ranawat *(ganz links)* und Peter Walker *(ganz rechts)* 1974 bei einem Besuch im Massachusetts General Hospital. Das Kniemodell hält William Jones, hinter ihm ist William Harris zu sehen.

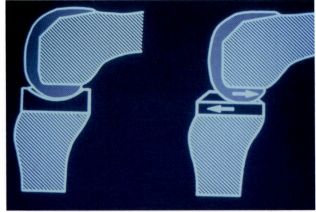

Abb. 1-5 Schematische Darstellung der sagittalen Gelenkgeometrie der Total-Condylar- und der Duopatellar-Prothese.

Bikompartimentelle Arthroplastik 1.1

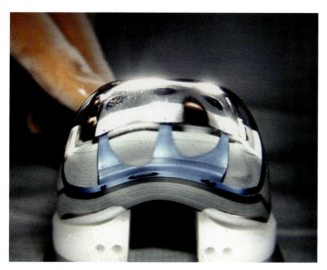

Abb. 1-6 Eine Duopatellar-Prothese der ersten Generation mit zwei separaten Tibiakomponenten.

pathologischen Achsenverhältnissen – das Einsinken der Komponente (▶ Abb. 1-7).
Nachdem beim zweiteiligen Design der Duopatellar-Prothese verschiedentlich Lockerungen der Tibiakomponente aufgetreten waren[3], wurde ab 1978 eine vollkommen aus Kunststoff bestehende einteilige Tibiakomponente entwickelt, die vom Konzept her dem Plateau und dem Stiel der ursprünglichen Total-Condylar-Prothese angepasst war (▶ Abb. 1-8).
Da sich bis 1979 dann gezeigt hatte, dass die Metallverstärkung der Tibiakomponente Vorteile brachte, implantierte man in den

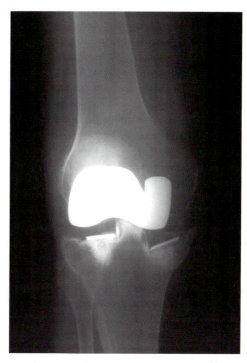

Abb. 1-7 Lockerung und Einsinken der medialen Tibiakomponente einer Duopatellar-Prothese.

nächsten 5 Jahren am häufigsten die Kinematic- und Kinematic-II-Modelle (▶ Abb. 1-9), die über eine nicht modulare metallverstärkte Tibiakomponente verfügten. Die Femur- und Tibiakomponenten waren in drei Größen erhältlich.

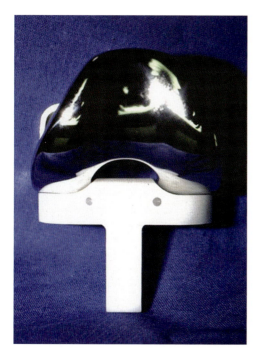

Abb. 1-8 Eine vollkommen aus Polyethylen bestehende einteilige Tibiaprothese mit einem zentralen Stiel.

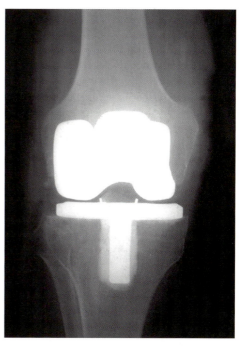

Abb. 1-9 Eine nichtmodulare Kinematic-Tibiakomponente mit einer Plattform aus Metall (*metal-backed*).

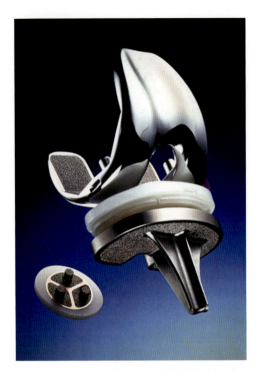

Abb. 1-10 Die erste PFC-Prothese wurde 1984 implantiert.

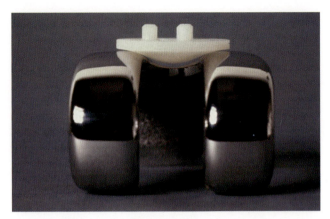

Abb. 1-11 Eine sombreroförmige Patella für einen besseren Metall-Kunststoff-Kontakt mit der Trochlea femoris in Flexion.

Großer Beliebtheit erfreute sich in den frühen 1980er Jahren die zementfreie Fixation von porös beschichteten Komponenten; hinzu kam die Anwendung spezieller Instrumente zur Prothesenausrichtung und zur Knochenpräparation. Als Antwort auf diesen Trend entwickelten Dr. Thomas Thornhill und ich mit dem *PFC (Press-fit Condylar) Total Knee System* eine Totalendoprothese zur Verankerung in Press-fit-Technik; dieses Modell wurde erstmals im November 1984 implantiert und 1986 auch landesweit eingeführt (▶ Abb. 1-10). Die Prothesenkomponenten waren mit und ohne poröse Beschichtung zur zementfreien und zementierten Verankerung lieferbar. Zu den Neuerungen zählten auch ein breiteres Spektrum an proportionalen Größen, die modulare tibiale Plattform, die generelle Austauschbarkeit zwischen den Femur- und Tibiagrößen und eine ovale sombreroförmige Patellakomponente *(mexican hat)*, die einen besseren Prothesen-Knochen- bzw. Metall-Kunststoff-Kontakt gewährleisten sollte (▶ Abb. 1-11). Anfangs wurde die Patellakomponente mit einer Metallverstärkung gefertigt, um die zementfreie Fixation zu ermöglichen; dieses Konzept wurde 1986 jedoch zugunsten eines „All-Poly"-Designs verlassen.[4]

Eine weitere Innovation in Bezug auf das PFC-Design war die Verwendung eines kreuzförmigen Kiels anstelle des herkömmlichen soliden Tibiastiels. Dadurch wurde die Funktion des Tibiastiels unter gleichzeitiger Schonung der metaphysären Knochensubstanz verstärkt. Etwa zur selben Zeit wurde in das Kinematic-System ein ähnlicher, aber längerer Kiel integriert, der nicht einwachsen sollte, sondern in Press-fit-Technik verankert wurde. Dieses Kiel-Konzept war aus den Erfahrungen mit dem kreuzförmigen Kiel der McKeever-Prothese erwachsen; außerdem war ein mit Finnen versehenes langstieliges Schaftmodell auch vorher schon in der variablen achsgeführten Murray-Shaw-Knieprothese zur Anwendung gekommen.

In einer Untersuchung, die von Peter Brooks, Peter Walker und mir selbst in Boston durchgeführt wurde, hatten sich modulare tibiale Metallkeile zur Rekonstruktion des tibialen Knochenlagers als wirksam erwiesen.[5] Im September 1984 implantierte ich den ersten modularen Tibiakeil zusammen mit der Kinematic-II-Knieprothese (▶ Abb. 1-12); für diese Technik wurden nachfolgend gute Kurzzeiterfolge mitgeteilt.[6] Um die Mitte der 1980er Jahre übernahm man dieses Konzept auch für die tibiale Plattform des PFC-Knies.

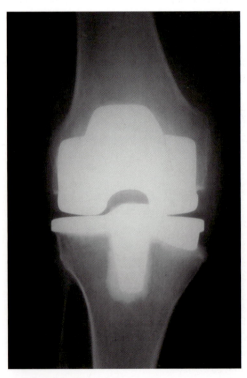

Abb. 1-12 Medialer tibialer Augmentationskeil, der zusammen mit der Kinematic-Prothese implantiert wurde.

1986 entwickelten Thomas Thornhill und ich das Omnifit-Knie (Osteonics), das ein Jahr später zum ersten Mal implantiert wurde. Zu seinen besonderen Merkmalen zählte die fixierte Stielverlängerung von Femur wie auch Tibia für den Einsatz im Rahmen von Revisions- oder komplexen Primäreingriffen. Innovationen betrafen die Modularität des Tibia-Inlays für unterschiedliche Formschlüssigkeitsgrade, den Kreuzbandersatz und die Kreuzbandsubstitution bis hin zur Führung der Gelenkflächen, die der Erzeugung von Varus-/Valgusstabilität dienen sollten. Die Femurkomponenten verfügten über eine identische Formgebung in der Koronar- und Sagittalebene mit bzw. ohne interkondyläre Aussparung *(femoral box)* in zwei verschiedenen Tiefen für zwei Kopplungsgrade. Das Omnifit-Knie war auch die erste Prothese, für die modulare femorale Augmentationskeile zur Rekonstruktion des femoralen Knochenlagers zur Verfügung standen.

Einige Jahre später entwickelten Dr. Thornhill und ich zusammen mit anderen das modulare PFC-Knierevisionssystem. Die posterior stabilisierte Femurkomponente hatte eine vertiefte Trochlearinne, die in Richtung Femurkondylen verlängert war, um in Flexion einen besseren Metall-Kunststoff-Kontakt mit einer klassischen domförmigen Patella zu gewährleisten (▶ Abb. 1-13). Die geschlossene interkondyläre Box der Femurkomponente gestattete auch die Verwendung modularer Femurstiele mit verschiedenen Durchmessern, Längen und Valguswinkeln zur Press-fit- oder zementierten Verankerung. Der mit Finnen versehene Tibiastiel hatte eine Standardlänge, war aber rund und solide und konnte nun auch modulare Tibiastiele zur Press-fit- oder zementierten Verankerung in verschiedenen Durchmessern und Längen aufnehmen. Sowohl für die Femur- als auch für die Tibiakomponente waren verschiedene Augmentationskeile erhältlich (▶ Abb. 1-14). Der Verriegelungsmechanismus war bei allen tibialen Plattformen ähnlich und ist bis auf eine geringfügige Modifikation im Jahre 2004 zwanzig Jahre lang unverändert geblieben. Die gekoppelten Designs hatten immer – als eine Art Innenskelett im kongruenten tibialen Polyethylenhöcker – einen zusätzlichen verstärkenden Metallzapfen, der auch in den hohlen Stiel der modularen Plattform hineinreichte.

Während sich die PFC- und Omnifit-Modelle in den späten 1980er und während der 1990er Jahre verbreiteten, wurde in Boston das Kinematic-System zu den Modellen Kinemax und Kinemax Plus weiterentwickelt. Wie das PFC-Knie zeichnete sich auch das Kinemax-Modell durch modulare Inlays, proportionale Größen, variable Formschlüssigkeitsgrade und modulare Femur- und Tibiastiele sowie Augmentationskeile aus.

Obwohl das von Dr. Chit Ranawat entwickelte kreuzbanderhaltende und das modulare kreuzbandersetzende PFC-System mit derselben tibialen Plattform, derselben femoralen Sagittalgeometrie und demselben chirurgischen Instrumentarium ausgestattet waren, wiesen sie anfangs Unterschiede in der patellofemoralen und femoralen Koronargeometrie auf. Mitte der 1990er Jahre entschlossen wir uns, die beiden Modelle zusammenzuführen, sodass sie abgesehen vom Vorhandensein bzw. Fehlen eines Tibiahöckers und einer femoralen interkondylären Box identisch waren. Das Ergebnis war das im April 1996 vorgestellte PFC-Sigma-Kniesystem. Die tibialen Plattformen (mit Kiel und modular) sowie die femorale Sagittalgeometrie blieben unverändert. Die Frontalgeometrie der Femurkondylen wurde runder, um für alle Komponenten die Kantenbelastung zu minimieren (▶ Abb. 1-15). Sowohl die kreuzbanderhaltenden als auch die kreuzbandersetzenden Femurkomponenten erhielten

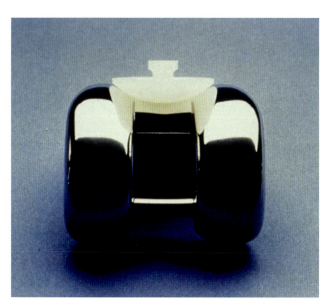

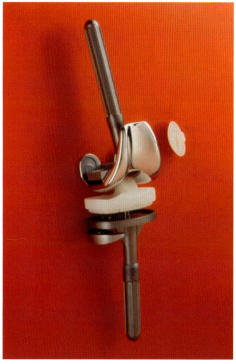

Abb. 1-13 (oben) Die Trochlearinne ist in Richtung Femurkondylen ausgezogen, um den Kontakt mit einem domförmigen Patellaimplantat zu verbessern.

Abb. 1-14 (rechts) Eine Vielzahl von modularen Stielen und Augmentationskeilen erleichtern Revisionseingriffe.

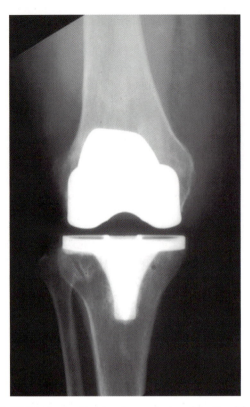

Abb. 1-15 Die in der Koronarebene abgerundete Kondylenform minimiert die Kantenbelastung.

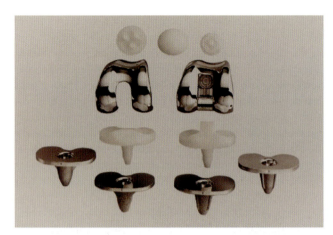

Abb. 1-16 Prothese mit mobilem Gleitlager und rotierender Plattform.

eine vertiefte Trochlearinne, die in Richtung der Femurkondylen verlängert wurde, um eine bessere Anpassung an die klassisch runde bzw. domförmige ovale Patella zu gewährleisten. Für das Revisionssystem standen neben einer modularen Tibiakomponente mit der Option eines Offset-Stiels nun auch mehr Keile und Femurstielpositionen zur Verfügung. Das Polyethylen, das früher durch Gammabestrahlung an Luft sterilisiert wurde, wurde mittlerweile unter Vakuum gammasterilisiert und verdichtet.

Die jüngste Entwicklung auf dem Gebiet der bikompartimentellen Knieendoprothesen in Boston, an der Thomas Thornhill und ich selbst beteiligt waren, betraf die Erweiterung des PFC-Sigma-Systems um ein mobiles Gleitlager und eine rotierende Plattform (▶ Abb. 1-16). Für dieses beweglich gelagerte Prothesenmodell werden die gleichen Femur- und Patellakomponenten verwendet wie für das Modell mit fixiertem Gleitlager. Bei den kreuzbandersetzenden oder -opfernden Prothesen lagern auf der Basisplatte aus einer polierten Chrom-Kobalt-Legierung hochkongruente Tibia-Inlays, die sich frei um einen zentralen Zapfen in der Plattform drehen können. Die potenziellen Vorteile der Kniegelenke mit mobilem Gleitlager sind in Kapitel 3 nachzulesen.

1.2 Unikompartimenteller Gelenkersatz

Seit 1972 empfiehlt man in Boston den unikompartimentellen Gelenkersatz. Nach ersten Erfahrungen mit der Marmor-Prothese wurde 1974 – parallel zu den Erfahrungen mit den bikondylären, bikompartimentellen Modellen der damaligen Zeit – das unikondyläre Modell entwickelt (▶ Abb. 1-17). Die 2–6-Jahres-Ergebnisse dieses Designs wurden 1981 veröffentlicht, mit 92 % guten bis ausgezeichneten Ergebnissen.[7] Als die Metallverstärkung der bikompartimentellen Tibiakomponenten in Mode kam, entwickelten Peter Walker und ich das unikompartimentelle Robert-Brigham-Knie, das erstmals 1981 implantiert wurde (s. Kap. 18). Dabei handelte es sich um einen „knochensparenden" Oberflächenersatz, bei dem keine distale Femurresektion durchgeführt und an der Kondylenrückseite nur 4–6 mm Knochen abgetragen werden mussten. Ähnlich knochensparend

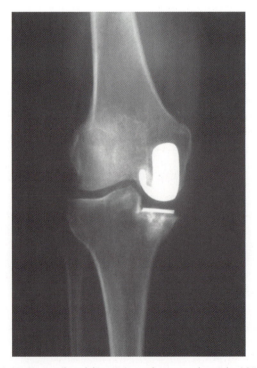

Abb. 1-17 Eine unikondyläre Knieprothese aus dem Jahr 1974.

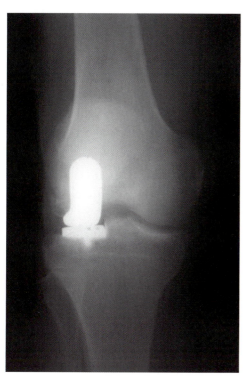

Abb. 1.18 Eine unikompartimentelle Knieprothese aus dem Jahr 1981 mit metallverstärkter Plattform (Kompositdicke 6 mm).

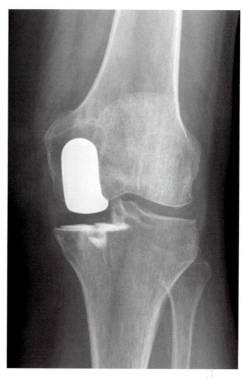

Abb. 1-19 Bei einer All-Poly-Tibiakomponente ist auch bei den dünneren Größen eine ausreichend starke Polyethylenschicht möglich.

konnte tibiaseitig eine titanverstärkte Tibiakomponente mit einer Kompositdicke von 6 mm verwendet werden (▶ Abb. 1-18). Die ausgezeichneten Frühergebnisse wurden aber durch eine hohe Polyethylenabriebrate in dieser 6-mm-Zone getrübt, sodass die Metallverstärkung nach Abrieb des darüberliegenden 2 mm dünnen Polyethylens freilag und die femorale mit der Tibiakomponente direkt artikulieren konnte.[8]

1990 entwickelten Thomas Thornhill und ich das unikompartimentelle PFC-Knie. Die tibiale Plattform war anatomisch geformt, um das Tibiaplateau maximal zu überdecken. Die metallverstärkte Tibiakomponente war modular, und das Polyethylen-Inlay wies eine Mindestdicke von 6 mm auf. Ferner war eine vollständig aus Polyethylen bestehende Tibiakomponente erhältlich (▶ Abb. 1-19). Für die femorale Komponente stand ein intramedulläres Ausrichtinstrumentarium zur Verfügung. Die distale Femurresektion betrug 4 mm, was einen sparsameren Tibiaschnitt ermöglichte. Um die Abriebkräfte auf der Polyethylenoberfläche zu reduzieren, wurden die artikulierenden Flächen kongruenter gestaltet, doch die daraus resultierende Formschlüssigkeit führte im Vergleich zu den nichtkongruenten Modellen zu einer erhöhten Inzidenz von Lysesäumen im Röntgenbild (*radiolucent lines*) und klinisch zu einer höheren Lockerungsrate beider Komponenten.[9] 1996 entwickelten wir die unikompartimentelle PFC-Knieprothese zum PFC-Sigma-Modell weiter, um die Konformität zu verringern und gleichzeitig die Verbindung der beiden Femurzapfen mit dem sie umgebenden Zementmantel zu verbessern.

Zusammenfassung

Die Entwicklung der Knieendoprothetik ist eng mit Boston verbunden. Ich schätze mich glücklich, dass ich zu der Zeit vor Ort war und gemeinsam mit vielen anderen Operateuren an dieser Entwicklung teilhaben durfte.

Literatur

1. Potter TA, Weinfeld MS, Thomas WH (1972) Arthroplasty of the knee in rheumatoid arthritis and osteoarthritis: a follow-up study after implantation of the McKeever and MacIntosh prostheses. J Bone Joint Surg Am 54: 1–24.
2. Scott RD, Joyce MJ, Ewald FC, Thomas WH (1985) McKeever metallic hemiarthroplasty of the knee in unicompartmental degenerative arthritis: long-term clinical follow-up and current indications. J Bone Joint Surg Am 67: 203–207.
3. Scott RD (1982) Duopatellar total knee replacement: the Brigham experience. Orthop Clin North Am 13: 89–102.
4. Scott RD, Thomhill TS (1986) Press-fit condylar total knee replacement. Tech Orthop 1(4): 41–58.
5. Brooks PJ, Walker PS, Scott RD (1984) Tibial component fixation in deficient tibial bone stock. Clin Orthop 183: 302–308.
6. Brand MG, Daley RJ, Ewald FC, Scott RD (1989) Tibial tray augmentation with modular metal wedges for tibial bone stock deficiency. Clin Orthop 248: 71–79.

7. Scott RD, Santore RF (1981) Unicondylar unicompartmental knee replacement in osteoarthritis. J Bone Joint Surg Am 63: 536–544.
8. McCallum JD III, Scott RD (1995) Duplication of medial erosion in unicompartmental knee arthroplasties. J Bone Joint Surg *Br* 77: 726–728.
9. Schai PA, Suh JT, Thornhill TS, Scott RD (1998) Unicompartmental knee arthroplasty in middle-aged patients. J Arthroplasty 13: 365–372.

2
Erhalt oder Ersatz des hinteren Kreuzbandes

Die Kontroverse um den Erhalt oder den Ersatz des hinteren Kreuzbandes (HKB) währt bereits seit der Einführung der Total-Condylar-Knieendoprothese Anfang der 1970er Jahre. Man unterscheidet drei verschiedene Schulen, von denen die eine das hintere Kreuzband fast immer schont, die zweite es nahezu immer ersetzt, sowie eine dritte, selektiv vorgehende Schule. Boston gilt als die Schule des Kreuzbanderhalts, während die New Yorker Schule den Befürwortern des Kreuzbandersatzes zugerechnet wird. 1974 war ich Oberarzt in der Abteilung für Orthopädische Chirurgie am Massachusetts General Hospital (MGH), als Dr. Chit Ranawat und Dr. Peter Walker, zwei New Yorker Kollegen, nach Boston kamen, um ihre neuesten Modelle der kondylären Knieendoprothese vorzustellen. Beide arbeiteten damals am Hospital for Special Surgery und waren zusammen mit Dr. J. Insall in der Entwicklung der frühen Knieendoprothetik tätig. Bei diesem Treffen im Smith-Petersen-Konferenzsaal des MGH, an dem so angesehene Persönlichkeiten wie die damaligen Leiter der Knie- bzw. Hüftchirurgie William Jones und William Harris teilnahmen (▶ Abb. 1-4), wurden uns zwei Modelle vorgeführt. Bei dem einen handelte es sich um die Total-Condylar-Prothese, bei der das hintere Kreuzband geopfert wurde, beim anderen um die Duopatellar-Prothese, die den Erhalt des HKB vorsah. Die Total-Condylar-Prothese hatte ein konkav geformtes, das Duopatellar-Modell hingegen ein flaches Sagittalprofil. Bei Erhalt eines funktionsfähigen hinteren Kreuzbandes ermöglichte diese flache Formgebung das Zurückrollen des Femurs auf der Tibia sowie eine Verbesserung der maximal erreichbaren Flexion (▶ Abb. 2-1). Die Anwender der bikondylären Technik berichteten über eine durchschnittliche Flexion von ca. 85°, während mit dem Duopatellar-Modell oftmals mehr als 100° Flexion erreicht wurden. Diese Befunde entsprachen auch den Erfahrungen der Operateure am Brigham Hospital, deren Patienten mit totaler Kniegelenkarthroplastik zu 85% an rheumatoider Arthritis litten. Da bei Rheumatikern häufig auch die oberen Extremitäten stark beeinträchtigt sind, erschien die Aussicht,

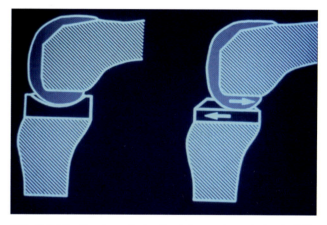

Abb. 2-1 Wie die schematische Darstellung zeigt, erlaubt ein HKB-erhaltendes Gelenk mit *Round-on-flat*-Design das Rollgleiten des Femurs auf der Tibia *(femoral rollback)* und verstärkt die maximal erreichbare Flexion.

durch Erhalt des hinteren Kreuzbandes eine bessere Knieflexion zu erzielen, sehr verlockend. Patienten, bei denen es nicht gelingt, eine Flexion von deutlich mehr als 90° zu erzielen, haben Schwierigkeiten, von einem Stuhl aufzustehen und Treppen zu steigen. Sie sind daher verstärkt auf die Funktionsfähigkeit der oberen Gliedmaßen angewiesen. Um die Population der Rheumapatienten besser versorgen zu können, übernahm man in Boston daher die kreuzbanderhaltende Operationstechnik.[1] So kam es, dass fast alle orthopädischen Assistenz- und Oberärzte in Boston in dieser Technik geschult wurden, während in New York die Befürworter des Kreuzbandersatzes die Oberhand behielten. Das führte zu einer freundschaftlichen Rivalität zwischen dem Bostoner und dem New Yorker Lager, aus der unzählige formelle und informelle Debatten hervorgingen, die seit Jahrzehnten andauern.

2 Erhalt oder Ersatz des hinteren Kreuzbandes

2.1 Erhalt des hinteren Kreuzbandes

Vorteile des HKB-Erhalts

Der Erhalt des hinteren Kreuzbandes hat potenziell vielerlei Vorteile. Da die Stabilität durch die biomechanischen Strukturen vermittelt wird, kann eine Prothese mit einem geringeren Kopplungsgrad gewählt werden; dadurch wird weniger Kraft auf die Grenzfläche zwischen dem Gleiteinsatz (Inlay) und der Plattform der Tibiaprothese sowie auf die Prothesen-Knochen-Grenze übertragen. Bevor kreuzbandersetzende Modelle in den Handel kamen, bei denen das Rollback durch die Sagittalgeometrie erzwungen wurde, ließ sich mit kreuzbanderhaltenden Kniesystemen potenziell eine größere Beweglichkeit erzielen als mit Knieprothesen, bei denen das Kreuzband geopfert wurde.

Der Erhalt des hinteren Kreuzbandes ermöglicht auch eine nahezu anatomische Reproduktion der Gelenklinie. Wird das HKB durchtrennt, wird der Beugespalt breiter, sodass es – bei beliebiger Resektionshöhe – immer eines dickeren Polyethylen-Inlays bedarf. Dieses dickere Polyethylenimplantat wiederum verlangt eine vermehrte Resektion am distalen Femur, um die volle Streckung des Knies zu ermöglichen. Folglich wird die Gelenklinie bei kreuzbandersetzenden Prothesenmodellen sowohl in Flexion als auch in Extension um mehrere Millimeter angehoben, wodurch sich zwangsläufig auch die Kinematik der Kollateralbänder ändert. Selbst wenn es möglich ist, den 90°-Beugespalt an den Streckspalt bei voller Extension anzugleichen, ist – aufgrund der Anhebung der Gelenklinie – eine Instabilität in mittlerer Beugestellung zu einem gewissen Grad dennoch unausweichlich. Und schließlich gestatten kreuzbanderhaltende Knieprothesen den Erhalt der interkondylären Knochensubstanz, die bei einer eventuellen späteren Revision noch benötigt wird.

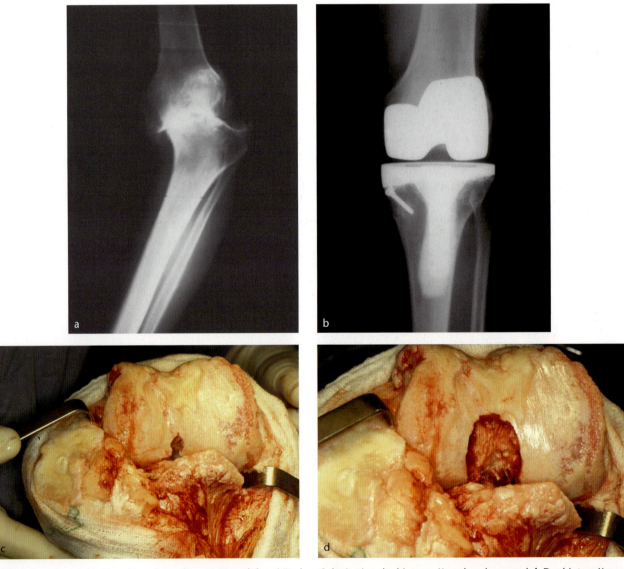

Abb. 2-2 a–d a und **b**. Korrektur einer schweren Varusdeformität ohne Substitution des hinteren Kreuzbandes. **c** und **d**. Das hintere Kreuzband ist unter den interkondylären Osteophyten intakt, aber nicht normal.

Kandidaten für einen HKB-Erhalt

Die Auffassung, dass das hintere Kreuzband bei Knien mit einer schweren Deformität geopfert und substituiert werden müsse, entspringt nach meinen persönlichen Erfahrungen einem Missverständnis. Ich glaube, dass mindestens 98 % der primären Knieoperationen kreuzbanderhaltend durchgeführt werden können. Das liegt daran, dass das hintere Kreuzband nicht „normal" sein muss, um es erhalten zu können. In Knien mit einer starken Varusfehlstellung ist das hintere Kreuzband oftmals von interkondylären Osteophyten umhüllt, die débridiert werden müssen, damit man den Ursprung dieses Ligaments identifizieren kann (▶ Abb. 2-2). Wenn anschließend zur Balancierung eines laxen Seitenbandapparates ein mediales Release durchgeführt wird (s. Kap. 5), ist das hintere Kreuzband im Verhältnis zu diesen Strukturen tatsächlich meist zu straff und muss zu einem gewissen Grad mobilisiert werden, um die Weichteilspannung am Kniegelenk einzustellen.

Bei einer schweren Valgusdeformität ist der Erhalt des hinteren Kreuzbandes nicht nur möglich, sondern wird wegen seines medial stabilisierenden Effekts unter Umständen sogar bevorzugt (s. Kap. 6). Auch hier muss das HKB – wie beim starken Varusknie – oftmals nach dem Release der kontrakten lateralen Seite gelöst werden, um die Spannung der laxen Bänder auf der medialen Seite einzustellen (▶ Abb. 2-3).

Balancierung des hinteren Kreuzbandes

Eine weitere Fehleinschätzung ist, dass es sich bei der Balancierung des HKB um ein schwieriges und kompliziertes Manöver handelt. Die „Balancierung" des hinteren Kreuzbandes bedeutet

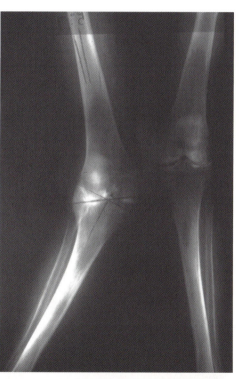
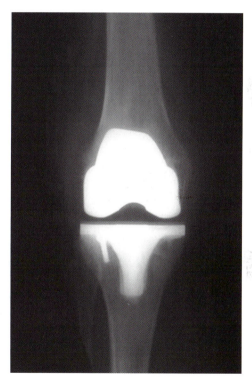
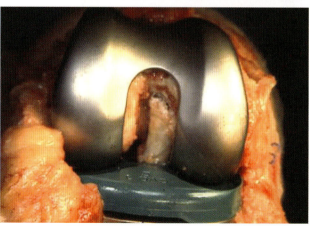

Abb. 2-3 Der Erhalt des hinteren Kreuzbandes bei starker Valgusdeformität erfordert ein partielles Release am femoralen Ursprung des Bandes.

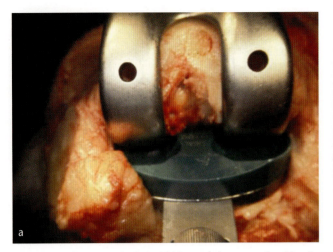
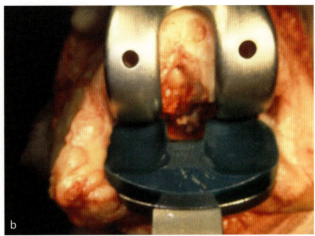

Abb. 2-4 Pull-out-Test (Knie in 90° Beugung): **a.** negativer Test, **b.** positiver Test.

im Grunde nichts anderes, als seine Spannung so einzustellen, dass es weder zu locker noch zu straff ist.

Ich habe einen einfachen intraoperativen Test der HKB-Balancierung – den sog. POLO („Pull-out-Lift-off")-Test[2] – entwickelt, der es dem Operateur gestattet, diese beiden Möglichkeiten hinreichend zu beurteilen und das Problem entsprechend zu beheben. Mit dem „Pull-out"-Test wird das Knie auf Instabilität in Flexion überprüft. Bei einliegenden Probekomponenten (die Tibiakomponente muss stets vor der Femurkomponente eingebracht werden) wird das Knie in eine Beugestellung von 90° gebracht. Der Operateur versucht dann, die Tibiakomponente unter dem Femur hervorzuziehen (▶ Abb. 2-4). Der Test muss mit einem Inlay durchgeführt werden, das in der sagittalen Projektion über ein geschwungenes, stärker gekrümmtes Profil verfügt *(curved design)*. Bei dem Inlay, das ich dazu benutze, liegt der posteriore Rand ca. 3,5 mm höher als der Mittelpunkt des Gelenks. Im Wesentlichen soll der Pull-out-Test entscheiden helfen, ob im Beugespalt mindestens 3,5 mm Spiel möglich sind. Offensichtlich gibt es bei diesem Test Stufen von 1 bis 3,5 mm Spielraum. Aus diesem Spektrum bevorzuge ich eher den engeren Beugespalt. Eine logische Erweiterung des Pull-out-Tests ist der „Push-in"-Test. In diesem Fall schiebt der Operateur die Tibiakomponente unter die zuvor eingesetzte Femurkomponente. Gelingt dieses Manöver bei einer kreuzbanderhaltenden Prothese, führt dies meiner Meinung nach in Flexion zu einem zu lockeren Knie, es sei denn, der Operateur verwendet eine Prothese mit flacher

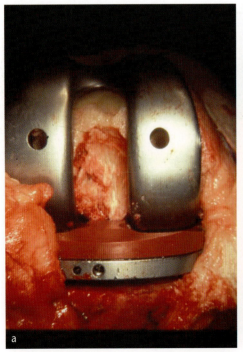
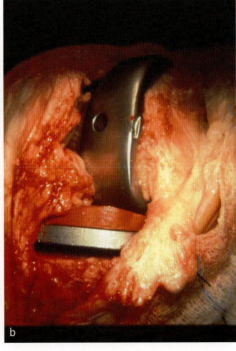

Abb. 2-5 Lift-off-Test (Kniebeugung 80–100°). Der Test ist sowohl bei Eversion der Patella **(a)** als auch bei Reposition der Patella in der Trochlearinne **(b)** positiv.

2.1 Erhalt des hinteren Kreuzbandes

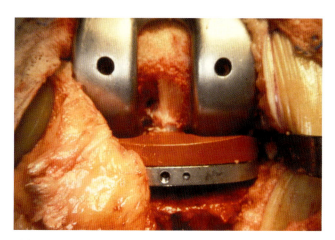

Abb. 2-6 Ein kontraktes hinteres Kreuzband führt zum ventralen Abheben der tibialen Komponente.

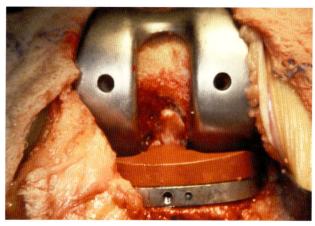

Abb. 2-7 Kein Abheben mehr nach Lösung des hinteren Kreuzbandes an seinem femoralen Ansatz.

Sagittalgeometrie. Schlägt der Pull-out-Test fehl, werden dickere Inlays ausprobiert, bis die Tibiakomponente nicht mehr unter dem Femur herausgezogen werden kann.

Wenn sich herausstellt, dass das Kniegelenk nicht zu locker ist, vergewissere ich mich anhand des Lift-off-Tests, dass es nicht zu straff ist. Mit denselben einliegenden Probekomponenten wird das Knie zwischen 80 und 100° flektiert. Ist das hintere Kreuzband zu straff, zieht es das Femur auf der Tibia nach posterior. Dabei klemmen die dorsalen Kondylen am posterioren Rand des Tibiaimplantats ein; hinten drücken sie es nach unten, wodurch die Tibiakomponente ventral abhebt (▶ Abb. 2-5). Als Ursache für Zurückgleiten, posteriore Einklemmung und Abheben lässt sich gewöhnlich ein straffes HKB darstellen (▶ Abb. 2-6). Am straffesten sind meist die mehr anterior und lateral verlaufenden Fasern. In einem solchen Fall ziehe ich es vor, das hintere Kreuzband unter direkter Visualisierung mit einliegenden Probekomponenten zu mobilisieren (▶ Abb. 2-7). Das Release kann stufen- und schrittweise erfolgen, bis sich die Tibiakomponente nicht mehr abhebt. Manche Operateure ziehen es vor, das Band an der tibialen Ansatzstelle zu lösen. Dieses Vorgehen kann effizient sein, gestattet bei einliegenden Probekomponenten aber kein selektives Release.

Man sollte unbedingt daran denken, dass abgesehen von einem kontrakten hinteren Kreuzband noch mindestens zwei weitere Gründe für das ventrale Abheben des Tibiaimplantats verantwortlich sein können: 1.) Wenn der Lift-off-Test bei evertierter Patella durchgeführt wird und die Quadrizepssehne zu straff ist (etwa bei präoperativ eingesteiftem Knie), zieht der evertierte Quadrizeps die Tibia künstlich nach vorn und in Außenrotation. In solchen Fällen sollte der Lift-off-Test erst nach Reposition der Patella durchgeführt werden. Wenn das Tibiaimplantat dann nicht mehr abhebt, ist die Lösung des hinteren Kreuzbandes wahrscheinlich nicht nötig. 2.) Zum anderen kann das Lift-off dadurch zustande kommen, dass versäumt wurde, nicht vom Implantat überdeckten Knochen oder störende Osteophyten am dorsalen distalen Femur zu entfernen (▶ Abb. 2-8). Klemmt der posteriore Rand der Tibiakomponente an diesem Knochen ein, kann es ventral ebenfalls zum Abheben des Tibiaimplantats kommen.

Nachteile des HKB-Erhalts

Die Befürworter einer Opferung des hinteren Kreuzbandes weisen ganz richtig auf einige potenzielle Nachteile des Kreuzbanderhalts hin. So besteht etwa die Möglichkeit einer anteroposterioren Spätinstabilität, wenn sich das hintere Kreuzband mit der Zeit dehnt. In meiner eigenen Praxis habe ich das allerdings nur selten beobachtet und bin der Meinung, dass eine solche Instabilität auf die Kombination aus einem anfangs zu „lockeren" Flexionsspalt und einer Tibiakomponente mit flacher Sagittalgeometrie zurückzuführen ist. Wenn die Tibia außerdem vom Operateur versehentlich mit Aufwärtsneigung (Ventralneigung

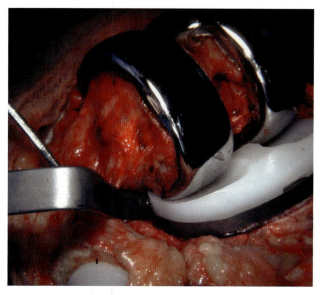

Abb. 2-8 Auch ein posteriores Einklemmen (Impingement) kann das Abheben des Tibiaimplantats verursachen.

des Tibiaplateaus in der Sagittalebene) reseziert wird, nimmt die Wahrscheinlichkeit einer posterioren Subluxation der Tibia zu. Zweitens wurde in der Vergangenheit kritisiert, dass beim Kreuzbanderhalt häufiger ein laterales Release durchgeführt werden musste, um einen korrekten Lauf der Patella zu gewährleisten. Meiner Meinung nach trifft diese Kritik nur auf die frühen Erfahrungen mit dem Kreuzbanderhalt zu, als man der korrekten Rotationsausrichtung von Femur- und Tibiakomponente noch nicht genügend Beachtung schenkte. Dank verbesserter Operationstechniken und Prothesendesigns, die eine bessere Patellaführung begünstigen, unterscheiden sich die HKB-erhaltenden und HKB-ersetzenden Techniken, was die Häufigkeit des lateralen Release betrifft, heutzutage meiner Meinung nach nicht mehr voneinander.

Ein dritter historischer Kritikpunkt galt der höheren Inzidenz des späten Polyethylenabriebs. Aus verschiedenen Gründen trifft auch diese Kritik wieder auf die frühen Jahre der Knieendoprothetik zu. Die frühesten HKB-erhaltenden Modelle wiesen durch das *Round-on-flat*-Design der Gelenkflächen bedingte starke Kontaktbelastungen auf (▶ Abb. 2-9), die mit der Kongruenz der Gelenkflächen und speziell mit dem Unterschied zwischen dem Krümmungsradius der beiden Gelenkanteile in Zusammenhang standen. Je größer dieser Unterschied, desto höher sind die Belastungen. Eine geringere Belastung besteht etwa bei Gelenken mit *Round-on-round*-Design (wie z. B. bei Hüftendoprothesen) und bei Gelenkflächen, die nach dem *Flat-on-flat*-Prinzip konstruiert sind, etwa die Unterseite eines rotierenden Gleitlagers *(rotating platform)*. *Round-on-flat*-Designs dagegen zeichnen sich durch große Unterschiede in den Krümmungsradien aus, die zu einer starken mechanischen Belastung führen. Da die frühen kreuzbanderhaltenden Knieprothesen meist nach dem *Round-on-flat*-Prinzip gearbeitet waren, führten die – im Vergleich zu den kreuzbandersetzenden Prothesen mit *Curved-on-curved*-Design – stärkeren Belastungen zu höheren Verschleißraten. Die von uns explantierten HKB-erhaltenden Prothesen, die aufgrund von Verschleiß versagt hatten, wiesen ein einheitliches Abriebmuster auf. Die Mehrzahl dieser Prothesen hatte zwar eine Reihe von Jahren bei ausgezeichneter Beweglichkeit gut funktioniert, letztlich aber einen posterioren Spätverschleiß gezeigt, der auf das übermäßige Zurückrollen der Femurkomponente auf dem Tibiaplateau in Kombination mit den hohen mechanischen Belastungen des *Round-on-flat*-Gelenks zurückzuführen war (▶ Abb. 2-10). Bei unseren frühen Erfahrungen mit der kreuzbanderhaltenden Technik durfte sich das Kniegelenk dem Kreuzband anpassen. Beließ man das Kreuzband zu straff, war das femorale Rollback zu ausgeprägt, sodass man mit posteriorem Spätverschleiß rechnen musste. Blieb das Kreuzband dagegen zu locker, konnte es posterior zu einer Subluxation der Tibia kommen; in diesem Fall verschob sich der Abrieb auf dem Tibiaplateau weiter nach vorn. Diese Probleme traten in Kombination mit dem *Round-on-flat*-Prothesendesign auf. Solche Erfahrungen mündeten daher in die Entwicklung HKB-erhaltender Prothesenmodelle mit einer in der sagittalen Projektion konkav geformten tibialen Gelenkfläche.[3] Dabei wurde das Knie nicht mehr an das Kreuzband angepasst, vielmehr musste das Kreuzband nun auf das jeweilige Knie eingestellt werden. Die Notwendigkeit einer Balancierung des hinteren Kreuzbandes war der Auslöser für die Entwicklung des oben beschriebenen POLO-Tests. Seit Anfang der 1990er Jahre verwende ich daher zu fast 100 % die geschwungenen *(curved)* Tibiakomponenten, wenn nötig mit Mobilisierung des HKB an seiner femoralen Ansatzstelle.

2.2 Ersatz des hinteren Kreuzbandes

Indikationen für eine posterior stabilisierte primäre Knie-TEP

Da ich damit „aufgewachsen" bin, wie man das hintere Kreuzband (HKB) erhält und letztlich korrekt einstellt, implantiere ich

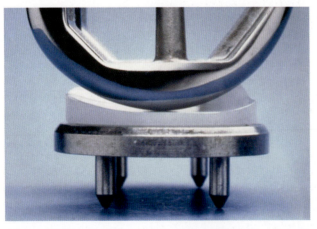

Abb. 2-9 Punktkontakt kann bei „Round-on-flat"-Design der Laufflächen zu einer starken Belastung des Polyethylens führen.

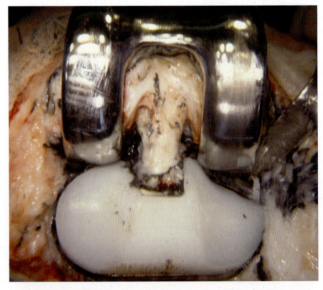

Abb. 2-10 Aufgrund eines übermäßigen Rückgleitens der Femurkomponente kann es bei kontraktem hinterem Kreuzband zum posterioren Polyethylen-Spätabrieb kommen.

Primärendoprothesen in kreuzbandersetzender Technik eher selten. Doch natürlich bin ich mir darüber im Klaren, dass dieses Verfahren bei ausgewählten Patienten eindeutige Vorteile mit sich bringt. Derzeit machen diese Fälle in meiner Praxis etwa 1–2 % der Patienten aus. Wenn ich den Assistenz- und Oberärzten in dem Lehrkrankenhaus, in dem ich praktiziere, vermitteln kann, wie sich das hintere Kreuzband bei fast allen Patienten erhalten lässt, dann entwickeln sie meiner Meinung nach ein besseres Verständnis der ligamentären Balancierung und können eine kreuzbandersetzende Technik – sollten sie sich letztes Endes dafür entscheiden – auch besser durchführen.

Die Vorteile des HKB-Ersatzes bestehen darin, dass diese Technik leichter durchzuführen ist und Dysbalancen eher verzeiht. Mit Sicherheit ist das Kniegelenk gegenüber einer leichten Flexionsinstabilität toleranter. Ferner kann ein Knie mit einer ausgeprägten Beugekontraktur nach dieser Methode leichter korrigiert und stabilisiert werden (s. Kap. 9). Die modernen HKB-ersetzenden Prothesen verfügen über einen kontrollierten Rollback-Mechanismus, der eine Verbesserung des erreichbaren Bewegungsumfangs – vor allem bei präoperativ ankylosierten Kniegelenken – mit sich bringt (s. Kap. 8). Und schließlich gewinnt der Operateur aufgrund der partiellen Rotationseinschränkung zwischen dem Tibiazapfen und der korrespondierenden Aussparung in der Femurkomponente eine bessere Kontrolle über den Quadrizepswinkel (Q-Winkel), was die Patellaführung im Falle einer Patellainstabilität erleichtert. Bei modularen Tibiakomponenten ist diese Rotationseinschränkung jedoch mit dem Nachteil verknüpft, dass Rotationskräfte durch das Polyethylen-Inlay auf die Kontaktfläche zwischen Tibia-Inlay und -Plattform übertragen werden (▶ Abb. 2-11).

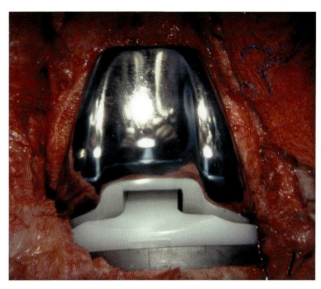

Abb. 2-11 Eine Fehlausrichtung des tibiofemoralen Gelenks verursacht Torsionsspannungen auf dem stabilisierenden Tibiazapfen.

Ideale Kandidaten für den Ersatz des hinteren Kreuzbandes sind meines Erachtens ankylosierte Kniegelenke, Kniegelenke mit schwerer Flexionskontraktur, mit chronischer Patellaluxation und nach Patellektomie. Das patellektomierte Knie kann zwar möglicherweise mit einer kreuzbanderhaltenden Prothese versorgt werden, ist aber für Spätinstabilität infolge einer insuffizienten Quadrizepsfunktion anfällig, und ein unbalanciertes, laxes hinteres Kreuzband dehnt sich eher, sodass die Instabilität fortschreiten kann. Da die HKB-ersetzenden Prothesenmodelle

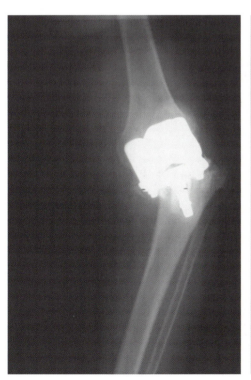
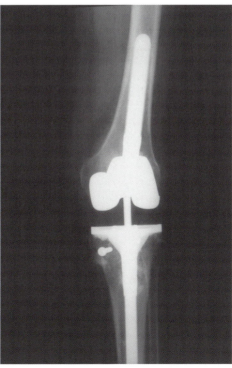

Abb. 2-12 Bei vielen Revisionen wird zur Wiederherstellung der Stabilität der Ersatz des hinteren Kreuzbandes nötig.

2 Erhalt oder Ersatz des hinteren Kreuzbandes

Implantationsfehler eher tolerieren, sollten sie in Grenzfällen zum Einsatz kommen. Unabhängig davon, ob das hintere Kreuzband bei einem Patienten mit Patellektomie erhalten bleibt oder ersetzt wird, halte ich es für wichtig, eine zu dünne Quadrizepssehne durch eine Sehnenplastik zu verstärken (s. Kap. 7).

Und letztendlich führt man wahrscheinlich auch die meisten Revisionsarthroplastiken am besten in kreuzbandersetzender Technik aus. Femurseitig gestattet dies, um eine bessere Verankerung zu erzielen, die Anwendung modularer Stiele, die häufig in Kombination mit modularem Aufbau der Femurkondylen zum Einsatz kommen (▶ Abb. 2-12).

Nachteile des HKB-Ersatzes

Für die kreuzbandersetzende Technik lassen sich verschiedene potenzielle Nachteile anführen. Wie oben erwähnt, werden wegen des höheren Kopplungsgrades im Gelenk stärkere Kräfte über das Polyethylen auf die Grenzzone zwischen modularem Inlay und Metallplattform bzw. auf die Knochen-Zement-Grenze übertragen. Theoretisch können diese Kräfte zu einer vermehrten Bewegung zwischen Inlay und Plattform führen und den rückseitigen Abrieb verstärken. Dieselben Kräfte könnten bei modularen und nichtmodularen Designs auch das Lockerungspotenzial der Prothese in der Verankerungszone erhöhen.

Ein zweites Problem, das den kreuzbandersetzenden Designs eigen ist, ist das „Patella-Clunk-Syndrom". Dieses Phänomen tritt auf, wenn sich über dem oberen Patellapol Narbengewebe auf der Quadrizepssehne bildet. In Flexion kann dieses Gewebe in der interkondylären Aussparung der stabilisierten Femurkomponente eingeklemmt werden und in Extension Einklemmungsbeschwerden hervorrufen. Wenn diese Symptome den Patienten behindern, muss das Narbengewebe arthroskopisch entfernt werden. Um einer solchen Komplikation entgegenzuwirken, wird

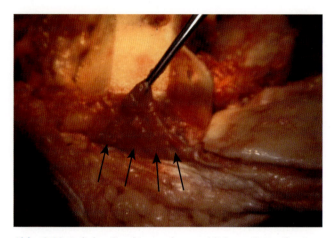

Abb. 2-13 Auf der Quadrizepssehne verbliebene Reste der Synovialmembran können das Patella-Clunk-Syndrom verursachen (Einklemmungsbeschwerden hypertropher Synovia zwischen Femurkomponente und oberem Patellapol).

während des arthroplastischen Eingriffs direkt über dem oberen Pol der Patella alles Synovialgewebe von der Quadrizepssehne entfernt und eine Femurkomponente mit einem bündigen Übergang zwischen Trochlea und interkondylärer Notch eingesetzt (▶ Abb. 2-13).

Ein dritter Nachteil des Kreuzbandersatzes ist die notwendige Resektion von interkondylärem Knochen für die femorale Aussparung der Femurkomponente zur Aufnahme des Polyethylenzapfens (femorale Box). Der Knochenabtrag variiert je nach Design. Prothesen mit geringerem Kopplungsgrad sind knochensparend, haben aber ein höheres Luxationspotenzial.

Ein weiterer designspezifischer Nachteil ist, dass das posterior stabilisierte System sich nicht auf die Hyperextension des Knies einstellen kann, ohne dass der Tibiazapfen anterior an der Femur-

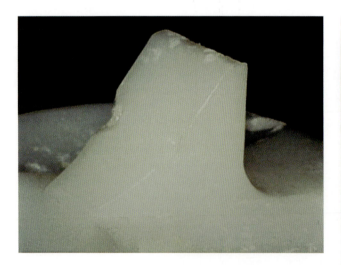

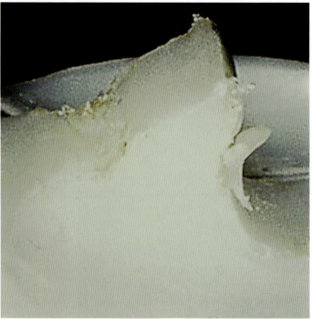

Abb. 2-14 Abrieb kann durch eine Einklemmung in Hyperextension oder Rotation entstehen.

aussparung einklemmt (▶ Abb. 2-14). Manche neueren Designs sehen keine Hyperextension vor, die meisten lassen allerdings eine Überstreckung von ca. 10–12° zu. Selbst bei diesen „toleranteren" Modellen muss aber die Kombination aus der Flexion der Femurkomponente und einer dorsalen Neigung der Tibiakomponente *(posterior slope)* vermieden werden. So kann es zum Beispiel bei einer Femurflexion von 3° in Verbindung mit einem tibialen Slope von 7° trotz geringer oder fehlender Hyperextension im Kniegelenk zu einem Impingement kommen.

Schließlich ist nicht zuletzt der Tibiazapfen von posterior stabilisierten Prothesenmodellen für Verschleiß anfällig, der auf eine Rotationsfehlstellung zwischen Femur und Tibia zurückgeht, für die entweder der Operateur verantwortlich ist oder die sich – je nach Gang- oder Flexionsmuster des Patienten – dynamisch entwickelt. Viele Operateure richten die Rotation der Tibiakomponente nach Gutdünken im Verhältnis zu einer anatomischen Landmarke an der Tuberositas tibiae aus. Dafür wird häufig der Übergang zwischen dem medialen und dem mittleren Drittel dieses Knochenvorsprungs gewählt. Diese Landmarke mag für die meisten Kniegelenke zwar angemessen sein, doch gibt es auch Fälle, in denen für diese Ausrichtung ein anderer, davon deutlich nach innen oder außen abweichender Orientierungspunkt gewählt werden muss. Intuitiv orientiert sich die Ausrichtung der Tibia an der vom Operateur für das spezifische Knie gewählten Rotationsausrichtung. Ferner wird sie von der Dynamik der umgebenden Ligamente bestimmt. Die Rotationsausrichtung der Tibia sollte deswegen so festgelegt werden, dass das Knie mit einliegenden Probekomponenten in Extension gebracht und die Tibiakomponente unter der festgelegten Femurkomponente in eine Neutralstellung gedreht wird. Prothesen mit rotierendem Gleitplateau *(rotating-platform mobile-bearing designs)* haben den Vorteil, dass sie sich einer vom Operateur verursachten oder durch funktionale Aktivitäten des Patienten dynamisch entstehenden Fehlrotation anpassen können (s. Kap. 3).

Zusammenfassung

Seit 30 Jahren sind sowohl kreuzbanderhaltende als auch -ersetzende Prothesenmodelle auf dem Markt, und beide Techniken können mit ausgezeichneten 10–15-Jahres-Ergebnissen aufwarten. Beide Verfahren haben ihre Vor- und Nachteile. Die meisten Prothesensysteme gestatten die Wahl zwischen diesen zwei Möglichkeiten, sodass der Operateur sich je nach Ausbildung und Erfahrung für die am besten geeignete Lösung entscheiden kann.

Literatur

1. Scott RD, Volatile TB: Twelve years' experience with posterior cruciate-retaining total knee arthroplasty. Clin Orthop 1986; 205: 100–107.
2. Chmell MJ, Scott RD: Balancing the posterior cruciate ligament during cruciate-retaining total knee arthroplasty: description of the POLO test. J Orthop Tech 1996; 4: 12–15.
3. Scott RD, Thornhill TS: Posterior cruciate supplementing total knee replacement using conforming inserts and cruciate recession. Clin Orthop 1994; 309: 146–149.

3 Mobile versus fixierte Gleitlager

Knieendoprothesen mit beweglichen Polyethylen-Laufflächen (= mobile Gleitlager/*mobile bearing*s) sind seit mehreren Jahrzehnten auf dem Markt. Dessen ungeachtet haben sie sich jedoch nicht durchsetzen können und sind eine alternative Technik geblieben, die nur von einer kleinen Gruppe von Operateuren aufgegriffen wurde. Seit Neuerem ist das Interesse an den Modellen mit mobilen Gleitlagern allerdings wieder gestiegen, sodass fast alle Prothesenhersteller ein solches Design anbieten.

3.1 Gründe für die Wahl einer mobil gelagerten Prothese

Knieendoprothesen mit fixierten Gleitlagern (*fixed bearing*), ob nun kreuzbanderhaltend oder -ersetzend, weisen nach 10–15 Jahren Verlaufsbeobachtung eine gute Erfolgsbilanz auf. Meine eigenen 10-jährigen Erfahrungen mit fixierten Gleitlagern zeigen ein Überleben der Femur-, Tibia- und Voll-Polyethylen-Patellakomponenten von 100%.[1] Reoperationen waren in 5% der Fälle mit metallverstärkten (*metal-backed*) Patellakomponenten und in 2% der Fälle ohne Patellarückflächenersatz erforderlich. Bei 4% der flachen modularen Tibia-Inlays war der Verschleiß 10 Jahre nach dem Gelenkersatz so weit fortgeschritten, dass ein Austausch nötig wurde. Ironischerweise werden die metallverstärkten Patellakomponenten in den meisten Systemen heute nicht mehr verwendet – außer in Modellen mit mobilem Gleitlager.

Die Notwendigkeit eines generellen Patellarückflächenersatzes wird kontrovers diskutiert. Bei einer 10-Jahres-Versagerrate der Patellae ohne Rückflächenersatz von 2% gilt der Verzicht auf den Retropatellarersatz bei ausgewählten Patienten noch immer als praktikable Option.[2]

Die 4%ige Inzidenz eines reoperationspflichtigen Abriebs des Tibia-Inlays stellt ein Problem dar, das sich theoretisch durch Gelenke mit mobilen Gleitlagern lösen ließe. Solche Modelle wurden entwickelt, um eine hohe Kongruenz zwischen Metall und Kunststoff zu gewährleisten, die die Belastungen minimieren und so die Gefahr eines potenziellen Abriebs senken sollte. Die auf das Polyethylen wirkenden Kräfte hängen von der Kongruenz der Gelenkflächen ab und können mathematisch mit dem Unterschied in den Krümmungsradien zwischen den beiden Gelenkpartnern in Beziehung gesetzt werden. Je größer der Unterschied ist, desto höher ist die Belastung des Polyethylens; je kleiner der Unterschied, desto geringer die Belastung. Gelenke nach dem *Round-on-round-* und dem *Flat-on-flat*-Prinzip sind also *Low-stress*-Artikulationen, während bei *Round-on-flat*-Designs hohe Belastungen auftreten können. Bis Mitte der 1990er Jahre hatten die meisten Entwickler von Knieprothesensystemen das *Round-on-flat*-Design zugunsten von höher kongruenten Gelenken aufgegeben. Ich persönlich bin bereits zu Beginn der 1990er Jahre zu 100% auf die Verwendung von geschwungenen (*curved*) Polyethylen-Inlays umgestiegen.[3]

Es darf jedoch nicht vergessen werden, dass außer der Kongruenz der Gelenkflächen noch viele andere Faktoren zum Polyethylenabrieb beitragen (s. Tab. 3-1). Unter anderem gehört dazu die Art des Herstellungsverfahrens des Polyethylens (in Hochdrucktechnik oder durch Extrusion). Ebenso wirken sich auch die verwendeten Kunststoffe sowie die implementierten Qualitätskontrollen aus. Als weitere Faktoren kommen die Oberflächenbearbeitung,

Tabelle 3-1 Einflussfaktoren des Polyethylenabriebs

- Oberflächenbearbeitung
- Dicke
- Molekulargewicht
- Herstellungsverfahren
- Oxidation
- Kongruenz
- Kontaktfläche
- Gleit- und Scherkräfte
- Gegenfläche (Femurkomponente)
- Unterseite (Rückseite)

die Dicke, der Einfluss von γ-Strahlen auf Oxidationsprozesse, die bei den Patienten individuell auftretenden dynamischen Kräfte wie Gleit- und Scherkräfte, die Gegenfläche (femorale Seite) und die Unterseite (Rückseite) in Betracht.

Als ich dieses Buch schrieb, stand der rückseitige Polyethylenabrieb im Zentrum der Aufmerksamkeit. Die Untersuchung explantierter Prothesen aus nahezu allen modularen TEP-Systemen hat unterschiedliche Abriebmuster und unterschiedliche rückseitige Abriebgrade ergeben.[4] Meine Erfahrungen mit modularen Tibia-Inlays reichen ins Jahr 1984 zurück. Der rückseitige Abrieb war bei den Mitte der 1980er bis Anfang der 1990er Jahre implantierten Inlays nur sehr selten anzutreffen. Bei den vielen Knie-TEPs, die Mitte der 1990er Jahre eingesetzt wurden, kam dieses Phänomen dagegen schon häufiger vor. Höchstwahrscheinlich spielten in diesem Zusammenhang eine ganze Reihe von Faktoren eine Rolle, darunter etwa die verwendeten Kunststoffe sowie die zur Verarbeitung und Sterilisation des Polyethylens angewandten Verfahren, insbesondere die γ-Bestrahlung in Gegenwart von Sauerstoff. Als weiterer wichtiger Faktor trug sicherlich auch die höhere Kongruenz der damals gebräuchlichen Inlay-Oberseiten bei. Bei Inlays vom *Round-on-flat*-Typ verteilten sich die auf die Oberseite einwirkenden Kräfte, bevor sie durch das Polyethylen auf die Grenzfläche von Inlay und Plattform übertragen wurden (▶ Abb. 3-1). Bei den *kongruenten* Inlays dagegen wurden diese Kräfte direkt auf die Rückseite übertragen. Es scheint kein Zufall zu sein, dass bei einigen meiner Patienten mit bilateralem Kniegelenkersatz, die auf der einen Seite ein kongruentes und auf der anderen ein flaches Inlay erhielten, am Inlay mit den kongruenten Gelenkflächen einen rückseitigen Polyethylen-Abrieb und auf der Seite mit dem flachen Inlay-Design einen harmlosen oberseitigen Abrieb aufweisen.

Darin besteht der erste von mehreren potenziellen Vorteilen der mobil gelagerten Knieendoprothesen mit rotierender Plattform. Denn dieser Typ Gelenk gewährleistet eine hohe Konformität auf der Oberseite und minimiert dadurch den Oberflächenabrieb ohne die unerwünschten Effekte einer mechanischen, achsgeführten Prothesenführung. Dem Problem des rückseitigen Abriebs wird dadurch Rechnung getragen, dass sich die Unterseite des Inlays frei bewegen und danach richten kann, welche dynamischen Kräfte auf die Gelenkflächen einwirken, deren *Flat-on-flat*-Geometrie wiederum dafür sorgt, dass das Polyethylen möglichst geringen Belastungen ausgesetzt ist. Abgesehen von der *Flat-on-flat*-Artikulation führt die rotierende Plattform zwangsläufig zum uni- statt multidirektionalen Abrieb. Der unidirektionale Abrieb wirkt sich außerdem günstiger auf die Lebensdauer des Polyethylens aus.[5]

Ein zweiter relevanter Vorteil des mobilen Gleitlagers mit rotierender Plattform ist, dass ein solches Prothesengelenk eine tibiofemorale Fehlrotation, die entweder bei der Implantation durch den Operateur erzeugt wird oder postoperativ im Gefolge funktionaler Aktivitäten auftritt, kompensieren kann. Denn genau diese Fehlrotation ist dafür verantwortlich, dass bei fixierten Gleitlagern über das kongruente Inlay Torsionskräfte auf die Rückseite des Inlays übertragen werden. In einer Prothese mit rotierender Plattform kann der Operateur die optimale Positionierung der tibialen Plattform auf dem proximalen Tibiaknochen bestimmen, sodass sich das Inlay dem Femur in allen Flexionsgraden anpassen kann (▶ Abb. 3-2).

Ein weiterer Vorteil der mobilen Gleitlager ist, dass auch bei starker Beugung eine große Kontaktfläche erhalten bleibt. In hoher Flexion gleitet der laterale Femurkondylus sowohl im gesunden als auch prothetisch versorgten Knie auf dem Tibiaplateau gewöhnlich nach dorsal. Bei fixierten Gleitlagern ist dieser Roll-Gleit-Mechanismus bei in der Sagittalebene kongruenten Gelenkflächen in hoher Flexion behindert. Bei Gelenken mit *Round-on-flat*-Design ist das Zurückrollen des Femurs zwar möglich, führt oft aber zu einem katastrophalen posterioren Spätabrieb des Polyethylen-Inlays. Ein Gelenk mit mobilem Gleitla-

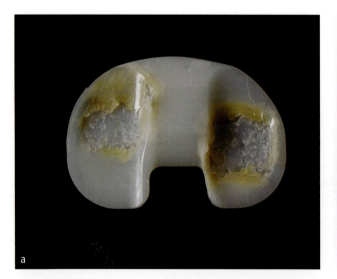
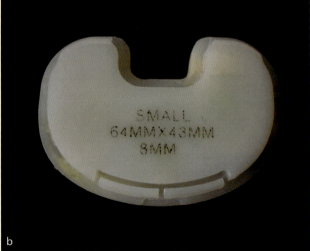

Abb. 3-1 Ein nach 15 Jahren explantiertes flaches Polyethylen-Inlay. Der Abrieb auf der Oberseite **(a)** überwiegt den rückseitigen Abrieb **(b)**.

Nachteile von mobilen Gleitlagern 3.2

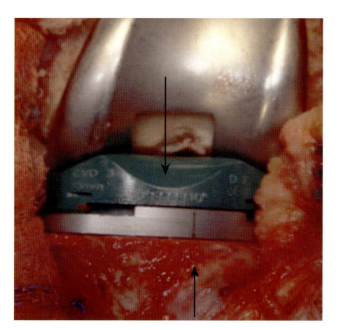

Abb. 3-2 Eine Fehlrotation von 15° zwischen dem Mittelpunkt von Inlay und Metallträger in einer Endoprothese mit rotierender Plattform.

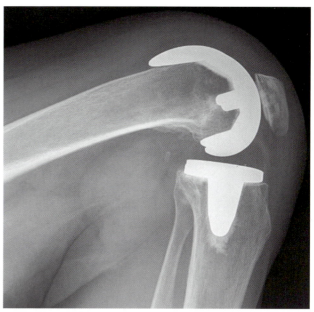

Abb. 3-3 Rollback im lateralen Kompartiment bei gleichzeitigem Erhalt einer hohen Konformität.

ger gestattet die dorsale Translation des Femurs auf der tibialen Gelenkfläche in hoher Flexion bei gleichzeitig hoher Oberflächenkongruenz (▶ Abb. 3-3).

3.2 Nachteile von mobilen Gleitlagern

Mobile Gleitlager ohne mechanische Begrenzung können subluxieren, Weichteile einklemmen und möglicherweise sogar dislozieren. Mit Führungselementen ausgestattete Gleitlager dagegen unterliegen wegen wiederholter Einklemmungen an diesen Führungselementen einem höheren Verschleiß. Zur Vermeidung eines solchen Impingements werden die Inlays bei den meisten mobilen Gleitlagern etwas kleiner gewählt als bei den entsprechenden fixen Gleitlagern (▶ Abb. 3-4). Dies gestattet ein gewisses Maß an Rotation oder Translation auf der Inlay-Oberseite, bevor es zum Weichteilimpingement kommt.

Auch gegenüber bestimmten mechanischen Faktoren sind mobil gelagerte Prothesen empfindlicher, während sie andere (z. B. Fehlrotation) besser tolerieren. Bei *Rotating-platform*-Prothesen gehört der „Spinout" des Gleitlagers (Dislokation), der gewöhnlich auf einen asymmetrischen Beugespalt zurückgeht, zu den bedeutendsten mechanischen Komplikationen. Bedingt durch die Asymmetrie des Beugespalts könnte ein mobiles Gleitlager – mit oder ohne Kontraktur des hinteren Kreuzbandes – infolge von „Spinout"-Effekten frühzeitig versagen. *Fixed-bearing*-Prothesen dagegen tolerieren einen asymmetrischen Beugespalt deutlich länger und versagen infolge von progredienten Instabilitätsproblemen oder Polyethylenabrieb erst viel später. Beim frühzeitigen Versagen einer *Mobile-bearing*-Prothese trifft den Operateur eine gewisse Mitschuld, während der natürliche Verlauf der Ereignisse ihn bei einer Prothese mit fixiertem Gleitlager entlastet.

Vermeidung von Spinout-Effekten

Zur Dislokation oder zum Spinout (= Herausdrehen) des rotierenden Gleitlagers kommt es in starker Beugung (▶ Abb. 3-5). Der laterale Femurkondylus gleitet nach dorsal, und die laterale Hälfte des Inlays disloziert nach ventral. Auf der medialen Seite bleibt der Kontakt zwischen den Gelenkflächen erhalten. Ein konkaves Inlay, das bei kreuzbanderhaltender Technik zum Ein-

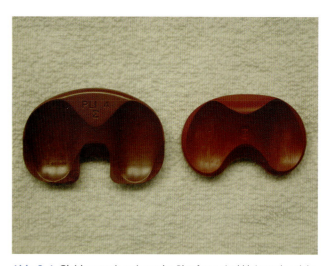

Abb. 3-4 Gleitlager mit rotierender Plattform sind kleiner als solche mit fixierter Plattform.

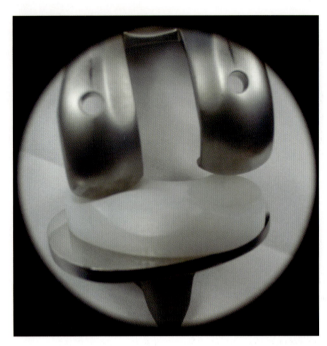

Abb. 3-5 Spinout-Effekte in einem linken Knie. Die laterale Seite kommt nach vorn, während die Gleitpartner auf der medialen Seite weiterhin artikulieren.

satz kommt, ist für Spinout-Effekte anfälliger als eine posterior stabilisierte Komponente. Dafür gibt es zwei Gründe: 1.) Die Ursache des Spinouts ist normalerweise ein kontraktes hinteres Kreuzband, und möglicherweise lässt sich das Problem schon durch ein Kreuzbandrelease beheben; 2.) die interkondyläre Zwangsführung des posterior stabilisierten Inlays minimiert das Spinout-Risiko.

Was beim Auftreten von Spinout-Effekten zu tun ist

Die Möglichkeit eines Spinout-Effekts sollte stets bei reponierter Patella überprüft werden. Ich selbst habe zahlreiche Fälle erlebt, in denen ein Spinout bei evertierter Patella aufgetreten und nach Reposition der Patella wieder verschwunden ist, und umgekehrt. Bei persistierendem Spinout und reponierter Patella sollte zuerst die Möglichkeit eines zu straffen hinteren Kreuzbandes abgeklärt werden, da dies die häufigste Spinout-Ursache darstellt. Die Kreuzbandkontraktur ist entweder direkt zu sehen oder lässt sich üblicherweise ertasten. Das Release sollte auf der femoralen Seite erfolgen. Dabei beginnt man mit den am weitesten anterior und lateral verlaufenden Fasern und arbeitet sich zu den mehr posterior und medial lokalisierten Fasern vor. Ich kenne Fälle, in denen eine Mobilisation von nur 20 % des hinteren Kreuzbandes ausreichte, um den Spinout-Effekt zu beseitigen, aber auch andere Fälle, in denen fast das gesamte Kreuzband durchtrennt werden musste. Aber selbst in letzterem Fall ist der Wechsel auf einen kreuzbandersetzenden Prothesentyp nur selten erforderlich.

Wenn der Spinout persistiert und sich die laterale Seite nach vorn bewegt, dann würde ich prüfen, ob die Popliteussehne zu straff ist. Mir selbst ist zwar noch kein solcher Fall begegnet, ich vermute aber, dass dies eine mögliche Ursache sein kann. Bei weiterhin persistierendem lateralem Spinout würde ich unter Umständen das nächstgrößere (aber gleich dicke) Polyethylen-Gleitlager ausprobieren. Dahinter steht die Überlegung, dass ein größeres Gleitlager eine größere anteroposteriore Auflagefläche für das Inlay bedeutet und eine Dislokation damit verhindert. Alle Gleitlager mit rotierender Plattform sind kleiner als die entsprechenden fixierten Gleitlager. Die Erklärung für diesen Unterschied ist, dass dadurch eine kleinere Tibiaplattform mit einer größeren Femurkomponente verwendet werden kann. Bei gleich großen Femur- und Tibiakomponenten und passendem Inlay ist eine Innen- und Außenrotation von 10° möglich, bevor sich das Inlay über die Kante der Metallplatte schiebt. Ein größeres Inlay auf einer kleineren Plattform gestattet zwar noch immer 5° Innen- und Außenrotation ohne Überstand, geht aber mit einer Verkleinerung der Kontaktfläche einher. Der Unterschied ist allerdings gering, und die verbleibende Kontaktfläche ist immer noch größer als bei fast allen Modellen mit fixiertem Gleitlager.

Wenn ungeachtet der beschriebenen Maßnahmen der Spinout weiterhin persistiert, kann der Operator entweder auf ein posterior stabilisiertes Inlay oder auf ein fixiertes Gleitlager ausweichen.

Gelegentlich tritt beim Spinout auch die mediale Seite nach vorn (▶ Abb. 3-6). Zu einem solchen Szenario kommt es fast immer beim ausgeprägten Varusknie, bei dem zur Freilegung des Gelenks eine ausgedehnte mediale Kapseldissektion vorgenommen werden musste. Der mediale Spinout verschwindet fast immer, wenn die Gelenkkapsel verschlossen oder die Patella reponiert wird. Es reicht, die mediale Kapsel mit einer Naht an der Gelenklinie zu verschließen, um sich zu vergewissern, dass der Spinout dadurch behoben werden kann. Lässt sich das Problem so nicht beseitigen, ist zur Stabilisierung des Beugespalts ein dickeres Inlay nötig, was lateralseitig fast nie Probleme verursacht. Das dickere Inlay kann die endgradige Streckung einschränken, sodass am distalen Femur möglicherweise weitere 2 mm reseziert werden müssen, um einer Flexionskontraktur vorzubeugen.

3.3 Indikationen für Komponenten mit rotierender Plattform aus heutiger Sicht

Mittlerweile bin ich dazu übergegangen, Komponenten mit rotierender Plattform bei jüngeren, aktiveren Patienten zu implantieren. Als grobe Richtschnur dient dabei ein Alter ≤ 65 Jahre. Ferner verwende ich *Rotating-platform*-Komponenten bei allen posterior stabilisierten primären Knie-TEPs, um die Torsionskräfte auf den Zapfen zu verringern, die ansonsten auf die Rückseite des modularen Inlays übertragen würden. Bei älteren Patienten (ca. 75 oder mehr Jahre) benutze ich vollständig aus Polyethylen bestehende Tibiakomponenten. Für Patienten zwischen 65 und 75 Jahren setze ich entweder die oben vorgestellten

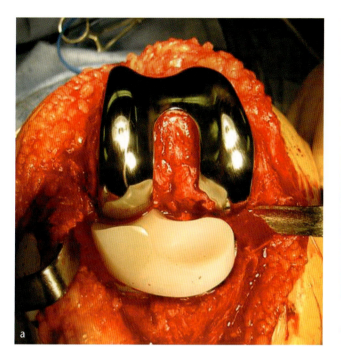
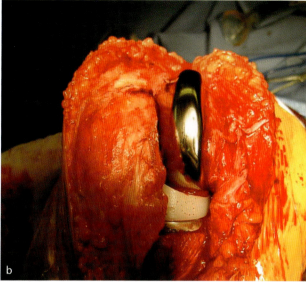

Abb. 3-6 Ein medialer Spinout verschwindet meist nach Verschluss der Gelenkkapsel (**a**) bzw. nach Reposition der Patella (**b**).

Modelle oder eine modulare Tibiaprothese mit fixiertem Gleitlager ein.

Literatur

1. Schai PA, Thornhill TS, Scott RD: Total knee arthroplasty with the PFC system: results at a minimum of ten years and survivorship analysis. J Bone Joint Surg Br 1998; 80: 850–858.
2. Kim BS, Reitman RD, Schai PA, Scott RD: Selective patellar nonresurfacing in total knee arthroplasty: 10 year results. Clin Orthop 1999; 367: 81–88.
3. Scott RD, Thornhill TS: Posterior cruciate supplementing total knee replacement using conforming inserts and cruciate recession. Clin Orthop 1994; 309: 146–149.
4. Conditt MA, Stein JA, Noble PC: Factors affecting the severity of backside wear of modular tibial inserts. J Bone Joint Surg Am 2004; 86: 305–311.
5. McEwen HM, Barnett PI, Bell CJ, et al.: The influence of design, materials and kinematics on the in vitro wear of total knee replacements. J Biomech 2005; 38: 357–365.

4 Operationstechnik bei primärer Kniegelenkarthroplastik

Ich habe mich bemüht, die Beschreibung der Operationstechnik für die totale Kniegelenkarthroplastik (TKA) so allgemein wie möglich zu halten. Aber natürlich unterscheiden sich die Knieprothesensysteme im Hinblick auf die Instrumentierung und die operationstechnischen Feinheiten. Gewisse Unterschiede ergeben sich auch bezüglich der kreuzbanderhaltenden und kreuzbandersetzenden Techniken.

4.1 Lagerung des Patienten

Beim totalen Kniegelenkersatz wird der Patient stets auf dem Rücken gelagert. Der Operationstisch sollte horizontal eingestellt sein. Eine seltene Ausnahme stellt der Fall dar, in dem eine TKA bei einem Patienten mit eingesteiftem oder ankylosiertem Hüftgelenk vorgenommen werden muss.[1] In diesem Fall wird der Tisch zur Exposition des Operationssitus und zum Wundverschluss horizontal eingestellt. Während der Arthroplastik wird der Patient jedoch in Trendelenburg-Position gelagert; dazu wird der Fuß des Tisches heruntergeklappt und das nicht betroffene Bein auf einem separaten Stuhl oder Tisch abgestützt.

Gewöhnlich eröffne ich das Kniegelenk in Beugestellung, vor allem bei adipösen Patienten oder bei Verzicht auf eine Blutsperre. Den Wundverschluss führe ich am gestreckten Knie durch; ausgenommen davon sind nur die proximalsten Nähte am Quadrizepsapparat, deren Ausführung durch Beugung des Knies und einen proximal platzierten selbsthaltenden Wundspreizer erleichtert wird.

Platzierung der Knierolle

Vorzugsweise verwende ich eine im Handel erhältliche Knierolle, die das gebeugte Knie während der Arthroplastik stützt. Ist eine solche nicht verfügbar, kann alternativ auch ein Handtuch oder eine Decke zylindrisch zusammengerollt und in der richtigen Position fixiert werden. Die optimale Lage dieser Stütze ist die dickste Stelle der Wade (▶ Abb. 4-1). Nach Erreichen einer zufrieden stellenden Präparation wird das Knie in maximaler Flexion gestützt. Die Höhe der Stütze ist also unabhängig vom präoperativ bestehenden Bewegungsumfang, spiegelt aber die Flexion wider, die der Patient nach Evertierung des Quadrizepsmechanismus und Mobilisierung des Knies erreichen kann.

4.2 Vorbereitung des Beines

Kurz vor der sterilen Präparation des Beins wird der Bereich um den geplanten Hautschnitt rasiert. Dabei rasiere ich auch den Fuß und bereite diesen Teil des Beines als Erstes vor; der Fuß wird mit einem sterilen Tuch gehalten, während der Rest des Beines für die Operation vorbereitet wird. Anschließend wird vom Fuß bis zur Höhe der Blutsperre am Oberschenkel eine doppellagige sterile Stockinette angelegt. Die äußere Lage der Stockinette wird aufgeschnitten; dann werden die anatomischen Landmarken im Kniebereich durch die untere Lage der Stockinette palpiert. Die ungefähren proximalen, mittleren und distalen Landmarken werden mit einem sterilen Stift durch die Stockinette hindurch markiert. Nun wird auch die innere Stockinette aufgeschnitten, die Inzision aufgezeichnet und es werden drei Querlinien ge-

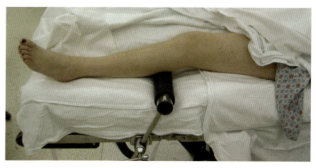

Abb. 4-1 Eine Tuchrolle wird quer unter den dicksten Teil der Wade gelegt, um das Knie während des Eingriffs in Beugestellung zu stützen.

zogen, die die Adaptation der Naht beim Wundverschluss erleichtern sollen.

Zuletzt wird das gesamte Bein in eine selbstklebende Operationsfolie gehüllt. Im Bereich des Operationsfeldes wird ein mit Betadin imprägniertes Abdecktuch verwendet. Auch der Fuß wird in die Abdeckung einbezogen, damit das gesamte Bein während der späteren Wundspülungen trocken und abgedichtet bleibt. Zum Abschluss der Vorbereitungen werden zwei selbstklebende sterile Abdecktücher benötigt. Mit dem kleineren Tuch wird zunächst der Fuß abgeklebt, das zweite, größere dichtet das Bein vom Oberschenkel bis zum Sprunggelenk ab. Manchmal ist ein drittes Tuch, das in schmalere Streifen geschnitten wird, nötig, um eventuell unbedeckt gebliebene Stellen zu verschließen.

Blutsperre

Alle endoprothetischen Eingriffe am Knie führe ich, abgesehen von zwei Ausnahmen, in Blutsperre durch: Die erste Ausnahme stellen adipöse Patienten dar, vor allem solche mit kurzem Oberschenkel, bei denen eine Blutsperre oft unwirksam ist und das Operationsfeld proximal beeinträchtigt.

Die zweite Ausnahme sind Patienten mit bekannter peripherer Gefäßerkrankung und beim Dopplerscreening nachweislich fehlenden Pulsen. Bei diesen Patienten wird vor dem Eingriff stets ein Gefäßchirurg konsultiert. Hier verzichte ich auch dann auf eine Blutsperre, wenn diese Patienten sich einer erfolgreichen Bypassoperation unterzogen haben. Die Hautinzision und die initiale Exposition des Gelenks erfolgen bei gebeugtem Knie, was die Blutung auf ein Minimum begrenzt und dem Operateur gestattet, die dargestellten Gefäße selektiv zu koagulieren.

In den meisten Fällen wird die Blutsperremanschette auf 275 mmHg eingestellt. Gelegentlich kann zur Vermeidung einer venösen Blutstauung auch ein Druck von bis zu 350 mmHg erforderlich werden. Die maximale Dauer der Blutsperre beträgt 90 min; ein erneutes Aufpumpen der Manschette sollte erst nach einem 10-minütigen Intervall erwogen werden. Davor wird das Bein 30 Sekunden angehoben. Bei der Herstellung der Blutleere verzichte ich gern auf die Anwendung einer elastischen Bandage (Esmarch-Bandage), damit noch etwas Blut in den Venen verbleibt und diese so leichter zu identifizieren sind. Mindestens 10 min vor dem Aufpumpen der Manschette wird die erste Dosis des prophylaktischen Antibiotikums verabreicht (s. Kap. 14).

4.3 Inzision

Die Standardinzision wird geradlinig und senkrecht über eine Länge von ca. 15 cm geführt. Sie beginnt proximal in der Mitte des Femurschaftes, verläuft in ihrem zentralen Teil über dem mittleren Drittel der Patella und endet distal knapp medial der Tuberositas tibiae (▶ Abb. 4-2). Inzwischen liegen kürzere Inzisionen im Trend, die durch eine Verkürzung der proximalen Hälfte des Hautschnittes gelingen. Wenn initiale Exposition und Wundverschluss bei gebeugtem Knie erfolgen, dann ist der proximale Quadrizeps über einen kürzeren Hautschnitt zugänglich.

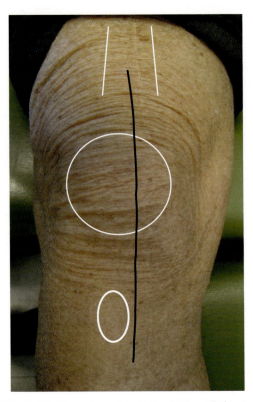

Abb. 4-2 Die 13–15 cm lange Inzision verläuft vertikal – ein Drittel oberhalb und zwei Drittel unterhalb der Patella – in der Mitte des Femurschaftes über das mediale Drittel der Patella und endet knapp medial der Tuberositas tibiae.

Sind von früheren Eingriffen Narben im Bereich des Knies vorhanden, müssen die Hautinzisionen entsprechend angepasst werden (s. Kap. 15). Ich persönlich vermeide gern das Abheben großer Hautlappen, weil dadurch ein komplikationsträchtiger Hohlraum entsteht. Die Ablösung des Subkutangewebes wird direkt in Richtung der anatomischen Landmarken für die mediale parapatellare Arthrotomie geführt. Über der dorsalen Seite der Patella wird nur so viel Haut mobilisiert, dass beim Zementieren der Patellakomponente eine Haltezange sicher angesetzt werden kann.

4.4 Mediale parapatellare Arthrotomie

Für den Zugang zum Kniegelenk favorisiere ich bei allen primären TKA die mediale parapatellare Arthrotomie. In den vergangenen 30 Jahren habe ich darüber hinaus Erfahrungen mit drei alternativen Zugängen sammeln können, und zwar dem Subvastus-, dem Midvastus- und dem lateralen parapatellaren Zugang. Bei ausgewählten Patienten habe ich keinerlei Einwände gegen diese Alternativen vorzubringen. Allerdings weist jeder einzelne von ihnen potenzielle Nachteile auf. So sind der Subvastus- und der Midvastuszugang bei kleinen, adipösen und muskulösen Patienten mitunter schwierig durchzuführen. Wenn beim Wundverschluss eine mediale Erweiterung erforderlich werden sollte, kann sich eine solche bei diesen Zugangswegen als problematisch erweisen. Beim lateralen parapatellaren Zugang zum Valgusknie kann der Operateur die Patella womöglich nicht sicher nach medial verlagern. Ferner kann es bei diesem Zugang schwierig sein, die Arthrotomie von der Subkutanschicht aus direkt unter dem Hautschnitt zu verschließen.

Der mediale parapatellare Zugang ist dagegen in nahezu allen Fällen anwendbar, unabhängig von präoperativer Fehlstellung und präoperativem Bewegungsausmaß. Die drei wichtigsten anatomischen Landmarken sind 1.) der proximale mediale Rand der Quadrizepssehne, 2.) ein Punkt in der Mitte zwischen dem Ansatz des M. vastus medialis und dem oberen medialen Patellapol und 3.) der mediale Rand der Tuberositas tibiae (Pes anserinus superficialis).

Proximal erhält man am medialen Rand der Quadrizepssehne einen 2 oder 3 mm breiten Streifen. Am oberen Pol der Patella wird ein kleiner Weichteillappen belassen, der später den Wundverschluss vereinfacht. Man sollte sorgfältig darauf achten, dass auch an der Tuberositas tibiae medialseitig ein Weichteilstreifen stehen bleibt, um die Adaptation an den medialen Rand der Patellarsehne zu gewährleisten. In Höhe des oberen Patellapols markiere ich die medialen und lateralen Schnittränder, um bei Operationsende einen anatomischen Verschluss zu ermöglichen (▶ Abb. 4-3).

An der Gelenklinie wird im Zuge der Arthrotomie das Vorderhorn des Innenmeniskus durchtrennt. Das erleichtert das Umklappen des medialen Kapselgewebes. Die Reste des Meniskus werden belassen, um die sichere Dissektion eines subperiostalen anteromedialen Lappens zu gewährleisten. Die sorgfältige Behandlung dieses Lappens ermöglicht am Ende des Eingriffs einen sicheren distalen Verschluss. Ferner bietet dieses Vorgehen die Möglichkeit, eine Seit-zu-Seit-Naht der Patellarsehne durchzuführen, falls diese an ihrem Ansatz beschädigt worden sein sollte (s. Kap. 15).

Die laterale Präparation beginnt mit der Darstellung der Bursa infrapatellaris in Höhe des Patellarsehnenansatzes. Ein Skalpell (Klinge Nr. 10) wird umgekehrt in die Bursa und tangential zur anterolateralen tibialen Kortikalis eingebracht und in dieser Ebene im Kreis geführt, um das Lig. meniscotibiale und das Vorderhorn des Außenmeniskus zu durchtrennen. In fast allen Fällen lässt sich die Patella dann problemlos und sicher umklappen. Gestaltet sich die Eversion dennoch schwierig, zögere ich nicht, ein proximales Release durchzuführen (s. Kap. 8).

4.5 Komplettierung der Gelenkeröffnung

Vor Beginn der Knochenpräparation werden bestimmte Präparationsschritte durchgeführt, um Exposition und Mobilisierung des Kniegelenks zu optimieren. Zunächst wird das Lig. patellofemorale abgelöst (▶ Abb. 4-4). Dazu wird ein Z-förmiger Wundspreizer in das laterale Kompartiment eingebracht, um das Band zu spannen. Dann wird eine gebogene Gefäßklemme unter den Vorderrand des Ligaments geführt; seine Fasern werden mit einem Elektrokauter durchtrennt. Dies führt zur weiteren Mobilisation der Patella und verbessert die Übersicht über den lateralen Gelenkanteil. Es muss unbedingt darauf geachtet werden, dass die Quadrizepssehne nicht versehentlich verletzt oder die Gefäßklemme so tief platziert wird, dass die Popliteussehne oder das laterale Kollateralband ebenfalls erfasst werden.

Als Nächstes wird der Z-förmige Wundspreizer nach medial umgesetzt und das Vorderhorn des Innenmeniskus reseziert. Da-

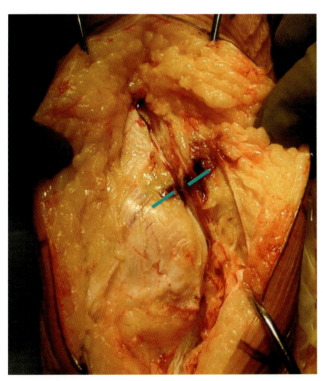

Abb. 4-3 Zur Erleichterung eines anatomischen Verschlusses werden in Höhe des oberen Patellapols die medialen und die lateralen Schnittränder markiert.

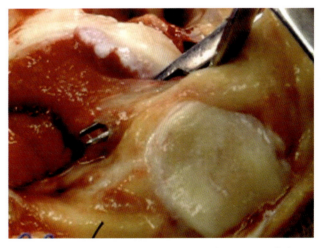

Abb. 4-4 Darstellung und Durchtrennung des Lig. patellofemorale.

durch wird ein Zugang zur Ebene zwischen den tiefen Schichten des medialen Kollateralbandes und der Oberkante des medialen Tibiaplateaus geschaffen. Ein 1 cm breites gebogenes Osteotom wird in diese Ebene eingeführt und nach posterior eingeschlagen, bis es in die Bursa semimembranosa vordringt (▶ Abb. 4-5). Das vordere Kreuzband wird – wenn es intakt ist – komplett geopfert. Nun wird das Kniegelenk überbeugt, die Tibia nach vorn gezogen und in Außenrotation gebracht und dadurch vor das Femur luxiert.

Vor seiner Resektion wird der Außenmeniskus peripher am Übergang vom vorderen zum mittleren Drittel mit einem Skalpell über 1–2 cm schlitzförmig eröffnet. Durch diesen Schlitz wird ein gebogener Hohmann-Hebel eingebracht, der während der gesamten Operation zur Darstellung des lateralen Gelenkanteils verwendet wird.

Das laterale Kompartiment ist nun ausreichend dargestellt (▶ Abb. 4-6). Der gesamte Außenmeniskus wird reseziert; am leichtesten gelingt dies meines Erachtens, wenn man am Hinterhorn beginnt und sich dann dem Vorderhorn und der Pars intermedia zuwendet, bis der Meniskus vollständig entfernt ist. Während dieser Resektion trifft man knapp peripher des Meniskus auf die A. lateralis inferior genus. Die eröffneten Gefäße sind in der posterioren lateralen Ecke des Kniegelenks meist problemlos darstellbar; sie werden koaguliert, um postoperative Blutungen zu minimieren (▶ Abb. 4-7). Schließlich wird der Fettkörper vom anterioren proximalen Anteil des lateralen Tibiaplateaus abgeschoben, damit schließlich die tibiale Schnittlehre positioniert werden kann. Bei Bedarf kann zur besseren Exposition auch ein kleiner Teil des Fettkörpers entfernt werden.

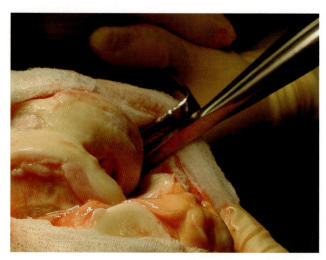

Abb. 4-5 Mit einem 1 cm breiten Osteotom wird die Ebene zwischen dem tiefen medialen Kollateralband und der proximalen Tibia durchtrennt.

4.6 Zurichtung des Femurs

Zur Vorbereitung des Femurs muss zunächst die Anatomie der interkondylären Notch identifiziert und der Ursprung des hinteren Kreuzbandes (HKB) dargestellt und definiert werden. Interkondyläre Osteophyten werden mit einem 1 cm breiten Osteotom entfernt und vom HKB abgelöst (▶ Abb. 4-8). Der Zugang zum femoralen Markkanal erfolgt ca. 1 cm über dem Ursprung des HKB und einige Millimeter medial der eigentlichen Mitte der interkondylären Notch (▶ Abb. 4-9). Die präoperativ aufgenommene anteroposteriore (A/P-)Röntgenaufnahme des Femurs hilft bei der Bestimmung des Eintrittspunkts für den intramedullären Ausrichtstab. Dazu wird auf dem Röntgenbild von der Mitte des Femurschaftes aus eine Linie gezogen und überprüft, wo sie aus der interkondylären Notch austritt (▶ Abb. 4-10). Wie angemerkt, liegt diese Linie normalerweise einige Millimeter medial der tatsächlichen Mitte der Notch. Würde man den Markkanal tatsächlich in der eigentlichen Mitte der Notch aufbohren, würde der eingestellte Valguswinkel effektiv um mehrere Grad erhöht. Dies ist meiner Meinung nach der häufigste Grund, warum Operateure die Femurkomponente versehentlich zu sehr in Valgus-

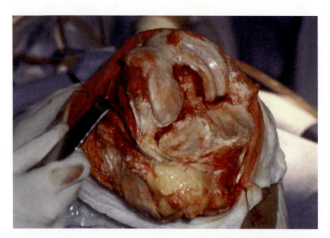

Abb. 4-6 Die Tibia wird vor das Femur verlagert und ein gebogener Hohmann-Hebel dicht neben dem Außenmeniskus platziert.

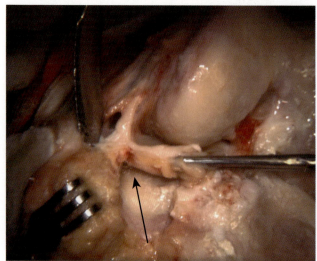

Abb. 4-7 Während der Exzision des Außenmeniskus werden A. und V. genus lateralis inferior lokalisiert und koaguliert.

4.6 Zurichtung des Femurs

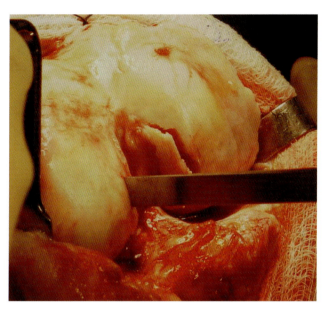

Abb. 4-8 Um das hintere Kreuzband darzustellen, werden die interkondylären Osteophyten abgetragen.

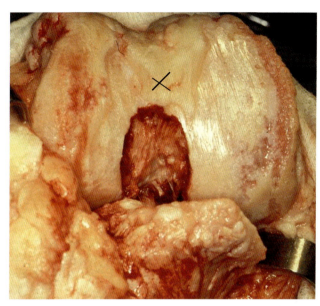

Abb. 4-9 Bestimmung des Eintrittspunktes in den femoralen Markkanal.

stellung implantieren. Denn sie eröffnen den Markkanal in der tatsächlichen Mitte der Notch und verwenden eine Bohrhülse mit 7° Valgus. Daraus ergibt sich bei der distalen Femurresektion dann tatsächlich ein Winkel von 9 oder 10° Valgus.

Nach Festlegung des Eintrittspunktes körne ich das Bohrloch gern mit einem kleinen Hohlmeißel an, damit anschließend der Bohrer an der gewünschten Stelle präzise aufgesetzt werden kann. Das Bohrloch sollte größer sein als der Durchmesser des intramedullären Ausrichtstabes. Ich verwende einen $^3/_8$-Zoll-Bohrer (ca. 1 cm) und einen Ausrichtstab mit einem Durchmesser von $^1/_4$ Zoll (ca. 0,65 cm). Manche Operateure aspirieren das fetthaltige Mark aus dem distalen Femur und spülen den Markkanal. Ich halte ein solches Vorgehen für unnötig, solange der Durchmesser des intramedullären Ausrichtstabes kleiner als der des Bohrlochs und geschlitzt ist und sacht und behutsam eingeführt wird. Treten beim Einführen des Stabes Probleme auf, sollte das

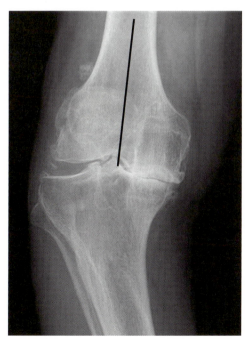

Abb. 4-10 Es wird empfohlen, den Eintrittspunkt in den Markraum auf der präoperativen Röntgenaufnahme festzulegen.

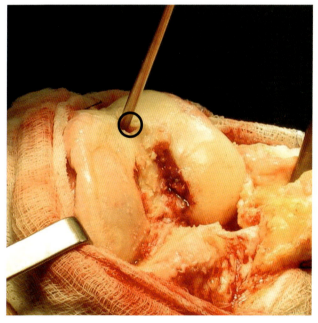

Abb. 4-11 Das Einbringen eines Stabes mit kleinerem Durchmesser zeigt dem Operateur, wie er den größeren Stab ausrichten muss, um ihn problemlos vorschieben zu können.

Eintrittsloch vergrößert werden. In den seltenen Fällen, bei denen die Einführung des Stabes Schwierigkeiten bereitete, leistete mir ein dünnerer Stab, mit dem ich zunächst den Verlauf des Kanals bestimmen konnte, gute Dienste. Auf diese Weise lässt sich manchmal feststellen, dass das Eintrittsloch nur in einem der vier Quadranten erweitert werden muss, damit sich der Stab problemlos vorschieben lässt (▶ Abb. 4-11).

Distale Femurresektion

Nun muss die Entscheidung über die distale Resektionshöhe und den angestrebten Valguswinkel fallen. Meiner Meinung nach sind viele operationstechnische Anleitungen hinsichtlich des Knochenabtrags am distalen Femur irreführend, weil sie häufig eine Resektionshöhe empfehlen, die der Dicke der distalen femoralen Metallkondyle der Prothese entspricht. Dabei müsste eigentlich betont werden, dass bei der Festlegung der Resektionshöhe auch die Dicke des ehemals vorhandenen Knorpels berücksichtigt werden muss. Andernfalls würde sich nämlich die Resektionshöhe am distalen Femur gegenüber dem tatsächlichen „anatomischen" Betrag um ca. 2 mm erhöhen. Dadurch würde die Gelenklinie leicht angehoben werden, was möglicherweise dazu führen könnte, dass die Bandspannung in Extension lockerer wäre als in Flexion (s. Kap. 2).

Bei der HKB-erhaltenden Technik sollte es das Ziel sein, die femorale Gelenklinie möglichst präzise wiederherzustellen und zu vermeiden, dass die Bandspannung in Beugung stärker ist als in Streckstellung. Dieses Ziel lässt sich durch Unterresektion am distalen Femurkondylus erreichen. Ist die Spannung nach der initialen Zurichtung von Femur und Tibia in Extension höher als in Flexion, können am distalen Femur weitere 2 mm reseziert werden – eine Maßnahme, die rasch und einfach durchzuführen ist. Besser wird eine übermäßige distale Femurresektion von einer HKB-ersetzenden Prothese toleriert. Die Entfernung des hinteren Kreuzbandes vergrößert den Beugespalt und sorgt dafür, dass das dickere Polyethylen-Inlay, das zur Stabilisierung des Kniegelenks in Streckstellung erforderlich ist, auch in Beugestellung toleriert wird.

Bei Vorliegen einer präoperativen Beugekontraktur wird von der distalen Kondyle mehr abgetragen als anatomisch notwendig, um die Korrektur der Kontraktur zu unterstützen (s. Kap. 9).

Der Valguswinkel

Der für die distale Resektion gewählte Valguswinkel hängt von der präoperativen Planung am Röntgenbild und bestimmten klinischen Faktoren ab. Das Ziel bei der Mehrzahl der Kniegelenkarthroplastiken ist die Wiederherstellung neutraler Achsenverhältnisse. Am effizientesten lässt sich dieses Ziel durch Herstellung einer neutralen mechanischen Achse am distalen Femur und einer neutralen mechanischen Achse an der proximalen Tibia erreichen. Zur Bestimmung des Valguswinkels wird in neutraler Rotation eine Ganzbeinaufnahme im A/P-Strahlengang erstellt. Anschließend wird auf dem Röntgenbild eine Linie vom Hüftgelenkzentrum zur Mitte des Kniegelenks gezogen. Im rechten Winkel dazu wird am Knie eine zweite Linie eingezeichnet (▶ Abb. 4-12) und zum Schluss der Winkel gemessen, der von dieser Geraden und der in der Mitte des Femurschaftes verlau-

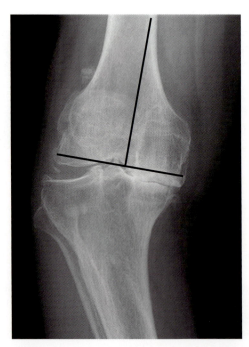

Abb. 4-12 Der Resektionswinkel liegt im rechten Winkel zu der Linie, die vom Zentrum des Hüftgelenks zum Zentrum des Kniegelenks verläuft.

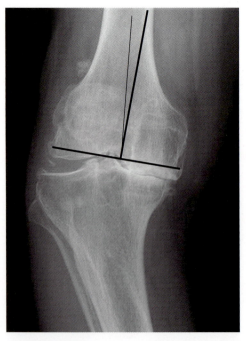

Abb. 4-13 Der Unterschied zwischen diesen Linien, die die mechanische und die anatomische Achse repräsentieren, beträgt im Allgemeinen 5–7°.

fenden Linie gebildet wird. Normalerweise misst er zwischen 5 und 7° (▶ Abb. 4-13).

Ein weiterer Vorteil der präoperativen Planung mit Hilfe von Röntgenschablonen besteht darin, dass sich daran die relativen Resektionshöhen an den medialen und lateralen distalen Femurkondylen ablesen lassen. Wenn keine Osteotomie, Fraktur oder dysplastische Veränderung vorliegt, ist der Knochenabtrag medial meist etwas höher als lateral. Die Linie, die für eine neutrale mechanische Achse am Gelenk gezogen wird, verläuft medial häufig auf der Höhe von sklerosiertem Knochen und lateral durch intakten Knorpel bzw. rund 2 mm vom eigentlichen Knochen des distalen lateralen Kondylus entfernt (▶ Abb. 4-14). Diese Information hilft beim Aufsetzen der distalen Sägelehre und bestätigt, was auf der präoperativen Röntgenschablone zu sehen ist. Bei schwerer Valgusdeformität (s. Kap. 6) kann dieser Unterschied recht ausgeprägt sein (s. Abb. 6-8).

Es gibt einige Ausnahmen, bei denen auf die exakte Wiederherstellung der neutralen Femurachse verzichtet und eine leichte (1 oder 2°) Varusabweichung in Kauf genommen wird. Der Grund dafür ist die Reduktion des auf dem medialen Kollateralband lastenden Drucks. Den häufigsten Fall stellt die Korrektur einer schweren Valgusdeformität bei geschwächtem medialem Kollateralband dar. Durch Überkorrektur der Achsausrichtung in 1 oder 2° Varus wird das Kniegelenk medialseitig entlastet. Für den Fall, dass das mediale Kollateralband versehentlich verletzt wurde, sorgt eine Restvarusstellung auch dafür, dass das operativ rekonstruierte Ligament geschont wird (s. Kap. 15).

Auch wenn einer solchen Restvarusstellung in der routinemäßigen Primärendoprothetik hier nicht das Wort geredet werden soll, wird sie bei einem adipösen Patienten mit überschüssigem medialem Weichteilgewebe aus kosmetischen Gründen einer Restvalgusstellung vorgezogen. Klinisch scheinen diese Patienten einen deutlich stärkeren anatomischen Valgus aufzuweisen, als aus ihrer Röntgenaufnahme zu ersehen ist. In diesem Fall verbessert eine leichte Restvarusstellung das kosmetische Erscheinungsbild. Entscheidet sich der Operator aber für eine neutrale mechanische Achse, sollte er den Patienten auf die postoperativ sichtbare valgische Stellung des Beins vorbereiten.

Bestimmung der Größe des Femurimplantats

Bei der Festlegung der Größe der Femurkomponente bevorzuge ich die Referenzierung an der posterioren Kondylentangente. Dies ist die zuverlässigste Methode, um die Gelenklinie in Flexion wiederherzustellen, das HKB zu balancieren und die Gefahr einer zu geringen Bandspannung in mittlerer Beugestellung zu minimieren. Die beiden Kufen der Positionierlehre fassen unter die dorsalen Kondylen, sodass man ausgehend von der ventralen Kortikalis genau über der Trochlea femoris die anteriore und posteriore (A/P-)Dimension des Femurs mit einem beweglichen Messfühler bestimmen kann. Ergibt sich bei der Messung ein Wert zwischen einer halben und der nächsthöheren ganzen Größe, verwende ich die nächsthöhere Größe. Eine Ausnahme von dieser Regel stellt der Patient mit schlechter präoperativer Flexion dar, bei dem versucht wird, das Femurschild in Trochleanähe mit der ventralen Kortikalis möglichst bündig abzuschließen, um die Exkursion der Strecksehnen zu erhöhen. Eine weitere Ausnahme ist der (meist weibliche) Patient, bei dem die mediolaterale (M/L-)Dimension proportional kleiner ist als die anteroposteriore (A/P-)Dimension. Die Verwendung der nächst höheren Größe würde medial und lateral einen zu starken Überstand verursachen, weshalb die nächstkleinere Größe gewählt wird (s. Kap. 15).

Bei Messwerten zwischen einer halben und der nächstkleineren ganzen Größe entscheide ich mich für die nächstkleinere Größe. Die beiden Optionen, die die Wahl der jeweils kleineren Prothesengröße erlauben, ohne dass die ventrale Kortikalis eingekerbt wird, sind die Durchführung der distalen Femurresektion in einigen Grad Flexion oder die Bestimmung der Femurgröße mit anteriorer Referenzierung (Techniken und Auswirkungen dieser beiden Methoden s. Kap. 15).

Bestimmung der Rotationsausrichtung der Femurkomponente

Nachdem die Größe der Femurkomponente bestimmt wurde, muss sie in der richtigen Rotation eingestellt werden. Wie in den Kapiteln 7 und 15 erläutert, haben sich mindestens vier verschiedene Methoden zur Bestimmung der Rotation der Femurkomponente durchgesetzt, und zwar die Referenzierung an der Whiteside-Linie (Ausrichtung parallel zur AP-Achse) (▶ Abb. 4-15), an der transepikondylären Achse (▶ Abb. 4-16), an der dorsalen Kondylenachse mit 3° Außenrotation (▶ Abb. 4-17) sowie die Rotationsausrichtung, bei der ein symmetrischer Beu-

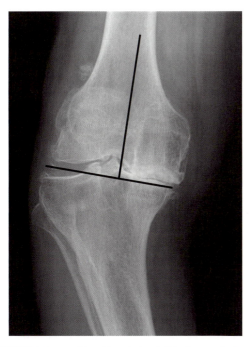

Abb. 4-14 Bei den meisten Varusknien trifft eine neutrale mechanische Achse an der Gelenklinie medial auf Knochen und lateral auf intakten Knorpel.

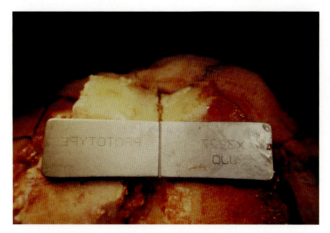

Abb. 4-15 Die Whiteside-Linie verläuft im rechten Winkel zu der durch den tiefsten Punkt der Trochlea femoris verlaufenden Linie.

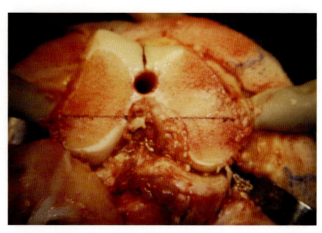

Abb. 4-16 Die transepikondyläre Achse verläuft meist parallel zur Whiteside-Linie.

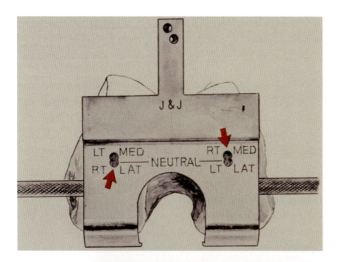

gespalt erzeugt wird (▶ Abb. 4-18a und b). Intraoperativ ziehe ich die Anwendung aller vier Methoden in Betracht, bevorzuge aber wenn möglich die Methode zur Herstellung der Beugespaltsymmetrie.[2] Mit der Größenschablone, die ich benutze, sind bei den Bohrlöchern für die im Anschluss eingesetzte Resektionslehre automatisch 3° Außenrotation vorgegeben (s. Abb. 4-17). Diese benutze ich zur Festlegung der vorläufigen Rotationsausrichtung und erhöhe bei Bedarf die Außenrotation, um einen rechtwinkligen Beugespalt zu erzeugen. Um die Außenrotation an der Resektionslehre zu erhöhen, muss ich entweder das mediale Bohr-

Abb. 4-17 (links) Die meisten TKA-Systeme bieten die Möglichkeit zur Referenzierung an den dorsalen Kondylen mit automatisch festgelegter Außenrotation von 3°. Bei diesem System wird das obere Loch medial und das untere lateral definiert.

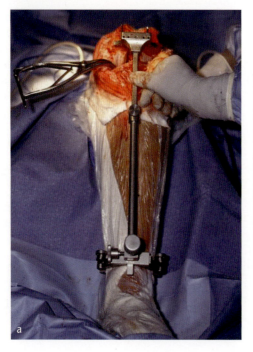

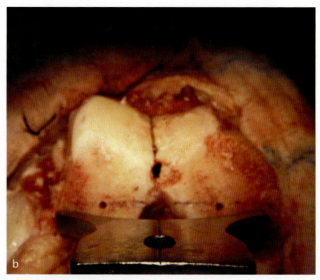

Abb. 4-18 a. Ein rechteckiger Beugespalt kann durch Straffung der medialen und lateralen Strukturen und durch die Ausrichtung der Femurrotation an einem externen tibialen Ausrichtgestänge erzeugt werden. **b.** Die Bohrlöcher sollten parallel zur Ausrichtlehre liegen.

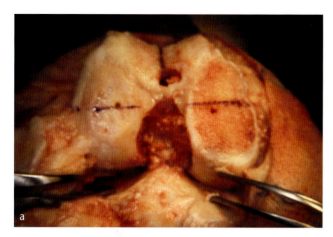
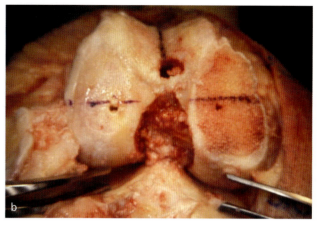

Abb. 4-19 **a.** Bei diesem Valguskie müssen die Bohrlöcher, um einen symmetrischen Beugespalt herzustellen, stärker außenrotiert werden. **b.** Um eine stärkere Außenrotation zu erreichen, wird das laterale Bohrloch mit einem Kahnbeinmeißel etwas tiefer angesetzt.

loch nach oben oder das laterale Bohrloch nach unten verschieben. Für diesen Zweck eignet sich ein Kahnbeinmeißel, der an der für das neue Bohrloch festgelegten Stelle eingeschlagen wird. Mit dem dabei gewonnenen Knochenmaterial wird gleichzeitig das ursprüngliche Bohrloch verfüllt.

Bei Varuskniegelenken wird das mediale Bohrloch fast immer nach oben verschoben, um auf diese Weise medial mehr Raum in Flexion zu gewinnen. Bei Valguskien wird das laterale Loch wegen des hypoplastischen lateralen Femurkondylus meist nach unten verschoben (▶ Abb. 4-19a und b). Eine Ausnahme stellt der Fall dar, in dem die ausgewählte Femurkomponente bereits bündig mit der ventralen Femurkortikalis abschließt. Verschöbe man in diesem Fall die laterale Seite nach unten, würde die ventrale Kortikalis eingekerbt. Stattdessen wird das mediale Loch nach oben versetzt.

Es kommt nur selten vor, dass zur Erzeugung eines symmetrischen Beugespalts die Femurkomponente in Referenz zur dorsalen Kondylenachse innenrotiert werden muss. Mir ist ein solcher Fall nur zweimal begegnet; zum einen bei einem starken Varusknie mit Erosion der hinteren medialen Femurkondyle, zum anderen bei einem Knie mit einer nach einer Osteotomie in übermäßigem Valgus stehenden tibialen Gelenklinie (s. Kap. 10).

4.7 Positionierung der A/P-Resektionslehre

Die meisten A/P-Resektionslehren haben Führungsdorne, die in die zuvor durch die Größenlehre vorgegebenen Löcher passen. Die Lehre wird plan auf die distalen Kondylenschnitte aufgesetzt. Der richtige Sitz der Lehre auf dem Knochen sollte durch einen Blick von der Seite überprüft werden. Bei einigen Lehren lässt sich die Resektionslehre zusätzlich mit Hilfsstiften am Ende des distalen Femurs sichern (▶ Abb. 4-20).

Komplettierung der Femurschnitte

Anteriorer Schnitt

Als Erstes wird der anteriore oder Trochleaschnitt durchgeführt. Bei diesem Schnitt muss vor allem darauf geachtet werden, dass es nicht zu einer Einkerbung der ventralen Kortikalis kommt. Die Resektionshöhe kann individuell durch Überprüfung an der präoperativen seitlichen Röntgenaufnahme festgelegt werden. Bei einer gelegentlich vorkommenden Hypertrophie der Führungsrinne der Trochlea mit ausgiebiger Osteophytenbildung entsteht der Eindruck, als müsse die Trochlea übermäßig stark reseziert werden. Am anderen Ende dieses Spektrums steht die „hypoplastische" Trochlea, die man bei Patienten mit Patellahochstand und patellofemoraler Dysplasie antrifft (▶ Abb. 4-21). Bestehen

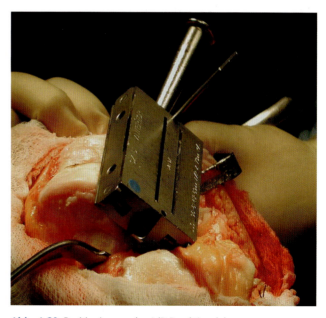

Abb. 4-20 Positionierung der A/P-Resektionslehre.

4 Operationstechnik bei primärer Kniegelenkarthroplastik

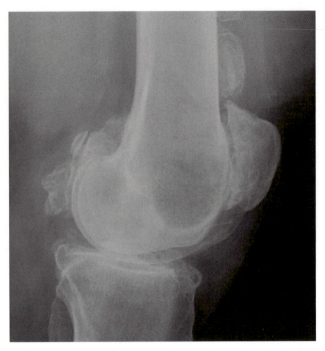

Abb. 4-21 Seitaufnahme eines Femurs mit „hypoplastischer" Trochlea femoris.

Bedenken, dass der anteriore Schnitt zu drastisch ausfallen könnte, wird initial zunächst ein sparsamer Schnitt mit einem Abstand von ca. 2 mm zur Resektionslehre gesetzt.

Dieser Schnitt bringt den proximalen Übergang zwischen der Trochlea femoris und der ventralen Femurkortikalis zur Darstellung; dadurch lässt sich die Gefahr einer Einkerbung der ventralen Kortikalis genauer beurteilen. Ich warne vor der Praxis vieler Operateure, die das über der ventralen Kortikalis liegende Fett entfernen und das Periost inzidieren. Ich bin der Meinung, dass ein solches Vorgehen in diesem Bereich zur Bildung von heterotopem Knochen prädisponiert, der zu einer Einschränkung der postoperativen Gleitfähigkeit des Quadrizepsapparates führen könnte (s. Kap. 8). Wenn der Anschein besteht, dass der geplante anteriore Schnitt tatsächlich eine Einkerbung der ventralen Kortikalis bewirken würde, sollte entweder das Femur in einigen Grad Flexion nachreseziert werden (s. Kap. 15), oder die Bohrungen für die Resektionslehre sollten mit Hilfe des Kahnbeinmeißels um den richtigen Abstand nach anterior versetzt werden.

Posteriorer Kondylenschnitt

Als Nächstes werden die posterioren Kondylenschnitte vervollständigt. Bei der Resektion an der hinteren medialen Kondyle besteht die Gefahr einer Verletzung des medialen Kollateralbandes (s. Kap. 15). Wichtig ist daher, einen Wundspreizer medial so zu platzieren, dass das Band bei einem eventuellen Abrutschen des Sägeblatts nach medial geschützt ist (s. Abb. 15-5). Wird anfangs ein breites Sägeblatt benutzt, werden die Schnitte am besten mit einem schmaleren Sägeblatt oder einem Osteotom zu Ende geführt.

Schrägschnitte

Nun werden die schrägen Abkantschnitte vervollständigt. Die meisten Systeme enthalten eine A/P-Resektionslehre mit Schneidschlitzen für die schrägen Schnitte (▶ Abb. 4-22a). Trotzdem bearbeite ich die Abkantschnitte gern noch mit einer separaten Schrägschnittlehre nach, weil die A/P-Resektionslehre manchmal nicht vollständig oder symmetrisch aufsitzt oder leicht vom Ende des Femurs abhebt. Durch Nachbearbeitung der Abkantschnitte mit einer speziellen Sägelehre wird die Schnittgenauigkeit sichergestellt (▶ Abb. 4-22b).

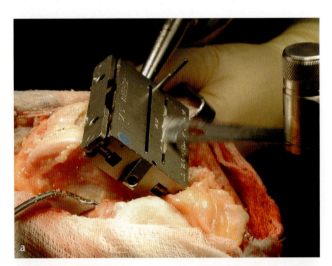
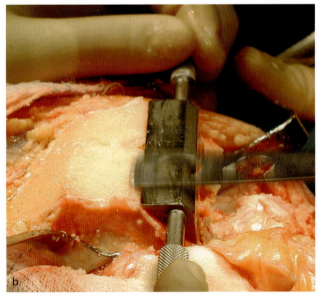

Abb. 4-22 a. Durchführung des Schrägschnitts mit Hilfe einer geschlitzten Sägelehre. b. Die Genauigkeit des Schrägschnitts wird mit einer ungeschlitzten Sägelehre überprüft.

Positionierung der A/P-Resektionslehre 4.7

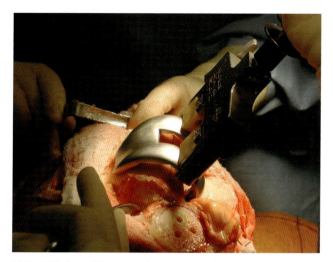

Abb. 4-23 Erstes Einpassen der Femur-Testkomponente unter Anwendung von Zugkraft.

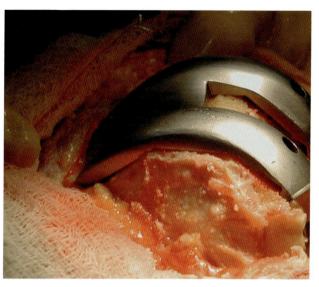

Abb. 4-24 Die Femurkomponente wird so positioniert, dass sie bündig mit der lateralen Kortikalis abschließt.

Endbearbeitung des Femurs

Die abschließende Bearbeitung des Femurs erfolgt nach der Zurichtung der Tibia, weil sich der posteriore Raum so besser darstellen lässt. Zum ersten Mal wird jetzt die Femur-Testkomponente eingesetzt. Ich verwende dazu ein Einsatzinstrument, das die Komponente so festhält, dass ich nach Einsetzen der Probeprothese Zugkraft ausüben kann (▶ Abb. 4-23). Femurkomponenten neigen, wenn sie das erste Mal eingesetzt werden, zur Verkippung in die Flexion. Dafür gibt es zwei Gründe. Zum einen kann der anteriore Schnitt etwas stärker abweichen als von der anterioren Femur-Schnittschablone vorgegeben. Der zweite Grund kann die ungenügende Resektion an der Rückseite der einen – meist der medialen – Kondyle sein, denn der harte mediale Knochen kann eine leichte Abweichung des Sägeblatts von der geplanten Schnittführung bewirken.

In beiden Fällen lässt sich der Grund dafür nach Komplettierung der Abkantschnitte feststellen und durch erneutes Aufsetzen der A/P-Resektionslehre beheben. Denn eine leichte Abweichung des Sägeblatts wird erst nach Durchführung der Abkantschnitte erkennbar.

Nach Einsetzen der Femur-Testkomponente muss diese in der M/L-Dimension korrekt positioniert werden. Dabei ist ein medialer oder lateraler Überstand der Prothese über den Rand zu vermeiden; am häufigsten ist dieses Problem bei Frauen zu beobachten (s. Kap. 15). Bei optimaler mediolateraler Positionierung schließt die Komponente in Höhe der Trochlea femoris und der distalen Kondyle bündig mit der lateralen distalen Femurkortikalis ab (▶ Abb. 4-24). Ob diese Positionierung gelingt, ist vom jeweiligen Prothesendesign abhängig. Nur asymmetrische Femurkomponenten können die resezierte Facies patellaris femoris optimal überdecken. Mit symmetrischen Komponenten, die in Höhe der Trochlea bündig mit der medialen Kortikalis abschließen, kann die Schnittfläche möglicherweise nicht vollständig abgedeckt werden. Dies führt automatisch zu einer Beeinträchtigung der Patellaführung in den ersten 30° Flexion.

Nachdem die Femurkomponente nach lateral verschoben wurde, um einen stufenlosen Abschluss zur lateralen Kortikalis zu gewährleisten, werden störende periphere Osteophyten reseziert. Am wichtigsten ist diese Maßnahme in Höhe des Ursprungs der Popliteussehne, um der Gefahr eines poplitealen Impingement-Syndroms vorzubeugen[3] (▶ Abb. 4-25; s. Kap. 15). Auch alle medial überstehenden Osteophyten werden bündig mit der Femurkomponente entfernt.

Und schließlich müssen im Bereich der dorsalen Kondylen auch die Osteophyten sowie nicht von der Prothese überdeckte Knochenanteile reseziert werden. Am besten gelingt dies nach Komplettierung der Tibiaschnitte bei bereits liegender Femur-Testkomponente. Während ein Assistent das Femur mit einem Knochenhaken in der interkondylären Notch anhebt, wird ein gebogenes Osteotom ($^3/_8$ Zoll; ca. 1 cm) tangential an den Rändern beider dorsaler Femurkondylen entlanggeführt, um dorsale

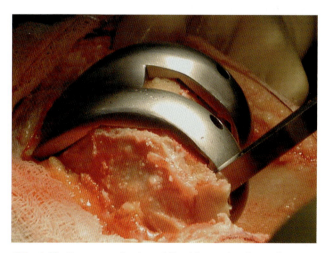

Abb. 4-25 Abtragung aller lateral überhängenden Osteophyten.

Osteophyten und nicht überdeckten Kondylenknochen zu identifizieren (s. Abb. 9-4a). Nach Entfernung der Probeprothese wird der markierte Knochen nachreseziert (s. Abb. 9-4b). Mit dem Finger kann der Operateur die dorsalen Recessus auf etwaigen Restknochen oder freie Gelenkkörper palpieren. Kann er seinen Zeigefinger problemlos in die Recessus einführen, lässt dies im Allgemeinen darauf schließen, dass der Beugespalt groß genug ist, um eine Tibiakomponente mit einer Kompositdicke von 10 mm aufzunehmen.

4.8 Beurteilung der Möglichkeit zur zementfreien Fixation der Femurkomponente

Die zementfreie Verankerung der Femurkomponente ist zwar nach wie vor umstritten, doch berichten die meisten Operateure, die damit vertraut sind, über hervorragende Ergebnisse mit dieser Technik. Der Erfolg ist offensichtlich von der initialen Primärverankerung der Komponente abhängig. Meine eigenen Erfahrungen mit zementlos verankerten, porös beschichteten Femurkomponenten sind ausgezeichnet, und die Ergebnisse entsprechen denen der zementierten Verankerung (s. Kap. 16).

Im Laufe der Zeit habe ich einige Daten zu einzeitigen bilateralen Kniegelenkarthroplastiken gesammelt, bei denen die Femurkomponente auf der einen Seite zementfrei und auf der anderen zementiert verankert wurde. Die fluoroskopisch kontrollierte Auswertung der seitlichen Röntgenaufnahmen dieser Patienten ergab hinsichtlich der Knochen-Zement-Grenze in Zone IV für die zementfrei implantierten Komponenten günstigere Befunde als für die zementierten Implantate (▶ Abb. 4-26). Dieser Befund wirkt sich auf das Langzeitüberleben der Prothesen aus, da strahlentransparente Aufhellungssäume in Zone IV das Knie für eine Spätlockerung der Femurkomponente[4] oder das Eindringen von Abriebpartikeln mit nachfolgender Osteolyse prädisponieren können. Aus diesem Grund rate ich noch immer dazu, bei jüngeren Patienten die zementfreie Verankerung der Femurkomponente in Erwägung zu ziehen. (Das Zonensystem wurde von der *Knee Society* entwickelt.[5])

Das intraoperative Kriterium für die zementfreie Fixation ergibt sich aus der Überprüfung der Passgenauigkeit des Implantats von der Seite und der Kraft, die aufgewendet werden muss, um die Probekomponente vom Femurknochen abzuschlagen. Zugegeben, der „Ausschlagtest" ist recht barbarisch, scheint aber wirksam zu sein. Wenn sich die Femur-Testkomponente von Hand oder durch leichtes Anschlagen mit dem Schlaghammer des Insertions-/Extraktions-Instrumentariums entfernen lässt, wird die Femurkomponente immer zementiert verankert. Wenn mehrere Schläge mit dem Einschläger erforderlich sind und sich die Extraktion der Testkomponente schwierig gestaltet, ist die zementfreie Fixation angemessen. In Zweifelsfällen empfehle ich die zementierte Verankerung des Femurimplantats.

Die in der Seitansicht beurteilte Schnittgenauigkeit scheint für den Erfolg der zementfreien Verankerung nicht entscheidend zu sein. Bestehen große Lücken, sollte das Femur natürlich zemen-

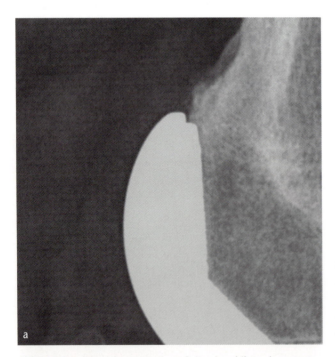
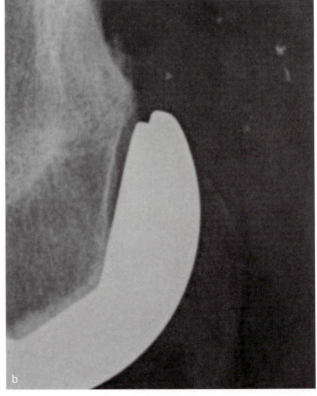

Abb. 4-26 **a.** Die nicht zementierte Seite eines bilateral versorgten Patienten zeigt in Zone IV keine Aufhellungssäume. **b.** Die zementierte Seite eines bilateral versorgten Patienten lässt in Zone IV eine Demarkation des Implantats erkennen.

tiert eingebracht werden. Kleine Lücken können mit Knochenbrei verfüllt werden; vom klinischen Erfolg dieser Technik kann ausgegangen werden, wenn die Komponente den „Ausschlagtest" besteht.

Auf den seitlichen Kontrollröntgenaufnahmen zementfrei verankerter Femurkomponenten lassen sich – je nachdem, wie eng der Kontakt zwischen Femurkomponente und Knochen in den spezifischen Bereichen ist – manchmal Unterschiede im Knochendichtemuster erkennen (▶ Abb. 4-27).

4.9 Zurichtung der Patella

Glättung der Quadrizepssehne

Etwaige Synoviareste auf der Quadrizepssehne genau über dem oberen Pol der Patella sollten entfernt werden, um bei HKB-erhaltender Technik der Gefahr einer postoperativen Weichteilkrepitation bzw. bei einem HKB-ersetzenden Prothesendesign dem Patella-Clunk-Syndrom vorzubeugen (s. Abb. 2-13 und Kap. 2).

Messung der Patelladicke und Anwendung der Schnittschablone

Bevor die Patella präpariert wird, misst man ihre Dicke. Weibliche Patellae sind gewöhnlich 22–24 mm dick, männliche Patellae 24–26 mm.[6] Falls vorhanden, wird eine Patella-Schnittlehre benutzt (▶ Abb. 4-28), die so eingestellt werden sollte, dass ein knöcherner Rest übrig bleibt, welcher der Patelladicke vor dem Schnitt abzüglich der Dicke des Polyethlen-„Knopfes" entspricht. Vor allem bei dysplastischen Veränderungen kann die präoperative Planung mittels Röntgenschablone bei der Festlegung der Schnittführung helfen (s. Abb. 7-19 bis 7-21).

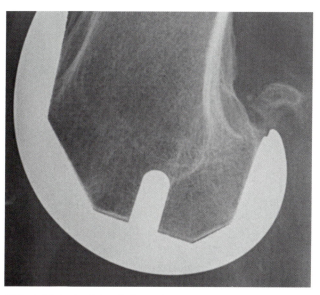

Abb. 4-27 In der Seitaufnahme einer asymptomatischen zementfrei verankerten Femurkomponente sind in den Bereichen mit unvollständigem Kontakt Osteopeniezonen erkennbar.

Patellaresektion

Ich ziehe es vor, die Patella von der Innen- zur Außenseite und von Knorpel-Knochen- zu Knorpel-Knochen-Zone zu schneiden. Lateralseitig sollten alle Knorpelreste bis auf den sklerotischen Knochen entfernt werden. Die Stärke der Restpatella kann von der resezierten medialen Seite aus gemessen werden. Eine Überdimensionierung der Patella ist sowohl in der anteroposterioren als auch in der mediolateralen Dimension zu vermeiden. Bei Unterdimensionierung sollte das Patella-Implantat zur besseren Patellaführung nach medial versetzt werden (▶ Abb. 4-29). Nicht von der Prothese abgedeckter lateraler Knochen sollte markiert und abgeschrägt werden, um das potenzielle Einklemmen von Knochen an der metallenen Trochlea zu ver-

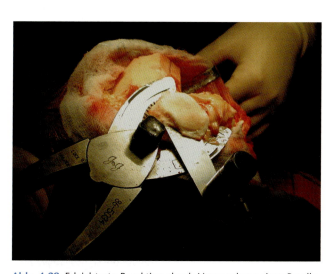

Abb. 4-28 Erleichterte Resektion durch Verwendung einer Patella-Schnittlehre.

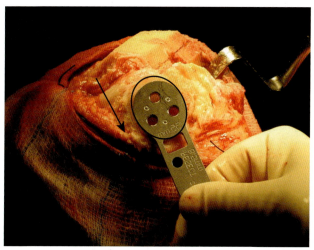

Abb. 4-29 Mediale Positionierung der Patella-Bohrschablone.

4 Operationstechnik bei primärer Kniegelenkarthroplastik

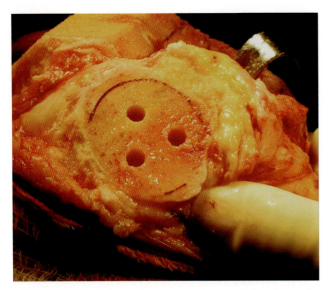

Abb. 4-30 Nicht vom Implantat abgedeckter Patellaknochen sollte abgeschrägt werden, um der potenziellen Einklemmung von Knochen an der metallenen Trochlea vorzubeugen.

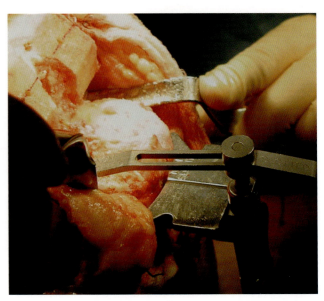

Abb. 4-31 Mit einem Messfühler lässt sich die tibiale Resektionshöhe entweder von der höheren oder von der niedrigeren Seite aus bestimmen.

meiden (▶ Abb. 4-30). Die Polyethylen-Dicke sollte nach der Präparation der Patella gemessen werden, um eine „Überfüllung" des patellofemoralen Kompartiments zu vermeiden. Hat die Patella die richtige Größe, werden mit der geeigneten Bohrschablone die Löcher für die Patellazapfen gebohrt.

4.10 Zurichtung der Tibia

Bei der Implantation einer totalen Kniegelenkendoprothese (TKA) kann wahlweise entweder das Femur oder die Tibia als Erstes präpariert werden. Bei Primäreingriffen bevorzuge ich die „Femur-zuerst"-Technik, weil die Darstellung der Tibia nach Abschluss der Femurresektion leichter gelingt. Bei Revisionsoperationen dagegen präpariere ich als Erstes stets die Tibia. Bei der Primärendoprothetik sind die femorale und die tibiale Resektionshöhe und die Winkel für die achsgerechte Ausrichtung voneinander unabhängig, wenn es das Ziel des Operateur ist, die Resektionen an der Dicke der Komponenten und am Erhalt der Gelenklinie zu orientieren. Die einzigen voneinander abhängigen Knochenschnitte sind diejenigen, welche die Rotationsausrichtung der Femurkomponente festlegen. Operateure, die nach dem „Tibia-zuerst"-Prinzip vorgehen, erzeugen einen symmetrischen Beugespalt durch Verwendung von Abstandsblöcken (Spacer); nach der „Femur-zuerst"-Devise arbeitende Operateure richten die Rotation der Femurkomponente an einem externen tibialen Ausrichtgestänge aus.

Festlegung der tibialen Resektionshöhe

Wie beim Femur bevorzuge ich auch hier eine maßvolle Resektionstechnik und orientiere mich dabei an der Dicke der Prothesenkomponente, die das resezierte Gewebe ersetzen soll. Bei einem Implantat mit einer Kompositdicke von 8 mm würden vom prominenteren Teil des Tibiaplateaus – fast ausnahmslos die laterale Seite – 8 mm entfernt werden müssen. Dieser Betrag berücksichtigt auch etwaigen Restknorpel.

Wird eine metallverstärkte Patellakomponente verwendet, ist unter Umständen sogar eine Kompositdicke von nicht weniger als 10 mm erforderlich, um (je nach Dicke der Metallplattform) die von der Food and Drug Administration (FDA; US-amerikanische Gesundheitsbehörde) geforderte Mindeststärke des Polyethylen-Knopfes von 6 mm gewährleisten zu können. Bei den meisten Knie-TEP-Systemen wird zur Festlegung der entsprechenden Resektionshöhe ein Messfühler benutzt (▶ Abb. 4-31).

Alternativ kann man auch 0–2 mm von der insuffizienten Seite entfernen und die Resektionshöhe daran ausrichten. Diese Methode sollte allerdings nicht benutzt werden, wenn sie darauf hinausläuft, dass lateral mehr als 12 oder 13 mm reseziert werden müssen. In diesen Fällen muss die insuffiziente Seite in irgendeiner Form augmentiert werden (s. Kap. 12).

Intramedulläre versus extramedulläre Ausrichtung

Die meisten Knie-TEP-Hersteller bieten Instrumente für die intra- oder die extramedulläre Ausrichtung der Tibiakomponente an. Aus mehreren Gründen ziehe ich die extramedulläre Methode vor. Anders als bei der Beurteilung der Achsausrichtung auf der Femurseite sind die proximalen und distalen anatomischen Landmarken an der Tibia problemlos erkennbar. Bei Verwendung eines extramedullären Ausrichtsystems vermeidet man die Aufbohrung des tibialen Markraums mit ihrem Potenzial für Fettembolien und der erhöhten Gefahr von postoperativen Infektionen. Ferner weisen viele Tibiae – vor allem bei Patienten mit anlagebedingter Valgusstellung – eine Valguskrümmung auf (s. Kap. 6).

Bei diesen Patienten müssen „lange" Röntgenaufnahmen angefertigt werden, damit der Operateur die Krümmung in Gänze beurteilen kann und einen Anhaltspunkt erhält, wo er den Markraum in Höhe des Tibiaplateaus eröffnen muss. Bei manchen Tibiae ist diese Krümmung so ausgeprägt, dass die Verwendung eines intramedullären Ausrichtstabes unmöglich ist. Will der Operateur darauf jedoch nicht verzichten, muss bei der Tibiaresektion mit einer Verfälschung des Schnitts im Sinne eines signifikanten Valgus gerechnet werden. Geeignet sind intramedulläre Ausrichtsysteme allerdings für Revisionseingriffe, bei denen der Operateur eine intramedulläre tibiale Stielverlängerung in Press-fit-Technik durchführt. In manchen Fällen kann bei übermäßiger Tibiakrümmung die Implantation einer asymmetrischen Tibiakomponente mit einem Offset-Stiel (abgewinkelter Prothesenstiel zur Achskorrektur) erforderlich sein.

Bestimmung der Ausrichtung der tibialen Schnittfläche mit Hilfe extramedullärer Ausrichtsysteme

Um die Genauigkeit extramedullärer Ausrichtsysteme zu verbessern, bieten sich mehrere Vorgehensweisen an. Zum einen bestehen proximal und distal leicht zugängliche anatomische Landmarken. Im Idealfall sollte die Resektionslehre proximal zwischen der medialen und der lateralen Tibiakortikalis zentriert werden. Realiter ist dieses Manöver aber schwierig durchzuführen, weil man einen externen Ausrichtstab wegen der Tuberositas tibiae, der Patellarsehne und des Fettkörpers gegenüber der tatsächlichen Mitte meist um mehrere Millimeter nach medial versetzt (▶ Abb. 4-32). Solange sich der Operateur darüber im Klaren ist und dies entsprechend kompensiert, wird es aber nicht zu einer varischen Abweichung des Schnitts kommen. Die distale anatomische Landmarke für ein extramedulläres Ausrichtsystem ist die leicht zu tastende scharfe Crista anterior tibiae.

Als distalen Orientierungspunkt verwende ich nicht den Fuß, vor allem nicht den zweiten Mittelfußknochen, da jede Rotationsanomalie am Fuß zu einer Verzerrung der Messwerte führen würde. Eine von jedweder Fuß- oder Sprunggelenkanomalie unabhängige anatomische Landmarke stellt die scharfe vordere Tibiakante (Crista anterior tibiae) in Höhe der Malleolen dar, die selbst bei adipösen Patienten leicht zu tasten ist. Manche Operateure raten dazu, den Abstand zwischen den beiden Malleolen (Intermalleolarabstand) oder dem Weichteilmantel am Sprunggelenk zu halbieren. Wir haben festgestellt, dass das tatsächliche Zentrum des Sprunggelenks ca. 3 mm medial dieser beiden Punkte lokalisiert ist.[7] Diesem Umstand muss der Operateur durch die entsprechende Einstellung am Sprunggelenk Rechnung tragen.

Am wirksamsten können potenzielle proximal und distal bestehende Achsabweichungen kompensiert werden, wenn für die Ausrichtung am Sprunggelenk ein beweglicher Ausrichtstab zur Verfügung steht, den man nach medial verschieben werden kann (▶ Abb. 4-33). Die Abweichung um 3 mm proximal und 3 mm distal kann durch eine Verschiebung des Ausrichtgestänges um 6 mm nach medial normalerweise ausgeglichen werden; dadurch wird bei der Tibiaresektion eine Fehlstellung im Varussinne verhindert.

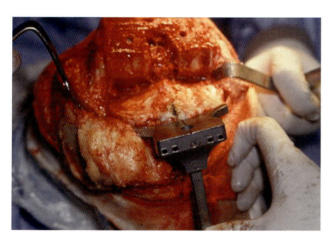

Abb. 4-32 (oben) Extramedulläre tibiale Ausrichtinstrumente werden meist leicht medial der Mitte angesetzt.

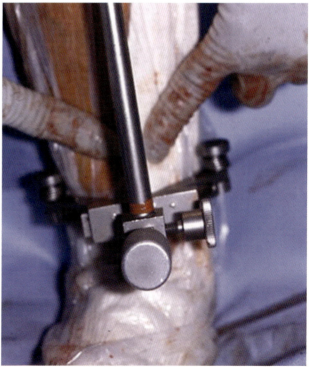

Abb. 4-33 (rechts) Der Ausrichtstab am distalen Sprunggelenk sollte um bis zu 6 mm nach medial versetzt und über der distalen Crista anterior tibiae zentriert werden.

4.11 Dorsale Neigung des Tibiaplateaus

Die dorsale Neigung des Tibiaplateaus *(posterior slope)* kann im „normalen" Knie sehr unterschiedlich ausfallen. Ich selbst habe alle Werte zwischen 0 und 15° beobachten können. Bei der Arthroplastik bringt diese dorsale Neigung sowohl Vor- als auch Nachteile mit sich. Zu den Vorteilen gehören die Vergrößerung des Beugespalts, die die Einstellung der Spannung des hinteren Kreuzbandes erleichtert, und die Verstärkung des Metall-Kunststoff-Kontakts in maximaler Beugestellung des Kniegelenks.

Als nachteilig zu nennen ist, dass die dorsale Neigung bei nichtkongruenten Prothesendesigns eine zu starke Rückrollbewegung des Femurs auf der Tibia begünstigt und damit zwangsläufig zu einer Hyperextension zwischen den artikulierenden Gelenkflächen führt, wenn das Bein in volle Extension gebracht wird. Ich selbst arbeite bei der Tibiaresektion meist mit einem posterioren Slope von ca. 5°, vermeide aber einen zu großen Neigungswinkel. Dies gelingt mit Hilfe eines externen Ausrichtgestänges, bei dem der Ausrichtstab anterior vom Sprunggelenk weg versetzt wird. Je nach Beinlänge ergibt sich für jede 5 mm, um die der Ausrichtstab anterior verschoben wird, eine dorsale Neigung von 1 oder 2°. Der Effekt fällt bei kurzen Beinen natürlich größer und bei langen Beinen geringer aus.

In wenigstens drei Situationen sollte aber auf die dorsale Neigung verzichtet werden:

1.) Bei Vorliegen einer ausgeprägten präoperativen Beugekontraktur: Eine vermehrte anteriore (vs. posteriore) Tibiaresektion trägt zur Korrektur einer Beugekontraktur bei (s. Kap. 9).
2.) Bei Vorhandensein einer Tibia mit (pathologisch) aufwärts- statt abwärtsgeneigtem Plateau: Dieses Phänomen ist am häufigsten nach einer hohen Tibiaosteotomie oder in Gegenwart einer verheilten proximalen Tibiafraktur zu beobachten (▶ Abb. 4-34).
3.) Bei Verwendung eines Prothesensystems, das eine begrenzte Hyperextension zwischen den artikulierenden Gelenkflächen zulässt: Am häufigsten tritt dieser Fall bei posterior stabilisierten Modellen ein, bei denen sich der stabilisierende Zapfen des Tibiaplateaus am anterioren Anteil der interkondylären Aussparung für diesen Zapfen verfängt (s. Abb. 2-14).

Die verschiedenen Prothesenmodelle unterscheiden sich hinsichtlich ihrer Toleranz gegenüber solchen Implantationsfehlern. Das verlangt, dass der Operateur sich der Grenzen des von ihm verwendeten Systems im Klaren sein sollte (s. Kap. 2).

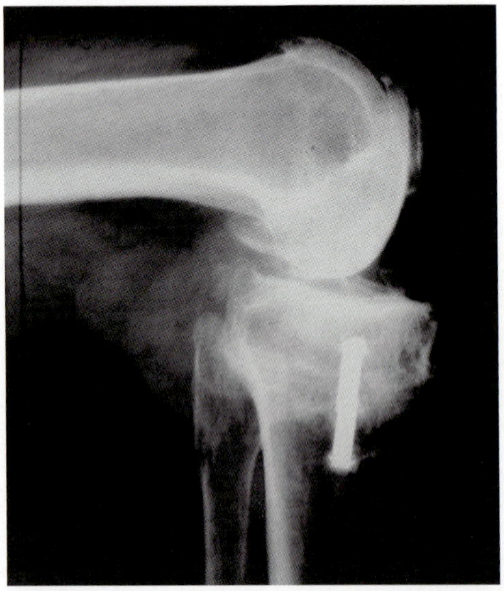

4.12 Durchführung der Tibiaresektion

Bei der Durchführung der proximalen Tibiaresektion ist es wichtig, dass der Operateur seinen Arm gegen die Tibia stützt, damit das Sägeblatt nicht versehentlich von sklerotischem Knochen abrutscht und dabei möglicherweise die umgebenden Weichteilgewebe verletzt. Ich stütze meine linke Faust gegen die proximale Tibia, während ich mit der rechten Hand die Säge führe und steuere. Extrem wichtig ist, das mediale Kollateralband beim Schneiden durch einen Metallretraktor zu schützen, der zwischen dem Ligament und dem medialen Rand der proximalen Tibia platziert wird (s. Abb. 15-6).

Um das hintere Kreuzband (HKB) während der Tibiaresektion zu schützen, stehen mehrere Möglichkeiten zur Verfügung. Zum einen kann vor dem HKB mit einer oszillierenden Säge ein kleiner Schlitz gesetzt werden, in den dann ein 1 cm breites Osteotom eingebracht wird, um die dorsalen Weichteile bei einem eventuellen Abrutschen der oszillierenden Säge zu schützen. Zweitens kann man vor dem Kreuzband eine keilförmige Insel

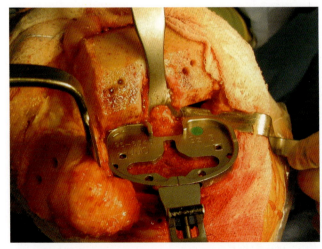

Abb. 4-34 Auf die dorsale Neigung sollte verzichtet werden, wenn das Tibiaplateau infolge einer verheilten Osteotomie oder Fraktur eine pathologische Aufwärtsneigung aufweist.

Abb. 4-35 Ausgezeichnete Übersicht zur Bestimmung der Größe der Tibiakomponente bei kreuzbanderhaltender und -substituierender Technik.

aus der Eminentia intercondylaris belassen, die mit einer oszillierenden oder Stichsäge modelliert wird. Ich bevorzuge die letztere Methode und benutze dazu ein breites Sägeblatt, wobei ich den Tibiaschnitt zunächst bis zur mittleren Koronarebene führe und dann den so erhaltenen Eminentia-Keil mit dem Sägeblatt konturiere. Anschließend wechsele ich auf ein schmales Sägeblatt und komplettiere damit die medialen und lateralen Schnitte. Die Eminentia-Insel kann mit der oszillierenden Säge *in situ* von Weichteilgewebe befreit und knapp vor dem hinteren Kreuzband abgeschnitten werden; so kann sie als knöcherner Stopfen dienen, mit dem das in das Femur gebohrte Loch für die Aufnahme des intramedullären femoralen Ausrichtstabes wieder geschlossen werden kann. Die tibiale Gelenkfläche wird am besten dargestellt, wenn man medial einen Z-förmigen Retraktor, lateral einen gebogenen Hohmann-Hebel und posterior einen Retraktor mit Zinken platziert, der den tibialen Ansatz des hinteren Kreuzbandes spreizt (▶ Abb. 4-35).

Größenbestimmung der Tibiakomponente

Nach Abschluss der Tibiaresektion kann die Größe der Tibiakomponente bestimmt werden. Bei den meisten Prothesensystemen ist eine unabhängige Größenbestimmung der Femur- und der Tibiakomponente möglich, sodass eine größere Komponente auf der einen mit einer kleineren Komponente auf der anderen Seite bzw. umgekehrt kompatibel ist. Abweichungen um zwei Größen habe ich nur sehr selten erlebt. Denkbar ist eine solche Situation, wenn ein Knochen von Morbus Paget befallen ist oder seine Größe durch die Eigenheiten einer verheilten Fraktur beeinflusst ist. Ziel der Größenbestimmung der Tibiakomponente ist es, den Knochen durch die Prothese optimal abzudecken und gleichzeitig einen signifikanten Überstand des Metallplateaus zu vermeiden. Jeglicher Überstand ventral der mittleren Koronarebene der Tibia kann Symptome verursachen und zu einer schmerzhaften Weichteilentzündung führen (▶ Abb. 4-36). Ein posteriorer Überstand kommt auf der Außenseite häufiger vor, da diese Dimension im Allgemeinen kürzer ist als die A/P-Dimension auf der Innenseite. Ein leichter posteriorer Überstand (um einige Millimeter) scheint von den Patienten gut toleriert zu werden und wird nur selten symptomatisch. Ein Überstand von mehr als nur ein paar Millimetern könnte zur Einklemmung der Popliteussehne führen (s. Kap. 15).

Wenn ich mich zwischen zwei Tibiagrößen entscheiden muss, wähle ich die kleinere Größe, um der Gefahr eines symptomatischen Überstands vorzubeugen. In Gegenwart einer schweren Varusdeformität, die ein Release der medialen Weichteilstrukturen erforderlich macht, wähle ich absichtlich ein kleineres Metallplateau und versetze es nach lateral. Der nicht überdeckte mediale Knochen wird markiert und reseziert; ein mediales Release erfolgt durch Verkürzung des Abstands zwischen Ursprung und Ansatz des medialen Kollateralbandes (s. Kap. 5).

Festlegung der Rotationsausrichtung der Tibiakomponente

In der Literatur sind mindestens vier Möglichkeiten beschrieben worden, wie die Rotation der Tibiakomponente achsgerecht ausgerichtet werden kann. Eine ältere, nicht mehr gebräuchliche Methode verwendete dazu ein Probeplateau, das an der dorsalen Kortikalis des medialen und lateralen Tibiaplateaus festgehakt wurde.

Bei der zweiten Methode wird eine asymmetrische Plattform benutzt, welche die resezierte tibiale Gelenkfläche nachahmt und anatomisch fixiert wird. Auch wenn sich mit dieser Methode die maximale Abdeckung der Tibia erreichen lässt, treten zwei Probleme auf. Zum einen ignoriert diese Methode den Zusammenhang zwischen der tibialen und der femoralen Rotation bei gestrecktem Knie und bei maximaler Belastung des Gelenks beim Gehen. Das zweite Problem hängt mit dem ersten zusammen: Wenn der Operateur die Rotation der tibialen Plattform ändern möchte, um eine bessere Kongruenz mit dem Femur zu erzielen, wird durch die Drehung des asymmetrischen Plateaus ein etwaiger anteriorer oder posteriorer Überstand noch betont.

Drittens besteht die Möglichkeit, die Tibiarotation an der Tuberositas tibiae auszurichten. Der am häufigsten verwendete Orientierungspunkt ist der Übergang zwischen dem medialen und dem zentralen Drittel der Tuberositas. Wie die anderen ignoriert auch diese Methode das Bemühen, bei jedem einzelnen Knie in Extension und unter Belastung eine Kongruenz zwischen der femoralen und der tibialen Gelenkfläche herzustellen. Die ersten drei Methoden führen nur zum Erfolg, wenn ein Gelenk mit einer rotierenden Plattform verwendet wird, durch die sich das Polyethylen-Inlay über den gesamten Bewegungsbogen hinweg dem Femur automatisch anpassen kann (s. Kap. 3).

Bei Komponenten mit fixierten Gleitlagern sollte meiner Ansicht nach eine vierte Methode angewendet werden. Dabei wird zuerst die femorale Rotation achsgerecht festgelegt und dann bei gestrecktem Knie die Tibiarotation mit der des Femurs korreliert (▶ Abb. 4-37). Die einzelnen Prothesensysteme unterscheiden sich in dem Grad, bis zu dem sie die mangelnde Übereinstim-

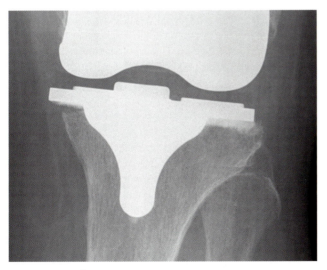

Abb. 4-36 Ein Überstand des Metallplateaus ventral der mittleren Koronarebene der Tibia ist möglichst zu vermeiden.

4 Operationstechnik bei primärer Kniegelenkarthroplastik

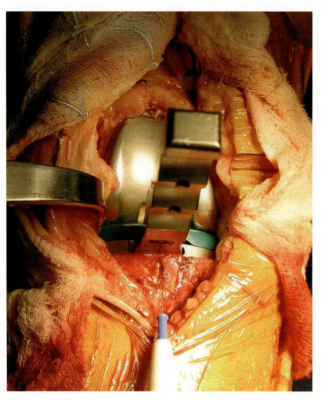

Abb. 4-37 Bei Prothesen mit fixiertem Gleitlager sollte die Rotation der Tibiakomponente bei vollständig gestrecktem Knie an die Rotation der Femurkomponente angepasst werden.

mung in der Rotation der beiden Komponenten tolerieren und bei dem noch keine signifikanten Torsionskräfte auf das Gelenk erzeugt werden, die ansonsten auf die Grenzfläche zwischen Inlay und Metallbasis und von dort möglicherweise auf die Prothesen-Zement- oder die Knochen-Zement-Grenze übertragen würden. Gelenke mit hoher Kongruenz auf der Oberseite zeigen die geringste Toleranz und sind am ehesten für die Entstehung von rückseitigen Abrieberscheinungen verantwortlich (s. Kap. 3).

4.13 Einstellung der Bandspannung

Unter der Weichteilbalancierung sind sowohl die gleichmäßige mediale und laterale Kapsel-Band-Spannung in Beugung und Streckung als auch die optimale Zentrierung der Kniescheibe in ihrem Gleitlager zu verstehen. Die vorläufige (und oftmals endgültige) Einstellung der Weichteilspannung (Balancierung) erfolgt während der initialen Exposition vor der abschließenden Zurichtung von Femur und Tibia (s. Kap. 5, 6 und 9). Die Varus-/Valgusstabilität in Flexion wird über die Rotationsausrichtung der Femurkomponente erreicht. Die Feinabstimmung aller Aspekte des ligamentären Balancings erfolgt nach dem Einsetzen der Probekomponenten.

4.14 Funktionsprobe mit Probeimplantaten

Bei der HKB-erhaltenden Technik muss die tibiale Probekomponente immer als Erstes eingesetzt werden. Wenn es dem Operateur gelingt, die Femurkomponente vor dem Tibiaimplantat einzusetzen, ist der Beugespalt meiner Meinung nach wahrscheinlich zu weit, es sei denn, bei der Probeprothese handelt es sich um ein Gelenk mit flachem Profil ohne Kongruenz in der Sagittalebene (s. Kap. 2). Bei der kreuzbandersetzenden Technik dagegen kann die Femurkomponente als Erstes eingebracht werden, und häufig wird genau dieses Vorgehen auch empfohlen.

Für die Funktionsprobe mit Probeimplantaten wird zunächst das für das verwendete Prothesensystem dünnste verfügbare tibiale Probeinlay ausgewählt, wenn nicht von vornherein erkennbar ist, dass für einen ausgeglichenen Beuge- und Streckspalt ein dickeres Inlay benötigt wird.

Als Erstes wird die Flexionsstabilität mit Hilfe des POLO-Tests (s. Kap. 2) beurteilt. Mit dem Knie in 90°-Beugestellung versucht der Operateur, das Probe-Inlay unter der Femurkomponente herauszuziehen. Im Wesentlichen handelt es sich dabei um einen Distraktionstest in Flexion, der von der Höhe der dorsalen Lippe des Probe-Inlays im Verhältnis zum tiefsten Punkt seiner sagittalen Krümmung abhängt. Dieser Unterschied gibt an, um wie viel der Beugespalt geweitet werden muss, damit sich das Probe-Inlay unter der Femurkomponente herausziehen lässt. Im Allgemeinen verwende ich ein Probe-Inlay, dessen dorsale Lippe ca. 3 mm hoch ist, sodass ich dann einen 3-mm-Distraktionstest durchführen kann. Die logische Erweiterung dieses Tests ist, dass das Probe-Inlay bei einem Knie in 90°-Beugestellung nicht unter die Femurkomponente geschoben werden kann.

Ist das Herausziehen nicht möglich, ist der Beugespalt nicht zu weit und muss daraufhin geprüft werden, ob er vielleicht zu eng ist. Dazu untersucht man, ob sich das Tibiaplateau (bzw. die Metallplattform) von der ventralen tibialen Kortikalis abhebt, wenn das Knie zwischen 80 und 100° gebeugt wird.

Ein solches Lift-off ist die Folge eines kontrakten hinteren Kreuzbandes, wodurch das Femur nach dorsal gezogen wird, sodass es auf der posterioren Lippe der Tibiakomponente einklemmt. Dadurch wird die Plattform im hinteren Teil nach unten gedrückt und hebt an der Vorderseite entsprechend ab. Bei einer Tibiakomponente mit flachem Profil in der Sagittalebene kann es zu einer übermäßigen Rückrollbewegung des Femurs ohne Lift-off kommen. Das Ausmaß des femoralen Zurückrollens lässt sich am besten bei reponierter Patella beobachten. Das liegt daran, dass die Tibia durch die Eversion von Patella und Quadrizepsapparat in Flexion künstlich außenrotiert wird, was medialseitig ein exzessives Zurückgleiten der Femurkomponente begünstigt. Bei Verwendung eines gebogenen *(curved)* Inlays kann der Lift-off-Test dadurch fälschlich auch positiv ausfallen. Ein positives Lift-off-Testergebnis sollte deshalb immer bei reponierter Patella bestätigt werden. Ferner kann das hintere Kreuzband inspiziert und auf seine Spannung palpiert werden. Eine weitere häufige Beobachtung bei einem kontrakten HKB ist die Bewegung der femoralen Testkomponente nach anterior oder distal bei einer Flexion > 90°. Der Grund dafür ist, dass die Bandspannung das Zurückgleiten erzwingt und eine nicht passgenaue Testkomponente dies durch Bewegung nach vorn oder distal kompensiert, um in der Sagittalebene weiterhin mit dem Probe-Inlay artikulieren zu können.

Bei der Beurteilung des Beugespalts in einer HKB-ersetzenden Knieendoprothese halte ich mich an den Pull-out-Test, um eine übermäßige Entspannung der Bänder und die totale Abhängigkeit von der mechanischen Prothesenkopplung zu vermeiden.

Einstellung des Beuge- und Streckspalts

Nach Einsetzen der Probekomponenten werden Beuge- und Streckspalt beurteilt, wobei mit einem Tibia-Inlay der kleinsten Kompositdicke begonnen wird. Sowohl der Beuge- als auch der Streckspalt können zu weit oder zu eng sein; sie können aber auch die richtige Spannung aufweisen. Die Höhe der distalen Femurresektion beeinflusst den Streckspalt, die Resektion an den dorsalen Kondylen den Beugespalt. Der Knochenabtrag an der Tibia wirkt sich sowohl auf den Beuge- als auch auf den Streckspalt aus.

Sind Beuge - und Streckspalt beide zu weit, ist ein dickeres Tibia-Inlay erforderlich. Sind beide zu eng, muss an der Tibia nachreseziert werden. Zuerst wird der Beugespalt richtig eingestellt, und erst danach wird ein zu enger oder zu weiter Streckspalt korrigiert.

Ist der Streckspalt enger als der Beugespalt, dann kann dieses Missverhältnis relativ leicht ausgeglichen werden, und zwar durch zusätzliche Resektion am distalen Femur (s. Kap. 9). Schwieriger ist der Ausgleich, wenn der Beugespalt enger ist als der Streckspalt und das hintere Kreuzband erhalten bleiben soll. Es gibt vier Möglichkeiten, einen zu engen Beugespalt zu korrigieren. Die erste besteht in der Erhöhung des dorsalen Neigungswinkels beim Tibiaschnitt, wobei 10° aber nicht überschritten werden sollten. Die zweite ist das Release des hinteren Kreuzbandes. Dabei bevorzuge ich die Ablösung des Bandes von seinem femoralen Ansatz (s. Kap. 2). Als drittes kann eine kleinere Femurkomponente mit einer schmaleren A/P-Dimension gewählt werden, solange ein Einkerben der ventralen Femurkortikalis durch das Femurschild vermieden wird. Beim Wechsel auf ein kleineres Femurimplantat muss der Knochenabtrag an der Rückseite der Femurkondylen erhöht werden; dadurch vergrößert man den Beugespalt, ohne den Streckspalt zu beeinflussen. Bei der vierten Methode wird der Beugespalt durch eine adäquate Tibiaresektion und eine entsprechend dicke Tibiakomponente stabilisiert und der zu weite Streckspalt dadurch ausgeglichen, dass man die Femurkomponente mit Abstand zu den Schnittflächen auf einem Niveau einzementiert, bei dem Extensionsstabilität gewährleistet ist. Um dieses Ziel zu erreichen, können mehrere Tricks helfen. Zum einen können distale femorale Metallaugmentate verwendet werden, wenn solche für die ausgewählte Prothese verfügbar sind (s. Kap. 12). Eine zweite Möglichkeit ist, die Verankerungslöcher für die Zapfen der Femurkomponente (so vorhanden) nicht so tief zu setzen (underdrilling)

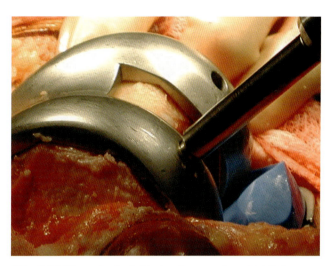

Abb. 4-38 Wenn das Loch für den Femurzapfen nicht tief genug gebohrt wird, kann die richtige Komponente mit Abstand zur Schnittfläche zementiert werden.

(▶ Abb. 4-38). Dadurch setzen die Zapfen auf dem Boden des Bohrlochs auf und verhindern, dass sich die Femurkomponente vollständig setzen kann. Ob sich diese Methode im jeweiligen Fall eignet, kann man herausfinden, wenn man die endgültige Femurkomponente handhabt, als wäre sie eine Probekomponente. Diese Methode des *underdrilling* eignet sich auch, um eine Femurkomponente asymmetrisch zu zementieren und ihre Varus-/Valgusausrichtung bei Bedarf anzupassen. Es darf nicht vergessen werden, dass, wenn die Femurkomponente mit Abstand zu den distalen Schnittflächen zementiert wird, ein Teil der Rückseite der Kondylen unbedeckt bleibt, und zwar um den Abstand zwischen Prothesenkomponente und Schnittfläche. Wenn dies der Fall ist, sollte diese Region noch einmal nachbearbeitet werden, um eventuell nicht überdeckte Knochenanteile an der Kondylenrückseite zu entfernen und einem potenziellen Impingement an der dorsalen Lippe der Tibiakomponente entgegenzuwirken.

4.15 Beurteilung der Patellaführung

Während der Funktionsprobe wird auch die Patellaführung beurteilt (s. Kap. 7). Zu diesem Zweck wende ich den sog. „Rule of no thumb"-Test an.[8] Bei diesem Manöver wird die Patella in der Trochlea femoris reponiert und das Knie in Beugestellung gebracht, ohne dass der Operateur die Kniescheibe mit seinem Daumen („Daumen-Regel") stabilisiert bzw. ohne dass die Gelenkkapsel durch Klammern oder Nähte verschlossen ist. Wenn die Patella bei gebeugtem Knie regelrecht gleitet und ein guter Kontakt zwischen der medialen Facette der Patellaprothese und dem medialen Anteil der femoralen Führungsrinne besteht, kann auf die Ablösung der lateralen Bandstrukturen (laterales Release) verzichtet werden. Kommt es jedoch zu einer vollständigen oder partiellen Luxation oder seitlichen Verkippung der Patella, besteht möglicherweise die Indikation für ein laterales Release. Es ist sinnvoll, den „No thumb"-Test mit gelöster Blutsperre zu wiederholen, um sicherzustellen, dass nicht etwa eine Bewegungseinschränkung des Quadrizeps für einen positiven Test verantwortlich ist. Ich würde den Test auch wiederholen, nachdem die Kapsel in Höhe des oberen Patellapols mit einer Einzelnaht verschlossen wurde. Ist die Patellaführung jetzt stabil und die Naht nicht übermäßig gespannt, ist ein laterales Release nicht notwendig. Die Technik, die ich bei der Korrektur der Patellaführung für ein laterales Release bevorzuge, wird in Kapitel 7 beschrieben.

4.16 Abschließende Vorbereitungen vor dem Zementieren der Komponenten

Nun werden die abschließenden Vorbereitungen für das Einbringen der endgültigen Prothesenkomponenten getroffen und die Löcher für die Zapfen der Femurkomponente fertig gestellt.

Diesen Schritt schiebe ich bis zum Ende auf für den Fall, dass am Femur eine Nachresektion oder Modifikation vorgenommen werden muss. Denn in dem von mir verwendeten System sind die Dorne, die die Sägelehren halten, kleiner als die Zapfen der Prothesenkomponenten, sodass ein erneutes Aufsetzen der Resektionslehren dann nicht mehr sicher und präzise genug wäre.

Sämtliche Knochenlager werden nun mittels pulsierender Druckspülung (Jet-Lavage) gereinigt. Eine Ausnahme stellt nur die zementfreie Verankerung auf der Femurseite dar. Liegt im Bereich der medialen Tibia sklerotischer Knochen vor (wie häufig beim präoperativen Varusknie), setze ich mit einer Stanze oder einem Bohrer zur besseren Penetration des Zements viele kleine Löcher in den sklerosierten Knochen. Zurzeit habe ich allerdings noch keinen Beweis dafür, dass sich Knochen-Zement-Verbund und Haltbarkeit dadurch verbessern.

4.17 Zementierung der Prothesenkomponenten

Als Erstes wird die Tibiakomponente zementiert. Dazu wird der Zement für den Stiel oder Kiel der Prothese in die Metaphyse ein- und dann auf das Tibiaplateau aufgebracht. Anschließend wird die Komponente in der vorgesehenen Position eingeschlagen. Austretender Zement wird entfernt. Bei einer modularen Knieendoprothese wird das Tibia-Inlay jetzt noch nicht eingesetzt.

Dann wird die Femurkomponente zementiert. Der Zement wird auf alle Innenflächen der Femurkomponente aufgebracht; auf den hinteren kondylären Teil wird allerdings nur ein dünner Film aufgetragen und angedrückt. Dies soll verhindern, dass Zement an der schlecht zugänglichen Rückseite des Kniegelenks austritt. Auch in die Aussparungen an der Rückseite der Kondylenfläche des Femurschildes und auf seine Schrägflächen wird Zement aufgetragen. Bei dieser Technik schiebt sich der überschüssige Zement nach vorne und kann entfernt werden. Nach vorläufiger Positionierung der Femurkomponente wird das modulare Probe-Inlay auf die tibiale Plattform gesetzt und die Femurkomponente endgültig eingeschlagen. Zuletzt wird das Knie in volle Streckstellung gebracht, um während der Polymerisation Druck auf die Knochen-Zement-Fläche auszuüben. Bei einem präoperativen Varusknie übe ich bei voller Extension, während der Zement aushärtet, vorzugsweise leichten Valgusstress aus. Dadurch soll unbeabsichtigter Varusstress vermieden werden, der lateral zum Abheben der Prothese führen und möglicherweise unerwünschte Wirkungen auf die laterale Knochen-Zement- bzw. Prothesen-Zement-Grenzfläche ausüben könnte.

Bei maximaler Streckung des Knies tritt der Zement bevorzugt unter dem Femur und manchmal auch anterior im Bereich der Tibiaplattform aus. Zunächst strecke ich das Knie und bringe es dann in 30–45° Beugung, um mir einen Zugang zu schaffen und den ausgetretenen Zement zu entfernen. Anschließend wird das Knie zum letzten Mal in Streckung gebracht, um die Knochen-Zement-Grenzzone unter Druck zu setzen. Ventral lasse ich etwas ausgetretenen Zement stehen, um feststellen zu können, wann die Polymerisation abgeschlossen ist.

Nach vollständiger Aushärtung des Zements wird das Knie gebeugt, die Blutsperre gelöst und eine zweite Dosis des Antibiotikums verabreicht. Dadurch wird im postoperativen Gelenkhämatom eine maximale Antibiotikakonzentration gewährleistet. Blutungen werden mit einem Elektrokauter gestillt. Die am häufigsten betroffenen Gefäße sind die A. genus superior medialis an der Kapselinzision genau über der Patella und die A. genus inferior medialis in Höhe des Fettkörpers.

Dann wird das Probe-Inlay entfernt. Die gesamte Peripherie sowohl der Femur- als auch der Tibiakomponente wird auf weiteren überschüssigen Zement hin überprüft. Das Femur wird mit einem Knochenhebel angehoben, sodass die Kondylenrückseiten auf eventuell ausgetretenen Zement inspiziert und palpiert werden können. Zum Schluss wird das endgültige Tibia-Inlay eingesetzt.

Vor dem Wundverschluss fahre ich mit einem geeigneten Instrument (z. B. einer Hypophysenzange) an den medialen und lateralen Vertiefungen in Höhe der Gelenklinie sowie innen und außen in der interkondylären Notch entlang. So vergewissere ich mich, dass keine Osteophyten zurückbleiben, die auf dem Polyethylen-Inlay einklemmen könnten.

4.18 Wunddrainage und Wundverschluss

Ich ziehe es vor, das Knie nach einer Arthroplastik zu drainieren. Dazu lege ich lateral zwei kleine Redondrainagen ein und leite sie über gesonderte Stichinzisionen aus. Etwa 5 cm der Drainageleitung verbleiben im Kniegelenk. Am Morgen nach der Operation werden die Drainagen immer gezogen. Meiner Meinung nach besteht ihre wichtigste Funktion darin, die Wunde in der – grob gerechnet – ersten Stunde nach dem Lösen der Blutsperre und dem Verschluss des Operationssitus zu entlasten. Wird nach dieser Zeit eine erhöhte Sekretmenge produziert, ziehe ich das Abklemmen oder sogar das Entfernen der Drainagen in Erwägung (s. Kap. 15).

Der Fettkörper wird gesondert mit mehreren resorbierbaren Nähten der Stärke 2-0 verschlossen. Den Verschluss der Gelenkkapsel führe ich in Einzelknopftechnik mit monofilem resorbierbarem Nahtmaterial der Stärke 1 aus. Die Durchführung des Verschlusses bei gebeugtem Knie halte ich nicht für erforderlich. Die Naht beginnt am oberen Pol der Patella; bei der Adaptation der Wundränder helfen jetzt die zu Beginn der Arthrotomie angebrachten medialen und lateralen Markierungen. Der Wundverschluss erfolgt stets anatomisch, außer bei Patienten mit präoperativ bestehender schwerer Beugekontraktur. In diesen Fällen wird die mediale Kapsel nach distal in Richtung laterale Kapsel verlagert, um den Quadrizepsmechanismus zu straffen und das postoperative Streckdefizit zu minimieren (s. Abb. 8-5 und Kap. 8 und 9). Das Subkutangewebe wird schichtweise mit resorbierbarem Nahtmaterial verschlossen (obere Schichten Stärke 2-0; untere Schichten und oberflächlichere Gewebe Stärke 3-0). Den Verschluss der Haut führe ich in Einzelknopftechnik mit Nylonfäden der Stärke 3-0 aus. Die Nähte werden von innen nach außen geknotet; der Verschluss erfolgt mit einer vertikalen Matratzennaht, die auf der lateralen Seite die Subkutis erfasst. Die Einzelknopftechnik verhindert das Auftreten abnormer Spannung, die in maximaler Knieflexion aufträte, wenn die subepidermalen Hautschichten mit einer fortlaufenden Naht verschlossen würden. Ferner gestattet diese Methode die Behandlung leichterer Wundheilungsstörungen, bei der zur Durchführung eines Débridements und einer Lavage ein oder zwei Nähte entfernt werden müssen.

Nach dem Verschließen der Gelenkkapsel wird das Knie gegen die Schwerkraft in Beugung gebracht, um die Beweglichkeit des Quadrizepsapparates und die maximal erreichbare Flexion des Patienten zu messen[9] (▶ Abb. 4-39; s. Kap. 8). Die Wunde wird mit nicht klebender Gaze, sterilen Kompressen und einer vom Fuß bis zum Oberschenkel reichenden elastischen Bandage verbunden.

Wenn beim Anlegen des Verbandes an den Hauträndern Sickerblutungen zu beobachten sind, so habe ich die Erfahrung gemacht, dass die 5-minütige Anwendung von Druck auf die Inzision die Blutung unweigerlich zum Stillstand bringt und den Operateur von der Sorge um etwaige Nachblutungen befreit.

Unmittelbar nach dem Eingriff wird das Knie in einer motorisierten Bewegungsschiene (CPM-Schiene) gelagert, die auf 90° Flexion eingestellt wird, wenn dieser Wert mit verschlossener Gelenkkapsel erreicht wurde. Gibt die Operationswunde Anlass zur Sorge, wird für die ersten ein oder zwei Tage eine Immobilisationsschiene angelegt, bis sich diese Bedenken zerstreut haben (s. Kap. 15).

4.19 Perioperatives Management

Antikoagulation

Das ideale Antikoagulationsschema nach Implantation einer Knietotalendoprothese ist nach wie vor strittig. Seit drei Jahrzehnten wende ich nun die Warfarin-Prophylaxe mit späterer Umstellung auf Aspirin an. Für meine Patienten liegen mir keine Daten über die tatsächliche Inzidenz tiefer Venenthrombosen (TVT) und nichttödlicher Lungenembolien vor. Lungenembolien mit tödlichem Ausgang sind im Laufe der letzten 3000 TKA extrem selten geworden; mir ist jedenfalls kein Fall bekannt. Die schwerwiegendste Komplikation, die ich unter Warfarin erlebt habe, war ein Fall von „Warfarin-Nekrose" mit Befall der Mamma, die uns zu einer Notfall-Mastektomie zwang.

Bei bestehender Kontraindikation gegen Warfarin gebe ich niedermolekulares Heparin und muss die hohe Inzidenz postoperativer Blutungen in Kauf nehmen.

Zum ersten Mal erhält der Patient das Warfarin am Abend vor der Operation. Je nach Alter, Gewicht und Gesundheitszustand des Patienten schwankt die Anfangsdosis zwischen 5 und 10 mg. Die nächste Dosis von 3–5 mg wird am Abend des Operationstages verabreicht; anschließend wird die Dosis auf der Grundlage des INR-Wertes (International Normalized Ratio) täglich angepasst; Ziel ist ein Wert von 1,8–2,2.

Vor ihrer Entlassung werden die Patienten in eine Hoch- und eine Niedrigrisikokategorie eingeteilt. Zu den Hochrisikopatienten zählen solche mit beidseitiger Arthroplastik (s. Kap. 13), früherer TVT, Östrogentherapie, einer kurz zurückliegenden Krebserkrankung sowie anderen bekannten Hochrisikofaktoren. Diese Patienten erhalten 4–6 Wochen lang dosisangepasstes Warfarin und werden dann für mindestens weitere 6 Wochen auf Aspirin, 81 mg/Tag, umgestellt.

Bei Niedrigrisikopatienten, die keinerlei Anzeichen einer TVT aufweisen, wird vor ihrer Entlassung beidseits eine Ultraschalluntersuchung der unteren Extremität durchgeführt. Wenn die Untersuchung keine Hinweise auf einen Thrombus ergibt, werden sie für 6 Wochen auf Aspirin, 81 mg/Tag, umgestellt. Pa-

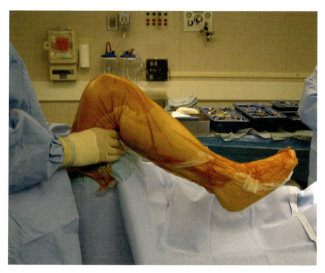

Abb. 4-39 Flexion gegen die Schwerkraft nach dem Verschluss der Gelenkkapsel ist der beste Prädiktor für den postoperativ erreichbaren Bewegungsumfang.

tienten mit Wadenvenenthromben bleiben 6–8 Wochen unter Warfarin; danach wird erneut eine sonographische Untersuchung durchgeführt. Hat sich der Thrombus nicht ausgebreitet, werden sie auf Aspirin umgestellt. Andernfalls wird ein Gefäßchirurg konsultiert. Patienten, bei denen bei der ersten Ultraschalluntersuchung ein Oberschenkelthrombus nachgewiesen wurde, erhalten Heparin, und auch hier wird ein Gefäßchirurg hinzugezogen.

Andere perioperative Maßnahmen, denen eine Senkung der TVT-Inzidenz zugeschrieben wird, sind graduierte Kompressionsstrümpfe, CPM-Schiene, aktive Sprunggelenkübungen und Frühmobilisation innerhalb von 24 h nach der Operation.

Rehabilitationsprotokoll

Ständig werden neue und beschleunigte Rehabilitationsprotokolle entwickelt. Nach der Operation wird das Knie im Aufwachraum, wenn der Patient dies toleriert, in einer CPM-Schiene in 90° Flexion gelagert. Das Gerät wird täglich insgesamt 6–8 h angewendet. Häufig wird eine Immobilisationsschiene angelegt, um das Knie nachts gestreckt zu halten und um den Transport und die Frühmobilisation am Operationstag zu erleichtern. Je nach sozialen Verhältnissen können die Patienten am dritten postoperativen Tag nach Hause oder in eine Rehabilitations- oder entsprechende Pflegeeeinrichtung entlassen werden.

Bei der Bewältigung größerer Gehstrecken wird das Kniegelenk 4 Wochen lang durch Unterarmgehstützen oder einen Gehwagen vor Belastung geschützt; zu Hause gestatte ich dem Patienten je nach Beschwerdeausmaß die volle Belastung unter Zuhilfenahme eines Handstocks, von Unterarmgehstützen, Wand, Waschbecken, Theke oder Möbelstücken. Über mehrere Wochen hinweg wird der Patient zweimal wöchentlich zu Hause von einem Physiotherapeuten betreut.

Nach Ersatz des linken Kniegelenks kann der Patient wieder Auto fahren, wenn er sich dazu imstande fühlt und die Narkotika abgesetzt hat *[Anm. d. Red.: gilt nur für PKWs mit Automatikgetriebe]*. Wurde das rechte Kniegelenk ersetzt, sollte der Patient erst 4 Wochen nach dem Eingriff wieder Auto fahren.

Nach 4 Wochen sind keine Stützen mehr nötig, außer beim Zurücklegen größerer Entfernungen; hierbei kann der Patient nach eigenem Ermessen einen Handstock benutzen.

Nachuntersuchungen

Die erste Nachuntersuchung findet ca. 4 Wochen nach der Operation statt. Die Fäden werden 10 Tage nach dem Eingriff vom ambulanten Pflegedienst oder in der Rehabilitationseinrichtung entfernt.

Abgesehen von der Wunde werden Bewegungsumfang und Gehfähigkeit untersucht. Postoperative Röntgenaufnahmen (u. a. Stand-, a. p., Seit- und Tangentialaufnahme) werden erstellt und mit dem Patienten und seinen Angehörigen an einem dem Implantat des Patienten ähnlichen Modell besprochen. Erörtert werden auch die weiteren Erwartungen des Patienten; außerdem wird ihm schriftliches Informationsmaterial über eine Antibiotikaprophylaxe ausgehändigt.

Ich bitte meine Patienten, mir nach 3 Monaten einen schriftlichen Bericht über ihre Fortschritte zu schicken und nach 1 Jahr meine Praxis zur Untersuchung und Anfertigung einer Röntgenaufnahme aufzusuchen. Vorausgesetzt, dass in der Zwischenzeit keine Beschwerden auftreten, finden weitere Untersuchungen 2, 5, 7, 10, 12 und 15 Jahre nach dem Eingriff statt.

Literatur

1. Masini MA, Madsen-Cummings N, Scott RD: Ipsilateral total knee arthroplasty after arthrodesis of the hip. J Orthop Tech 1995; 3: 1–5.
2. Olcott CW, Scott RD: The Ranawat Award: femoral component rotation during total knee arthroplasty. Clin Orthop 1999; 367: 39–42.
3. Barnes CL, Scott RD: Popliteus tendon dysfunction following total knee arthroplasty. J Arthroplasty l995; 10: 543–545.
4. King TV, Scott RD: Femoral component loosening in total knee arthroplasty. Clin Orthop 1985; 194: 285–290.
5. Ewald FC: The Knee Society total knee arthroplasty roentgenographic evaluation and scoring system. Clin Orthop 1989; 248: 9–12.
6. Chmell MJ, McManus J, Scott RD: Thickness of the patella in men and women with osteoarthritis. Knee 1996; 2 (4): 239–241.
7. Rispler DT, Kolettis GT, Scott RD: Tibial resection in total knee arthroplasty using external alignment instrumentation based on the true center of the ankle. J Orthop Tech l994; 2 (2): 63–67.
8. Scott RD: Prosthetic replacement of the patellofemoral joint. Orthop Clin North Am 1979; 10: 129–137.
9. Lee DC, Kim DH, Scott RD, Suthers K: Intraoperative flexion against gravity as an indication of ultimate range of motion in individual cases after total knee arthroplasty. J Arthroplasty 1998; 13: 500–503.

5
Totaler Kniegelenkersatz bei schwerer Varusdeformität

5.1 Der typische Patient

Die ausgeprägte Varusfehlstellung des Kniegelenks (Genu varum) zeigt anscheinend keine Bevorzugung für das männliche oder weibliche Geschlecht. Üblicherweise berichten die Patienten über eine gewisse, bereits in der Kindheit beobachtete Varisierung der Knie. Verschiedentlich wird auch eine mediale Meniskektomie in der Vorgeschichte angegeben. Die Deformität schreitet allmählich fort, und der Patient kann nach dem 50. Lebensjahr jederzeit eine schwere Fehlstellung entwickeln. Nicht ungewöhnlich ist auch eine Subluxation der lateralen Tibia. Ursache der Varusdeformität ist häufig die tibiale Gelenkseite, im Gegensatz zum Valgusknie, bei dem die femorale Seite des Gelenks häufig ursächlich ist (▶ Abb. 5-1).

5.2 Darstellung des Gelenks

Das Gelenk wird über eine mediane parapatellare Standardarthrotomie eröffnet. Die weitere Darstellung erfolgt routinemäßige durch Exzision des Vorderhorns des Innenmeniskus. Dadurch gelingt der Zugang zur Ebene zwischen dem proximalen Tibiaplateau und dem tiefen medialen Kollateralband. In dieser Ebene wird ein 10 mm breites gebogenes Osteotom posterior bis

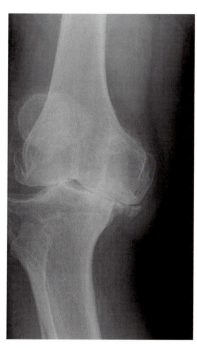

Abb. 5-1 Eine Varusdeformität ist gewöhnlich auf einen Defekt des medialen Tibiaplateaus zurückzuführen, und häufig liegt auch eine Subluxation der lateralen Tibia vor.

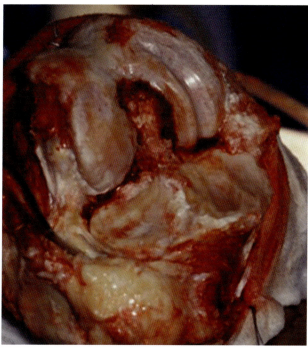

Abb. 5-2 Vor der initialen Tibiaresektion wird die Tibia vor das Femur luxiert.

in Höhe der Bursa semimembranosa geführt, was eine erste Mobilisierung des Bandes bewirkt. Falls vorhanden, wird das vordere Kreuzband (VKB) reseziert. Jetzt wird die Tibia in Außenrotation gebracht und vor das Femur luxiert (▶ Abb. 5-2). Die peripheren Osteophyten an Femur und Tibia werden abgetragen, um die darüberliegenden medialen Weichteilstrukturen weiter zu lösen (▶ Abb. 5-3).

5.3 Balancierung der mediolateralen Weichteilstrukturen

Anders als beim Valgusknie besteht beim Varusknie ein Zusammenhang zwischen der ligamentären Balance in Flexion und der in Extension. Das Valgusknie kann vor der Mobilisierung der ligamentären Strukturen durch die richtige Rotationsausrichtung der Femurkomponente in Beugung eingestellt werden (s. Kap. 6), das Varusknie sollte dagegen zunächst in Streckstellung balanciert werden, bevor die Einstellung in Flexion über die korrekte Rotation des Femurimplantats erfolgt.

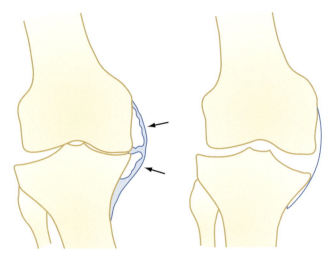

Abb. 5-3 Ein indirektes Release des Innenbandes gelingt durch die Abtragung der peripheren medialen Osteophyten an Femur und Tibia, die sich unter dem medialen Seitenband gebildet haben und dieses gespannt halten können.

Mediales Release in Extension

Wie oben erwähnt, führen bereits die routinemäßige Darstellung des Kniegelenks und die Entfernung der femoralen und tibialen Osteophyten zu einer ersten Lösung der medialen Weichteilstrukturen. Bei vielen Varusknien reicht dies aus, um bei gestrecktem Knie die Spannung der mediolateralen Bandstrukturen einzustellen. Bei ausgeprägten Varusknien ist allerdings ein zusätzliches Release erforderlich, das sich meiner Meinung nach am sichersten und erfolgreichsten mit der sog. „Shift and resect"-Technik erreichen lässt.[1]

„Shift and resect"-Technik

Nach Verlagerung der Tibia vor das Femur wird zunächst eine sparsame Tibiaresektion durchgeführt. Die Resektionshöhe richtet sich dabei nach der intakten lateralen Seite. Lateral werden, einschließlich etwaigen Restknorpels, ca. 10 mm reseziert (▶ Abb. 5-4).

Der Resektionswinkel verläuft senkrecht zur Tibialängsachse und weist eine dorsale Tibiaplateauneigung *(posterior slope)* von 3–5° auf (zu den Ausnahmen hinsichtlich der Größe des dorsalen Neigungswinkels s. Kap. 4). Als Nächstes wird die Tibia vermessen, um die Größe der tibialen Plattform festzulegen. Gewählt wird eine um eine Nummer kleinere Prothese, die dann nach lateral an den Rand der lateralen Plateauschnittfläche ge-

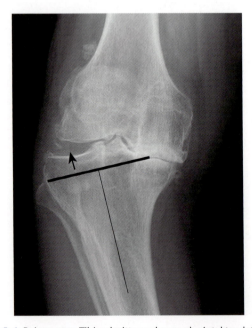

Abb. 5-4 Beim ersten Tibiaschnitt werden an der intakten lateralen Seite einschl. Knorpel 10 mm reseziert.

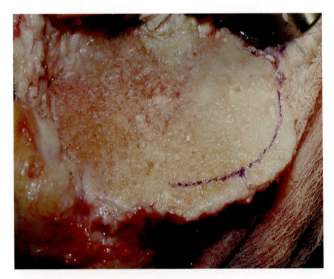

Abb. 5-5 Der nicht überdeckte tibiale Knochen wird markiert und osteotomiert, um das mediale Kollateralband zu mobilisieren.

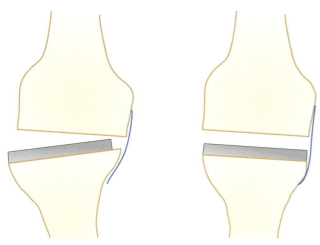

Abb. 5-6 Die „Shift and resect"-Technik. (Aus Dixon MC, Parsch D, Brown RR, Scott RD: The correction of severe varus deformity in total knee arthroplasty by tibial component downsizing and resection of uncapped proximal medial bone. J Arthroplasty 2004; 19: 19–22.)

setzt wird. Die vorläufige tibiale Rotation der Tibiaplattform orientiert sich am medialen Drittel der Tuberositas tibiae. Mit einem Markierstift wird der nicht von der Prothese überdeckte Anteil des medialen Tibiaplateaus gekennzeichnet (▶ Abb. 5-5). Dieser Knochen wird im rechten Winkel zur Tibiaschnittfläche reseziert (▶ Abb. 5-6). Das an diesem Knochen ansetzende mediale Seitenband wurde vorher von seiner knöchernen Ansatzstelle gelöst und sollte während dieses Schnittes sorgfältig geschützt werden. Die Resektion kann mit einer Knochenzange, einer Säge oder einem Meißel durchgeführt werden. Manchmal ist es hilfreich, den geplanten Schnitt mit mehreren kleinen Bohrlöchern, die den sklerotischen medialen Knochen perforieren, zu konturieren.

Konventionelles Release des medialen Kollateralbandes an der Tibia

Nur sehr selten führe ich ein konventionelles Release des distalen medialen Kollateralbandes durch. Bei entsprechender Indikation würde ich eine subperiostale Ablösung von seiner tibialen Ansatzstelle vornehmen und dabei schrittweise nach distal vorgehen, bis eine ausreichende Mobilisation erreicht wäre. Wenn möglich vermeide ich diese Art Release, weil damit die Gefahr eines desaströsen Verlustes des medialen Stützapparates verbunden ist, der sich entweder bei der operativen Mobilisation oder später infolge eines geringfügigen Traumas ereignen könnte.

5.4 Distale Femurresektion

Die distale Femurresektion wird wie üblich geplant. Bei der Planung dieses Schnittes hilft die präoperative Anfertigung einer langen Aufnahme von Hüft- und Kniegelenk im anteroposterioren (a.p.) Strahlengang. Manche ausgeprägten Varusknie gehen mit einem Varuswinkel im Femurschaft oder proximal im Collum-Diaphysen(CD)-Winkel einher. Bei diesen Knien kann es daher nötig werden, den Schnitt am distalen Femur in etwas stärkerem Valgus als üblich auszuführen. Da die Deformität meist tibiaseitig lokalisiert ist, ist für die distale Femurresektion im Allgemeinen ein Standardresektionswinkel von 5–7° indiziert. Der Schnitt sollte auf dem präoperativ erstellten Röntgenbild eingezeichnet werden, sodass abgeschätzt werden kann, wie viel vom medialen im Vergleich zum lateralen Kondylenknochen entfernt werden muss (▶ Abb. 5-7). Trotz der varischen Beinachse muss medialseitig meist mindestens 1 mm mehr als vom lateralen Kondylus reseziert werden. Im Allgemeinen liegt die distale Femurschnittlehre medial auf sklerosiertem Knochen und lateral auf intaktem Knorpel auf (▶ Abb. 5-8). Der Knochenabtrag am distalen Femur wird mit der Stärke des metallenen Femurimplantats korreliert (s. Kap. 4). Bei Vorliegen einer Beugekontraktur > 15° wird der distale Knochenabtrag erhöht (s. Kap. 9).

5.5 Rotation der Femurkomponente

Die richtige Rotation der Femurkomponente beruht auf der Erzeugung eines ausgeglichenen symmetrischen Beugespalts, um die Stabilität des Kniegelenks in Flexion zu maximieren.

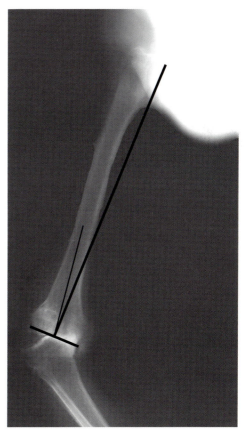

Abb. 5-7 Zeichnung der zur Herstellung einer neutralen Beinachse erforderlichen femoralen Schnittführung.

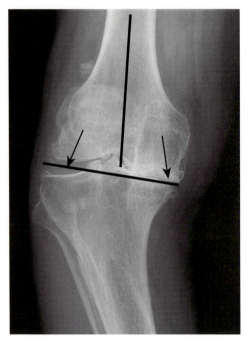

Abb. 5-8 Die distale Femurschnittlehre liegt medial gewöhnlich auf sklerosiertem Knochen und lateral auf intaktem Knorpel auf.

Kondylenachse reichen meist nicht aus, um eine Symmetrie zu gewährleisten. Die meisten Totalendoprothesensysteme bieten für die Bestimmung der Femurgröße Messlehren an, bei denen die Bohrlöcher für die A/P-Resektionslehre mit 3° Außenrotation eingestellt werden können. Diese Bohrungen müssen entsprechend angepasst werden, um die Außenrotation der Femurkomponente um den korrekten Betrag zu erhöhen. Patienten mit schweren Varusdeformitäten weisen oftmals „hyperplastische" mediale Femurkondylen auf, die die Notwendigkeit einer vermehrten Außenrotation noch akzentuieren (▶ Abb. 5-9). Wenn die Bohrlöcher für die A/P-Sägelehre angepasst werden, bleibt das laterale Bohrloch in seiner „anatomischen" Position. Eine Erhöhung des Außenrotationsgrades wird dadurch erreicht, dass das mediale Bohrloch nach oben verschoben wird, bis die beiden Bohrlöcher parallel zu der für die Tibia angezeigten Resektionslinie liegen. Die Anhebung des medialen Bohrlochs dient dazu, den Flexionsspalt auf der medialen Seite zu vergrößern und die Spannung im medialen Kompartiment zu verringern.

5.6 Knochensubstanzverlust an der Tibia

Beim Varusknie muss diese Rotation nach der Balancierung des Gelenks in Streckstellung durchgeführt werden. Die Ausgangsparameter für die richtige Rotation der Femurkomponente lassen sich durch Orientierung an der Whiteside-Linie, an der transepikondylären Achse und an der dorsalen Kondylenachse mit vorgegebener Außenrotation von 3° bestimmen (s. Kap. 4, 7 und 15). Das Knie wird dann in eine 90°-Beugestellung gebracht, und die medialen und lateralen Kompartimente werden mit Osteotomiespreizern gespannt. Bei ausgeprägten Varusknien stellt sich durch die Referenzierung an der Whiteside-Linie und an der transepikondylären Achse häufig schon ein symmetrischer Beugespalt ein. 3° Außenrotation bei Orientierung an der dorsalen

Bei ausgeprägten Varusfehlstellungen ist das mediale Tibiaplateau immer insuffizient. Führt man die Resektion bis zur Höhe des medialen Defekts durch, kann dies einen inakzeptabel hohen Knochenabtrag auf der lateralen Seite nach sich ziehen. In diesem Fall wird medialseitig eine Augmentation nötig. Der Augmentationsbedarf lässt sich präoperativ vorhersagen (s. Kap. 12). Der Operateur muss dazu auf der Grundlage der normalen lateralen Seite einfach die tibiale Gelenklinie rekonstruieren. Auf dem Niveau der lateralen Gelenklinie wird nun lotrecht zur tibialen Längsachse eine Linie gezogen (▶ Abb. 5-10). Senkrecht zu dieser Linie wird anschließend der Abstand zum tiefsten Punkt des medialen Defekts gemessen. Beträgt dieser Abstand 10 mm, ist bei einem annehmbaren lateralen Knochenabtrag von 10 mm keine Augmentation erforderlich. Misst der Abstand aber 15 mm oder

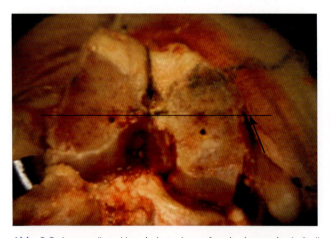
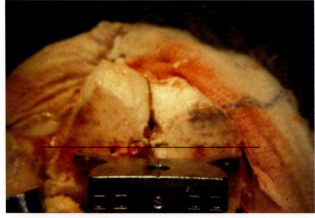

Abb. 5-9 Ausgeprägte Varusknie weisen oftmals „hyperplastische" mediale Femurkondylen auf und erfordern zur Erzeugung eines symmetrischen Beugespalts deutlich mehr als nur 3° Außenrotation.

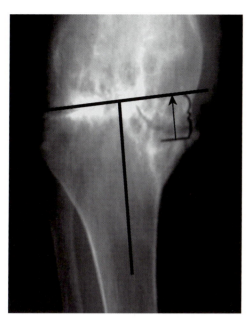

Abb. 5-10 Um vorhersagen zu können, ob eine Augmentation nötig ist, wird der Abstand vom tiefsten Punkt des Defekts bis zur rekonstruierten medialen Gelenklinie bestimmt.

mehr, bedarf es definitiv einer Augmentation. Das Vorgehen bei Defekten zwischen 10 und 15 mm wird von Fall zu Fall individuell entschieden.

Möglichkeiten der Rekonstruktion eines insuffizienten tibialen Knochenlagers

Die Rekonstruktion eines tibialen Knochensubstanzverlusts wird ausführlich in Kapitel 12 beschrieben. Grundsätzlich bieten sich folgende Möglichkeiten an: Zement allein, Zement plus Schraubenaugmentation, Knochentransplantate, modulare Metallkeile oder individuell angefertigte („maßgeschneiderte") Komponenten. Die optimale Wahl richtet sich nach dem Ausmaß des Defekts, der Knochenqualität und dem Alter des Patienten.

5.7 Restinstabilität der lateralen Bandstrukturen

Bei einer schweren Varusdeformität kann lateral auch nach einem ausgiebigen medialen Release in Extension noch eine gewisse Restinstabilität bestehen bleiben. Dies wirft die Frage auf, wie viel Laxität des Außenbandes akzeptabel ist. Meinen Erfahrungen zufolge entsteht daraus kein klinisches Problem, wenn zwei Kriterien erfüllt sind. Das erste ist, dass die statische Achse des Knies, die durch den Winkel der femoralen und tibialen Knochenschnitte festgelegt wird, nicht mehr in Varusstellung ist. Bei Vorliegen einer mechanischen Restvarusstellung begünstigt die Belastung des Knies ein Varusrezidiv sowie eine progrediente Verstärkung der lateralen Restinstabilität, was letztlich zum Prothesenversagen führt.

Das zweite Kriterium bezieht sich auf die Beobachtung, ob sich eine laterale Aufklappbarkeit des Kniegelenks am entspannten, auf dem Rücken liegenden Patienten zeigt. Besteht diese Dysbalance zwischen medialer und lateraler Seite, ist ein Varusrezidiv wahrscheinlich.

Wenn beide Kriterien erfüllt waren, ließ sich meinen Beobachtungen zufolge die dynamische Stabilität des Kniegelenks üblicherweise über den Tractus iliotibialis wiederherstellen. Bei der Kontrolluntersuchung nach einem Jahr lässt sich die laterale Restinstabilität nachweisen, wenn in Rückenlage Varusstress auf das Knie des ruhenden Patienten ausgeübt wird. Wenn die Muskeln durch Anheben des gestreckten Beines angespannt werden, ist die übermäßige Entspannung der Bänder nicht nachweisbar.

Korrektur einer signifikanten lateralen Restinstabilität

An dieser Stelle sei noch einmal betont, dass die mechanische Achse des Kniegelenks, die durch den femoralen und tibialen Resektionswinkel vorgegeben wird, keine Varusstellung aufweisen muss. Um die laterale Restinstabilität zu verringern, kann also zwischen zwei Optionen gewählt werden. Erstens kann das mediale Release verstärkt und ein dickeres Inlay verwendet werden, um die lateralen Bandstrukturen zu straffen, und zweitens kann die laterale Seite durch Versetzung des lateralen Kollateralbandes gestrafft werden.

Eine entsprechende Technik, bei der das Fibulaköpfchen nach distal versetzt wird, um die laterale Restinstabilität zu verringern, ist in der Literatur beschrieben. Ich selbst habe mit dieser Technik keine Erfahrungen[2], stattdessen bevorzuge ich die Technik des medialen Release in Kombination mit einem dickeren Inlay (▶ Abb. 5-11). Bedenken hinsichtlich dieser Technik könnte ihr Einfluss auf die Beugespaltstabilität hervorrufen, wenn die Dysbalance des Beugespalts nicht mit der des Streckspalts in Zusammenhang steht. Glücklicherweise ist die Verwendung eines dickeren Inlays aufgrund der dehnbaren lateralen Strukturen unproblematisch; ich selbst habe mit dieser Technik bislang noch keine Schwierigkeiten erlebt.

Und wenn sich die laterale Laxität in einem Knie, das in Varusstellung belassen wurde, sekundär entwickelt, könnte man daran denken, diese Fehlausrichtung dadurch zu korrigieren, dass bei einer erneuten Einstellung der Weichteilspannung ein individuell gefertigtes schräges Tibia-Gleitlager eingesetzt wird (▶ Abb. 5-12).

5.8 Erhalt des hinteren Kreuzbandes bei ausgeprägter Varusstellung

Gemeinhin geht man bei Vorliegen einer schweren Varusdeformität davon aus, dass das hintere Kreuzband (HKB) ersetzt werden muss. Diese Annahme wird durch meine persönlichen Erfahrungen allerdings nicht gestützt. Ich beginne die Operation am ausge-

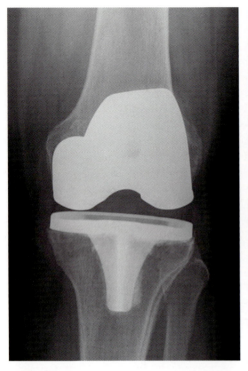
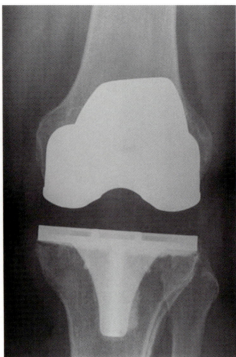

Abb. 5-11 Eine laterale Restinstabilität lässt sich durch die Ablösung des medialen Kollateralbandes und durch ein dickeres Tibia-Inlay korrigieren.

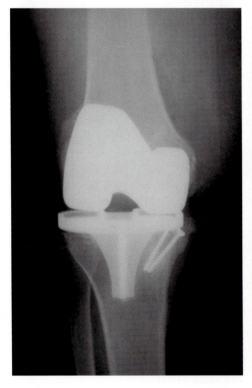
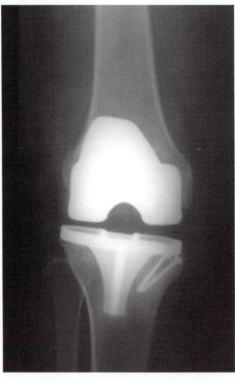

Abb. 5-12 Verwendung eines patientenspezifischen schrägen Gleitlagers zur Korrektur einer varischen Fehlausrichtung während einer Inlay-Wechseloperation.

prägten Varusknie mit dem Versuch, das HKB zu schonen und zu balancieren und es nicht zu ersetzen, wenn während des Eingriffs kein entsprechender Bedarf entsteht. Ich schätze, dass es mir bei deutlich mehr als 90 % der Varusknie mit einer Winkelabweichung von > 20° gelingt, den Ersatz des HKB zu vermeiden. In fast allen Fällen ist das HKB in diesen Knien zwar sicher nicht „normal", aber dennoch „intakt". Aber es braucht auch nicht normal zu sein.

Solange der Beugespalt ausreichend balanciert und gespannt ist, scheint ein stabilisierender Zapfen nicht erforderlich zu sein. Nachdem die medialen Bandstrukturen mobilisiert wurden, um die laxe laterale Seite einzustellen, ist das HKB am Ende meist zu straff gespannt. Die Balancierung und Mobilisierung des HKB erfolgt unter Anwendung des in Kapitel 2 beschriebenen POLO-Tests.[3]

5.9 Tibiainnenrotation bei ausgeprägter Varusstellung

Oftmals geht eine schwere Varusdeformität mit einer Innenrotation der Tibia einher, die sich ohne rotationsgeführte Komponenten oder eine Kombination aus TKA plus Derotationsosteotomie nicht korrigieren lässt. In der Regel ist es am besten, diese Fehlstellung in Kauf zu nehmen und den Patienten darüber aufzuklären, dass sie auch postoperativ persistieren wird.

Zusammenfassung

Die schwere Varusdeformität zeigt keine Prädilektion für das männliche oder das weibliche Geschlecht. Anamnestisch besteht meist beidseitig seit der Kindheit eine Varusfehlstellung. Die Deformität schreitet mit der Zeit allmählich fort und kann sich nach Erreichen des 50. Lebensjahres jederzeit manifestieren.
Für die Varusangulation ist eine Fehlstellung der Tibia verantwortlich. Das mediale Tibiaplateau ist insuffizient und die Tibia oftmals nach lateral subluxiert.
Während der Gelenköffnung sollte durch Abtragen der medialen femoralen und tibialen Osteophyten zunächst das mediale Kollateralband mobilisiert werden. Das Release wird mit der Ablösung der tiefen Schichten des medialen Seitenbands von der proximalen medialen Tibia fortgesetzt, wodurch eine bessere Übersicht über das Gelenk gewonnen wird.
Anschließend sollte der erste Tibiaschnitt gesetzt werden. Danach wird die Größe der tibialen Plattform bestimmt, eine kleinere Größe ausgewählt und diese nach lateral versetzt auf die tibiale Schnittfläche aufgelegt. Von der Plattform nicht überdeckter Tibiaknochen wird reseziert, um die medialen Strukturen weiter zu lösen. Eine konventionelle subperiostale Ablösung des medialen Kollateralbandes von der Tibia ist nur selten notwendig.
Der Beugespalt wird bei gespannten Ligamenten durch korrekte Rotation des Femurimplantats balanciert. Das hintere Kreuzband kann erhalten oder ersetzt werden. Wenn es erhalten bleibt, muss es wahrscheinlich mobilisiert werden, um die Weichteilspannung am Kniegelenk einzustellen.
Eine gewisse laterale Restinstabilität kann akzeptabel sein, wenn die statische mechanische Ganzbeinachse eine Valgusstellung aufweist. Defekte des medialen Tibiaanteils werden in Abhängigkeit von der individuellen Situation mit Zement, Zement/Schrauben, Metallblöcken oder -keilen bzw. Knochentransplantaten augmentiert. Eine vor der Operation bestehende Tibiainnenrotation ist möglicherweise nicht korrigierbar, ohne auf stärker gekoppelte Prothesenmodelle zurückzugreifen, und sollte intraoperativ in Kauf genommen werden.

Literatur

1. Dixon MC, Parsch D, Brown RR, Scott RD: The correction of severe varus deformity in total knee arthroplasty by tibial component downsizing and resection of uncapped proximal medial bone. J Arthroplasty 2004; 19: 19–22.
2. Teeny SM, Krackow KA, Hungerford DS, Jones M: Primary total knee arthroplasty in patients with severe varus deformity. Clin Orthop 1991; 273: 19–31.
3. Chmell MJ, Scott RD: Balancing the posterior cruciate ligament during cruciate-retaining total knee arthroplasty: description of the POLO test. J Orthop Tech 1996; 4: 12–15.

6 Totaler Kniegelenkersatz bei schwerer Valgusdeformität

6.1 Der typische Patient

Der typische Patient mit einer starken Valgusfehlstellung (Genu valgum) ist eine ältere Frau (▶ Abb. 6-1) im 7. oder 8. Lebensjahrzehnt, die ihren Angaben zufolge ihr ganzes Leben lang „X-Beine" gehabt hat. Auch patellofemorale Beschwerden im Jugend- und frühen Erwachsenenalter sind bei Valgusgonarthrose häufig. Diese Probleme können Symptome einer Chondromalazie oder rezidivierender Subluxationsepisoden sein. Die fortschreitende Valgusfehlstellung geht mit einem Gelenkspaltverlust des lateralen Kniegelenkkompartiments und einer allmählichen Überdehnung und Schwächung des medialen Seitenbandes einher

(▶ Abb. 6-2). Eine Tangentialaufnahme der Patella („Skyline"-Technik) zeigt häufig die patellofemorale Mitbeteiligung und mitunter eine Dysplasie mit einer sehr dünnen und zum Teil nach lateral luxierten Patella unter Ausbildung einer konkav gewölbten lateralen Gelenkfacette, die sich der konvexen Form des lateralen Femurkondylus anpasst (▶ Abb. 6-3). Oftmals liegt auch eine Patella alta vor, die besonders gut in anteroposterioren (A/P-) und seitlichen Röntgenaufnahmen zu sehen ist. Ein häufiger Befund ist auch eine Chondrokalzinose mit Kalzifizierung der Menisken oder des Gelenkknorpels. Eine „lange Aufnahme" zeigt häufig eine valgische Tibia. Diese tibiale Valgusdeformität ist problematisch, wenn der Operateur zur Ausrichtung der Tibia intramedulläre Ausrichtsysteme verwendet (▶ Abb. 6-4). Die „lange Aufnahme" ist für das Platzieren der Schablonen nötig, mit denen der Eintrittspunkt für den intramedullären Ausrichtstab an der Tibia festgelegt werden kann. Manchmal lässt sich

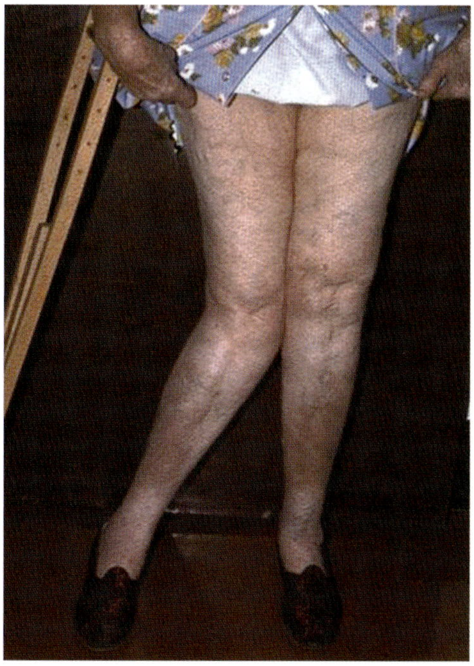

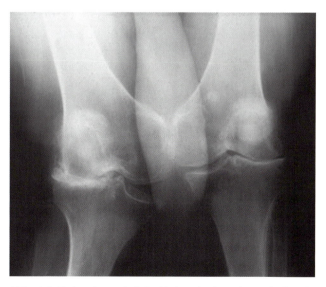

Abb. 6-1 Der typische Patient ist eine ältere Frau in der 7. oder 8. Lebensdekade.

Abb. 6-2 Zu beachten sind der Verlust des lateralen Gelenkspalts und die Überdehnung des medialen Kollateralbandes.

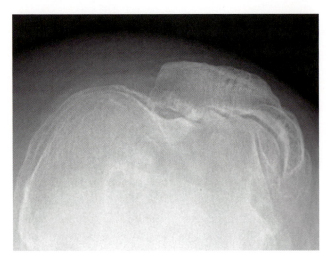

Abb. 6-3 Häufig kommt auch eine Beteiligung des patellofemoralen Gelenkabschnitts vor.

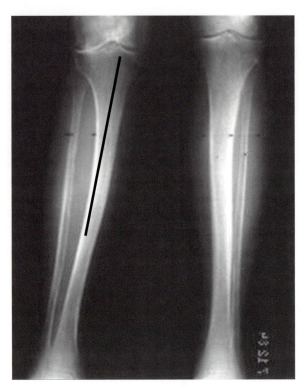

Abb. 6-4 Eine valgische Tibia erschwert die Anwendung eines intramedullären Ausrichtinstrumentariums.

dadurch präoperativ sehen, dass die Verwendung eines intramedullären Stabes unmöglich ist.

Die klinische Diagnose ist im Allgemeinen eine Gonarthrose, Valgusdeformitäten treten jedoch auch bei Patienten mit rheumatoider Arthritis vermehrt auf. Der Arthrosepatient weist üblicherweise ein hypermobiles Knie mit möglicher Hyperextension auf. Der Rheumapatient kann dem klinischen Bild des Arthrosepatienten entsprechen oder eine Beugekontraktur aufweisen (s. Kap. 8 und 9).

6.2 Klinische Merkmale des Valgus- und Varusknies

Die Unterschiede zwischen Valgus- und Varusknie betreffen mehrere klinische Merkmale. Nach meinen Erfahrungen können Patienten mit Valgusdeformität und Erkrankung des lateralen Kompartiments signifikante strukturelle Schäden häufig besser tolerieren als Patienten mit einer Varusfehlstellung vergleichbaren Schweregrades. Ich kenne Patienten mit einer 20°-Valgusdeformität, die mehr über eine sekundäre Bursitis trochanterica klagten als über die vom Knie selbst ausgehenden Schmerzen und Beeinträchtigungen. Bei so genannten „Windschlagdeformitäten" (einseitige Varusdeformität mit gegenseitiger Valgusdeformität) ist das Varusknie fast immer symptomatischer als das Valgusknie und sollte als Erstes operiert werden, falls kein bilateraler Eingriff erwogen wird (s. Kap. 13).

Ein weiterer Unterschied zwischen Valgus- und Varusknie liegt in der Ätiologie der Fehlstellung. Das Varusknie ist durch eine Insuffizienz des medialen Tibiaplateaus bedingt, mit deutlicher Varisierung der tibialen Gelenklinie. Die femorale Gelenklinie verbleibt dagegen in 5–9° Valgus (s. Kap. 5). Beim Valgusknie rührt die Valgusfehlstellung dagegen vom Femur her. Die tibiale Gelenklinie weist gewöhnlich einen neutralen oder sogar klassischen Varuswinkel von 2–3° auf, während die femorale Gelenklinie eine deutliche Valgisierung zeigt (▶ Abb. 6-5). Diese

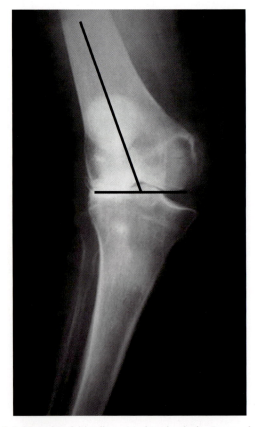

Abb. 6-5 Die Valgusfehlstellung ist eher durch das Femur als durch die Tibia bedingt.

6.2 Klinische Merkmale des Valgus- und Varusknies

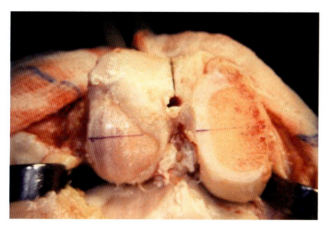

Abb. 6-6 Der laterale Femurkondylus zeigt sich sowohl distal als auch dorsal hypoplastisch.

Valgusdeformität ist auf eine Hypoplasie des lateralen Femurkondylus zurückzuführen, die sowohl distal als auch dorsal zu sehen ist (▶ Abb. 6-6). Zuweilen kann die femorale Metaphyse eine Valguskrümmung aufweisen. Eine zunehmende Valgisierung führt zur Überdehnung und Schwächung des medialen Kollateralbandes; infolgedessen nimmt die Fehlstellung weiter zu, und gelegentlich kommt es im zentralen Abschnitt des lateralen Tibiaplateaus zu einer durch den lateralen Femurkondylus hervorgerufenen Zerstörung der Gelenkfläche (▶ Abb. 6-7). Der periphere Anteil der lateralen Gelenkfläche bleibt intakt, sodass ein zentraler osteochondraler Defekt entsteht. Im Varusknie be-

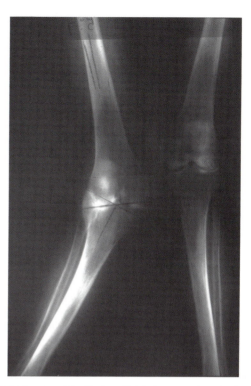

Abb. 6-7 Manchmal ist für den Abrieb im zentralen Abschnitt des lateralen Tibiaplateaus der Femurkondylus verantwortlich.

trifft die zunehmende Erosion des medialen Tibiaplateaus die Peripherie der Gelenkfläche, der Defekt ist daher nicht von kortikalem peripherem Knochen begrenzt und strukturell von größerer Signifikanz.

Hypoplasie des lateralen Femurkondylus

Wie oben angemerkt, zeigt sich beim typischen ausgeprägten Valgusknie ein hypoplastischer lateraler Femurkondylus. Diese Hypoplasie besteht sowohl distal als auch dorsal. Bei der Osteotomie am distalen Femur muss der Operateur beim Valgusknie der Versuchung widerstehen, bis auf die Höhe dieses Defektes zu resezieren (▶ Abb. 6-8). Stattdessen muss die insuffiziente laterale Seite augmentiert werden. Ein übermäßiger Knochenabtrag am distalen

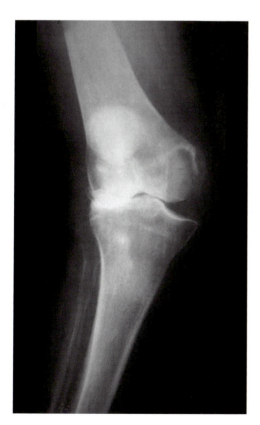

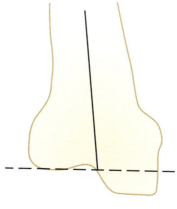

Abb. 6-8 Eine Resektion bis auf die Höhe des Kondylendefekts ist zu vermeiden.

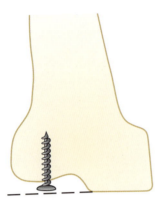

Abb. 6-9 Die Resektion sollte sich an der normalen medialen Seite orientieren; auf der lateralen Seite ist eine Augmentation durch Zement und Schrauben oder Blöckchen zu empfehlen.

Femur in einem Valguskinie wirkt sich zweifach aus. Zum einen kann der Streckspalt wegen der zusätzlichen distalen medialen Resektion in Verbindung mit einer normalen Resektion am Tibiaplateau und einem geschwächten medialen Kollateralband extrem groß werden. Zum anderen wird dadurch die Gelenklinie angehoben, was die Kinematik der Kollateralbänder beeinträchtigt und in mittlerer Beugestellung oftmals zur übermäßigen Laxität der Bänder führt. Sowohl die distale Femur- als auch die proximale Tibiaresektion sollten bei einem starken Valguskinie anfangs sparsam erfolgen. Es ist nicht ungewöhnlich, am distalen lateralen Femur nichts oder nur wenig zu resezieren. Zu den Augmentationsmethoden (s. Kap. 12) gehören Zement allein, Zement und Schraubenaugmentation oder modulare Metallblockaugmentate (▶ Abb. 6-9).

Gelegentlich wird bei ausgeprägten Valusknien eine Augmentation auf der tibialen Seite nötig, wenn die Valgusstellung auf eine Impressionsfraktur des lateralen Plateaus oder auf eine durch die Femurkondyle bedingte Erosion im zentralen Anteil des Tibiaplateaus zurückzuführen ist. Ferner kann sie notwendig werden, wenn die Valgisierung durch Überkorrektur nach einer Tibiaosteotomie bedingt ist (s. Kap. 10). Alle zentralen Defekte des lateralen Tibiaplateaus können nach Ermessen des Operateurs durch Zement mit und ohne stützende Schrauben aufgefüllt werden. Wegen der stark sklerotischen Knochenoberfläche rate ich bei diesen Defekten von der Verwendung von Knochentransplantaten ab.

Im lateralen Kompartiment liegt gewöhnlich ein posterior lokalisiertes Abriebmuster vor. Der korrekte Tibiaschnitt verläuft im Allgemeinen hinreichend distal, um diesen Defekt zu begradigen.

6.3 Der distale Femurresektionswinkel

Sowohl bei Varus- als auch bei Valgusknien bevorzuge ich einen Resektionswinkel von 5° Valgus. Bei ausgeprägter Valgusfehlstellung ist man leicht versucht, den Schnitt am distalen Femur in bis

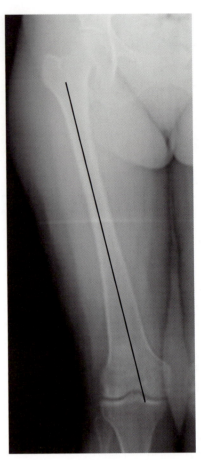

Abb. 6-10 Der Eintrittspunkt für den femoralen intramedullären Ausrichtstab muss bei valgischer Metaphyse des distalen Femurs nach medial versetzt werden.

zu 7° Valgus auszuführen, weil es dann leichter ist, den laxen medialen Bandapparat auszugleichen. Es gibt zwei Gründe, weshalb ich von einem solchen Vorgehen abrate.

Der erste Grund, warum ein Valguswinkel von 5° oder weniger gewählt werden sollte, ist der Versuch einer leichten Überkorrektur, damit überdehnte mediale Kapsel-Band-Strukturen bei axialer Belastung weniger unter Spannung geraten. Je geringer der Valguswinkel insgesamt, desto geringer ist die Spannung auf der medialen Seite. Manche Operateure begrenzen den Valguswinkel sogar auf 2 oder 3°. Die Folge davon ist jedoch, dass zum Ausgleich der laxen medialen Strukturen ein ausgiebigeres laterales Release durchgeführt werden muss.

Ein zweiter Grund, warum man für die distale Resektion einen Valguswinkel von ≤ 5° wählen sollte, ist der Umstand, dass einige der betroffenen Knie an der distalen Metaphyse eine Valguskrümmung aufweisen (▶ Abb. 6-10). Wenn sich der Operateur an der von der Schaftmitte bis zum Mittelpunkt der Gelenklinie reichenden Linie orientiert, sieht man, dass diese Linie medial von der eigentlichen Mitte der interkondylären Notch auftrifft. Wenn der Operateur den Markkanal nicht an dieser medialen Stelle aufbohrt, bewirkt der an der Resektionslehre eingestellte Valguswinkel, dass die Resektion tatsächlich in einem um einige Grad größeren Valguswinkel erfolgt (s. Kap. 4).

6.4 Balancierung des Valgusknies in Flexion und Extension

Die Einstellung der Bandspannung umfasst die Erzeugung eines symmetrischen (rechtwinkligen) Beuge- und Streckspalts. Im Gegensatz zum Varusknie kann man das Valgusknie in Flexion – unabhängig von der Einstellung in Extension – balancieren. Der Beugespalt wird durch korrekte Rotationsausrichtung der Femurkomponente eingestellt (s. Kap. 4, 7 und 15). Meinen Erfahrungen zufolge sind bei ausgeprägten Valgusknien weder die lateralen Weichteilstrukturen nicht besonders straff, noch sind die medialen Strukturen in Flexion so locker wie in Extension (▶ Abb. 6-11). Nach sparsamer distaler Femurresektion wird das Knie in eine Beugestellung von 90° gebracht, und um das Gewebe zu spannen, werden medial und lateral Spreizer eingesetzt. Ich benutze als Referenzpunkte immer noch die Whiteside-Linie und die transepikondyläre Achse. Geht man von einem engen Beugespalt aus, wird die Femurkomponente fast immer in Außenrotation eingestellt, um eine Symmetrie herzustellen. In extrem seltenen Fällen muss das laterale Kollateralband partiell vom Femur abgelöst werden, um die laterale Seite des Beugespalts aufzuweiten. Eine solche Situation trifft man fast immer bei einem ausgeprägten Valgusknie an, das auf eine Überkorrektur bei der Tibiaosteotomie zurückzuführen ist (s. Kap. 10). In diesen Fällen nehme ich in Kauf, dass die Femurkomponente innenrotiert werden muss, um Symmetrie zu erzeugen, und vermeide die Lösung des lateralen Kollateralbandes zur Aufweitung der lateralen Seite in Flexion. Ich habe die Erfahrung gemacht, dass diese Innenrotation der Femurkomponente (in einigen Fällen nicht weniger als 5°) nicht zu einer Fehlstellung der Patella führt (Maltracking).

Das Problem, das es bei Knien mit schwerer Valgusfehlstellung in Extension zu lösen gilt, ist die pathologische Laxität der medialen Bänder mit gleichzeitiger Kontraktur der lateralen Kapsel-Bandstrukturen. Die übermäßige Laxität der medialen Bänder in Extension kann entweder durch Ansatzverlagerung des medialen Kollateralbandes oder durch ein laterales Release der kontrakten Strukturen oder durch eine Kombination beider Techniken behoben werden. Healy und Kollegen haben ein Verfahren zur Verlegung der medialen Strukturen *(medial advancement)* veröffentlicht, das meiner Meinung nach sehr attraktiv ist, weil es die Lage der femoralen Ansatzstelle des medialen Kollateralbandes nicht

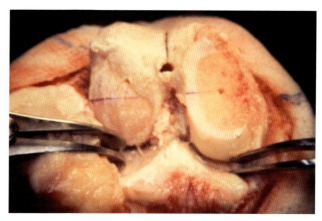

Abb. 6-11 In Flexion stellen die Laxität der medialen und die Kontraktur der lateralen Strukturen normalerweise kein Problem dar.

beeinträchtigt.[1] Der Ursprung des Bandes wird zusammen mit einem Knochenblock vom Femur gelöst. Dieser Knochenblock wird mit dem anhängenden Ligament unter der richtigen Spannung in Richtung Femurmetaphyse verlagert und mit Verankerungsnähten gesichert, die durch den lateralen Epikondylus geführt und über diesem verknüpft werden (▶ Abb. 6-12). Ich persönlich habe keine Erfahrungen mit dieser Technik, sie wäre aber meine erste Wahl, wenn ich mich bei einem Eingriff zur Verlegung der medialen Strukturen entschließen würde.

Natürlich vertrete ich die Auffassung, dass die Dysbalance zwischen den medialen und lateralen Strukturen in Extension in fast allen Fällen durch ein laterales Release zur Balancierung der laxen medialen Strukturen ausgeglichen werden kann. Über die Jahre habe ich ein einfaches, umgekehrt kreuzförmiges Release der lateralen Strukturen entwickelt, das sich selbst bei extremen Fehlstellungen bewährt hat.[2] Die Vorteile dieser Technik sind ihre Einfachheit und Wirksamkeit. Die Nachteile eines lateralen Release sind die daraus resultierende leichte Verlängerung der Gliedmaße und die sehr niedrige Inzidenz einer transienten Peronaeusparese.

Balancierung des Streckspalts durch laterales Release

Das laterale Release wird nach Abschluss der Knochenresektionen durchgeführt. Die statische Achse des Knies wird natürlich

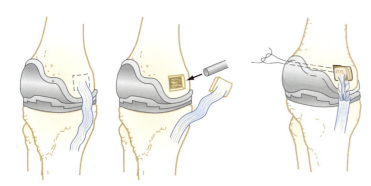

Abb. 6-12 Der Ursprung des medialen Kollateralbandes kann mit seiner knöchernen Ansatzstelle tiefer in die Femurmetaphyse versetzt werden. (Aus Healy WL, Iorio R, Lemas DW: Medial reconstruction during total knee arthroplasty for severe valgus deformity. Clin Orthop Relat Res 1998 [356]: 161–169.)

6 Totaler Kniegelenkersatz bei schwerer Valgusdeformität

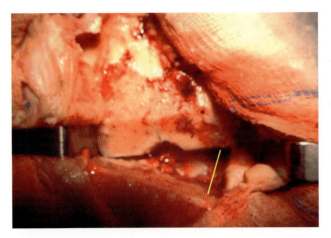

Abb. 6-13 Unter Valgusstress zeigt sich, dass sich die mediale Seite weit genug öffnet.

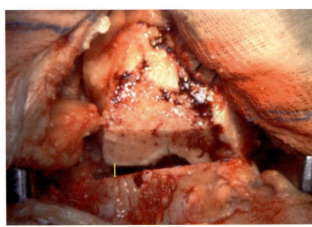

Abb. 6-14 Unter Varusstress zeigt sich, dass die laterale Seite deutlich enger ist als die mediale Seite.

durch die Knochenschnitte festgelegt. Die Lösung der lateralen Strukturen zur Balancierung der medialen Seite sorgt für die Stabilität des Knies in achsgerechter Stellung. Wie oben bereits angemerkt, sollten die initialen Femur- und Tibiaresektionen sparsam ausgeführt werden. Sind sie abgeschlossen, wird das Knie in Streckstellung gebracht und die Tibia unter dem und gegen das Femur eingestellt. Diese Position zeigt die statische Beinachse an. Unter Valgusstress beurteile ich dann die Weite des Streckspalts auf der medialen Seite (▶ Abb. 6-13). Der Streckspalt sollte groß genug sein, um die Femur- und Tibiakomponen-

te aufnehmen zu können. Wenn die Femurkomponente beispielsweise 9 mm und die Tibiakomponente 8 mm dick ist, ist eine Spaltweite von mindestens 17 mm erforderlich. Dank des überdehnten medialen Kollateralbandes ist diese Mindestweite beim ausgeprägten Valgusknie problemlos erreichbar.

Als Nächstes messe ich unter Varusstress lateral den Streckspalt (▶ Abb. 6-14). Sehr wahrscheinlich wird er deutlich enger sein als auf der medialen Seite. Dies bestätigt, dass zur Balancierung des Kniegelenks ein laterales Release durchgeführt werden muss.

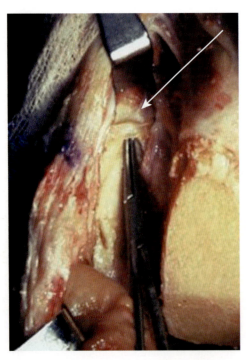

Abb. 6-15 Isolation der oberen lateralen Kniegefäße.

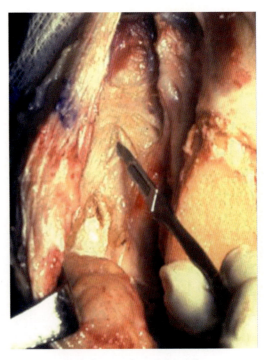

Abb. 6-16 Das Retinakulum wird vertikal inzidiert.

Umgekehrt kreuzförmiges Release bei ausgeprägtem Valgusknie

Dieses Release beginnt ähnlich wie das zur Einstellung der Patellaführung empfohlene Release (s. Kap. 7). Die Mobilisation der Bänder lässt sich leichter ohne bereits einliegende Implantate durchführen, da die resultierende Laxität zu einer besseren Übersicht über das Gelenk führt.

Vor Beginn des Release werden die oberen lateralen Kniegefäße (Vasa geniculata superiores laterales) isoliert (▶ Abb. 6-15) und für die Blutversorgung der Patella und des darüber liegenden Hautlappens geschont. Ein vertikales Release beginnt knapp unterhalb dieser Gefäße auf etwa einem Drittel des Weges zwischen dem Außenrand des Femurs und dem Rand der Patella. Das Retinakulum wird vertikal geschlitzt, bis sich das subkutane Fett darstellen lässt (▶ Abb. 6-16). Dann kann eine Branche der Schere in diesen Schlitz eingebracht und nach distal bis zur Höhe der tibialen Schnittfläche geführt werden (▶ Abb. 6-17). Mit einer Gefäßklemme kann die Schnittkante des Retinakulums in Höhe der Gelenklinie bzw. ca. 1 cm über der proximalen Tibia gefasst werden. Durch leichten Varusstress wird das Retinakulum unter Spannung gesetzt und mit einem Skalpell oder einer Schere ein horizontaler Schnitt von ca. 2 cm Länge nach dorsal gesetzt. Auf der gleichen Höhe wird nun der vordere Rand des Retinakulums gefasst und ein weiterer horizontaler Schnitt nach ventral in Richtung der Patellasehne gesetzt – auch hier wieder ca. 2 cm lang (▶ Abb. 6-18). Dies ergibt ein Release des lateralen Retinakulums in Form eines umgekehrten Kreuzes (▶ Abb. 6-19), das sich unter Varusstress in Form eines vierzackigen Sterns öffnet.

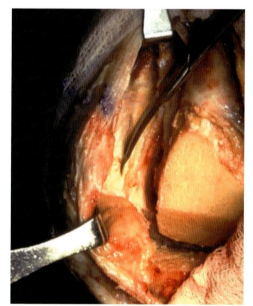
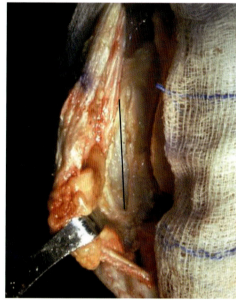

Abb. 6-17 Vertikales Release von knapp unterhalb der Vasa geniculata superiores laterales bis in Höhe der Tibiaschnittfläche.

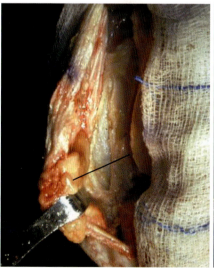
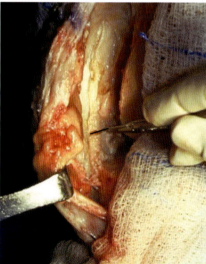
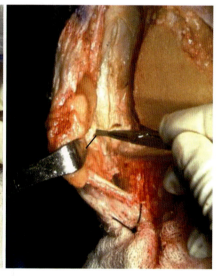

Abb. 6-18 Horizontales Release (dorsal und ventral) in Höhe der Gelenklinie.

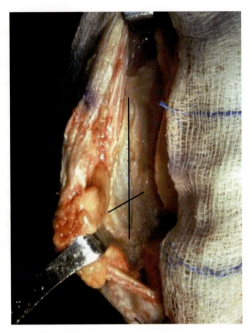

Abb. 6-19 Das Ergebnis der beiden Inzisionen in das Retinakulum ist ein Release in umgekehrter Kreuzform.

Diese initiale Mobilisation reicht möglicherweise aber noch nicht aus. In einem solchen Fall werden die Probekomponenten eingesetzt; dabei wird tibiaseitig ein Inlay gewählt, dessen Dicke ausreicht, um das Knie in Extension medial zu stabilisieren (▶ Abb. 6-20). Anschließend wird das Knie aus der Beugung in die Streckstellung gebracht. Ist die Mobilisation ausreichend, kann die volle Extension erzielt werden. Bei nicht ausreichender Mobilisation besteht ein Streckdefizit. Solange der Operateur sich für die richtige Inlay-Dicke zur Stabilisierung der medialen Seite entschieden hat, ist ein Streckdefizit kein Zeichen dafür, dass er zur Vergrößerung des Streckspaltes am distalen Femur nachresezieren muss, sondern zeigt an, dass er ein verstärktes laterales Release durchführen sollte, was in gestreckter Kniestellung bei der Palpation des Weichteilgewebes auf der lateralen Seite deutlich wird. Um ein ausreichendes Release der Strukturen zu erleichtern, wird das Knie durch sanfte Manipulation in Extension gebracht. Häufig kann man richtiggehend hören, wie sich das Weichteilgewebe löst, wenn die volle Streckung erreicht wird. Sorge bereitet bei dieser Technik das Potenzial für eine Lähmung des N. peronaeus. In mehr als 50 konsekutiven Fällen, in denen ich dieses Verfahren angewandt habe, habe ich im Aufwachraum aber lediglich einen einzigen Fall einer solchen Lähmung erlebt, die durch Lockerung des Wundverbandes und Beugung des Knies um 45° behoben werden konnte. Das Knie hatte präoperativ einen Valgus von 30° gezeigt. Die Parese rezidivierte jedes Mal, wenn das Knie über die nächsten 24 h voll gestreckt wurde, und ging jeweils wieder zurück, wenn man das Knie beugte. Nach 48 h konnte das Knie in volle Streckung gebracht werden, ohne dass die Lähmung wiederkehrte. Bei einem zweiten Patienten setzte die Peronaeusparese 3 Tage nach der Operation ein und ging erst 6 Monate nach dem Eingriff vollständig zurück.

Release von lateralem Kollateralband, Popliteus- und Bizepssehne

Mittlerweile löse ich zur Korrektur einer ausgeprägten Valgusdeformität die Popliteussehne und das laterale Kollateralband nur noch selten von ihren jeweiligen Ursprüngen am Femur ab. Ich bin der Meinung, dass bei einem zu engen Streckspalt lediglich das laterale Retinakulum und die laterale Kapsel mobilisiert werden müssen, während das Release des lateralen Kollateralbandes hauptsächlich bei einem zu engen Beugespalt durchgeführt wird. Da die

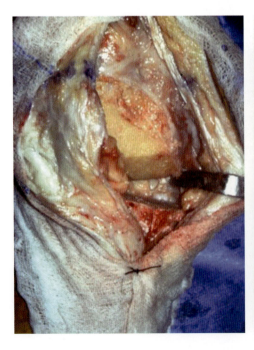
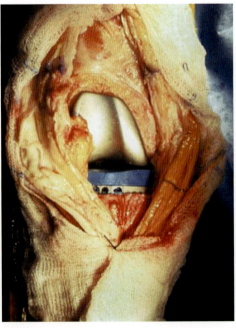

Abb. 6-20 Die Probekomponenten werden getestet, um die Dicke des Inlays festzulegen, mit dem sich die mediale Seite stabilisieren lässt.

lateralen Strukturen in Flexion nur selten zu straff sind, ist auch das entsprechende Release nur selten erforderlich.

Beim Knie mit ausgeprägter Valgusfehlstellung in Kombination mit einer Flexionsdeformität scheint die Ablösung der Bizepssehne indiziert zu sein. Ich versuche allerdings, ein solches Release stets zu vermeiden, weil ich glaube, dass die Bizepssehne den N. peronaeus vor einer übermäßigen longitudinalen Spannung schützt. Meiner Auffassung nach sollte man Beugekontrakturen auf andere Weise beheben (s. Kap. 9).

6.5 Erhalt versus Ersatz des hinteren Kreuzbandes

Bei der Behandlung eines ausgeprägten Valgusknies sind sowohl der Erhalt als auch der Ersatz des hinteren Kreuzbandes (HKB) akzeptabel, obwohl ich es vorziehe, dieses Ligament wegen seiner medial stabilisierenden Kraft zu erhalten (▶ Abb. 6-21). Wenn jedoch die medialen Strukturen pathologisch locker sind und die lateralen Strukturen operativ mobilisiert werden, ist das HKB höchstwahrscheinlich zu straff und muss ebenfalls gelöst werden. Am straffesten sind im Allgemeinen seine mehr lateral und anterior verlaufenden Fasern. Die Technik zur Balancierung des HKB wird in Kapitel 2 beschrieben.

Zusammenfassung

Schwere Valgusfehlstellungen sieht man meist bei älteren Frauen. Häufig ist diese Deformität mit einer patellofemoralen Läsion, einer lateralen femoralen Knorpelhyperplasie, einer valgischen Tibiakrümmung und einer übermäßigen Laxität des medialen Kapsel-Band-Apparates vergesellschaftet.

Eine exzessive initiale Knochenresektion muss vermieden werden. Der Beugespalt wird durch die richtige Femurrotation bei gespannten Ligamenten balanciert. Die Balancierung des Streckspalts erfolgt entweder durch eine Versetzung der medialen Kapsel oder durch ein laterales Release. Ich persönlich bevorzuge ein einfaches Release des Tractus iliotibialis in umgekehrter Kreuzform – eine Technik, die bei allen Valgusgraden wirksam zu sein scheint. Das laterale Kollateralband muss nur selten abgelöst (released) werden; wenn diese Maßnahme erforderlich wird, dann meist bei einem zu engen Beugespalt. Um den N. peronaeus zu schonen, sollte ein Release der Bizepssehne möglichst vermieden werden.

Das hintere Kreuzband kann erhalten oder ersetzt werden. Der Erhalt des HKB hilft die mediale Seite zu stabilisieren. Bei einer kreuzbandersetzenden Technik erübrigt sich die Notwendigkeit einer Balancierung des HKB. Mit beiden Verfahren lassen sich zufrieden stellende und lang anhaltende Ergebnisse erzielen (▶ Abb. 6-22, folgende Seite).

Literatur

1. Healy WL, Iorio R, Lemos DW: Medial reconstruction during total knee arthroplasty for severe valgus deformity. Clin Orthop 1998; 356: 161–169.
2. Politi J, Scott R: Balancing severe valgus deformity using a lateral cruciform retinacular release. J Arthroplasty 2004; 19: 553–557.

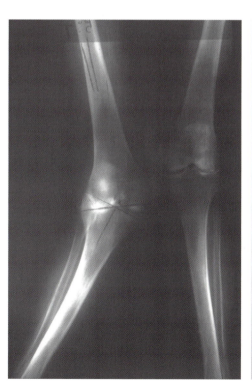
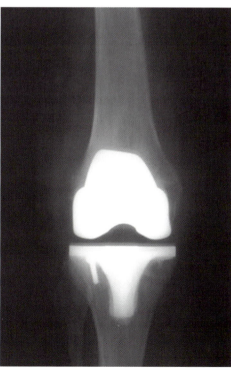

Abb. 6-21 Der Erhalt des hinteren Kreuzbandes ist auch bei ausgeprägter Valgusfehlstellung möglich.

6 Totaler Kniegelenkersatz bei schwerer Valgusdeformität

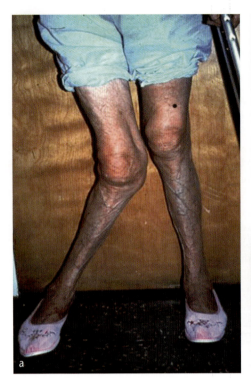
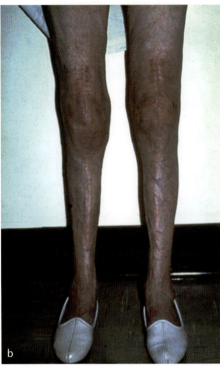

Abb. 6-22 Präoperative (a) und postoperative (b) Beinachse nach Korrektur einer schweren rechtsseitigen Valgusfehlstellung (Abdruck mit freundlicher Genehmigung von Dr. William H. Thomas).

7 Patellofemorale Komplikationen im Rahmen der Totalendoprothetik des Kniegelenks

Man geht davon aus, dass patellofemorale Probleme für nicht weniger als 50 % der nach Implantation einer Knie-Totalendoprothese (TEP) auftretenden Komplikationen verantwortlich sind.[1] Diese Statistik gründet auf Arthroplastiken, die in den 1980er und zu Beginn der 1990er Jahre durchgeführt wurden. Mit zunehmendem Fortschritt im Bereich der Operationstechnik und des Prothesendesigns ist die Inzidenz zwar rückläufig, aber immer noch signifikant. Zu den Problemen gehören Schmerzen infolge des Verzichts auf einen Patellarückflächenersatz, Maltracking, Fraktur, Prothesenlockerung, Osteonekrose und Prothesenverschleiß.

7.1 Der Verzicht auf den Patellarückflächenersatz

Zu den anhaltenden Kontroversen im Rahmen der Totalendoprothetik des Kniegelenks gehört die Frage, ob die Rückfläche der Patella ersetzt werden muss. Mit dieser Frage beschäftige ich mich seit 30 Jahren. 1973 war bei den meisten Prothesendesigns noch nicht einmal an die Möglichkeit eines Ersatzes der Patellarückfläche oder der femoralen Gleitrinne zu denken. 1974 kam in Form der Duopatellar-Prothese das erste Kunstgelenk auf den Markt, das eine Femurkomponente mit einem femoralen Gleitlager und optional mit einem Polyethylenknopf für die patellare Seite des patellofemoralen Gelenks vorsah.[2] Damals litten 80 % unserer Patienten an rheumatoider Arthritis. 1974 ersetzten wir sowohl bei Rheuma- als auch bei Arthrosepatienten nur 5 % der Patellae. Bei den Patienten mit Patellarückflächenersatz traten schwerwiegende degenerative Veränderungen an der zum Zeitpunkt der Arthrotomie freigelegten knöchernen Patella auf. Ein 5-Jahres-Review ergab, dass 10 % der Rheumatiker eine sekundäre Patelladegeneration mit zystischen Veränderungen, Schmerzen, Schwellung und manchmal auch rezidivierender rheumatoider Synovialitis aufwiesen (▶ Abb. 7-1). Gegen Ende der 1970er Jahre war man in unserer Arbeitsgruppe einhellig der Meinung, dass alle Rheumapatienten unabhängig von ihren operativen Befunden mit einem Retropatellarersatz versorgt werden sollten.

Selbst im Rückblick konnten wir nicht vorhersagen, bei welchen Rheumapatienten Probleme auftreten und bei welchen keine Probleme auftreten würden. Damit will ich aber nicht sagen, dass der Verzicht auf einen Rückflächenersatz bei einem Rheumatiker immer zu Schwierigkeiten führen muss. Ich selbst habe Rheumapatienten ohne Patellarückflächenersatz, bei denen die Prothese ohne patellofemorale Symptome auch mehr als 25 Jahre nach der Operation noch immer gut funktioniert.

Besser als die Rheumapatienten schnitten die Patienten mit Arthrose ab (▶ Abb. 7-2). Patienten, bei denen nach Implantation einer Knie-TEP eine sekundäre Degeneration der Patella auftrat, wiesen meist ein leichtes Maltracking-Problem auf. Im Ergebnis führt dies zu punktuellen Abriebzonen, die Schmerzen auslösen und möglicherweise zu progredienter Knochendegeneration und Subluxation führen (▶ Abb. 7-3). Aufgrund dieser Erfahrungen habe ich in den 1980er Jahren bestimmte Selektionskriterien entwickelt, denen zufolge bei ca. 80 % der Arthrosepatienten ein selektiver Patellarückflächenersatz durchgeführt und bei 20 % darauf verzichtet wurde. Für den Verzicht auf den Retropatellar-

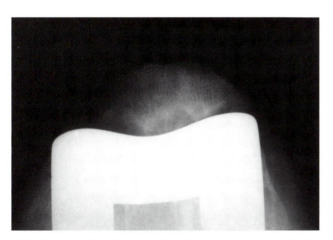

Abb. 7-1 Sekundäre Degeneration einer nicht ersetzten Patellarückfläche bei rheumatoider Arthritis.

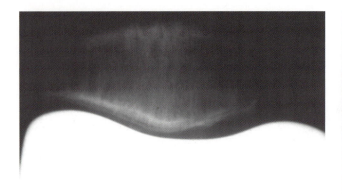

Abb. 7-2 Patella ohne Rückflächenersatz bei einem Arthrosepatienten nach 20 Jahren.

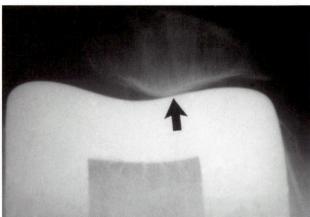

Abb. 7-3 Subluxation einer Patella ohne Rückflächenersatz mit Punktkontakt und Abrieb.

ersatz spricht das Vorliegen einer nichtentzündlichen Arthrose. Mit anderen Worten, die Patellarückfläche wurde bei Patienten mit Gicht, Pseudogicht oder entzündeter Synovialmembran ersetzt. Außerdem mussten bei den Patienten auf der präoperativ erstellten Tangentialaufnahme („Skyline"-Technik) ein kongruenter Patellalauf und der Erhalt des Gelenkspalts erkennbar sein. Bei der Operation dürfen sich keine Zonen sklerosierten Knochens darstellen. Beim Verzicht auf den patellaren Gleitflächenersatz muss die nicht ersetzte Patella regelrecht in der Trochlea der Femurkomponente laufen. Bei Anwendung dieser Auswahlkriterien betrug die 10-Jahres-Überlebensrate der nicht ersetzten Kniescheiben 97%.[3] Andererseits zeigte sich bei den Patellae mit Rückflächenersatz aus diesem Zeitraum eine höhere Inzidenz von Komplikationen, u. a. beschleunigter Verschleiß der metallverstärkten Patellae, potenzieller Abrieb und Verformung der komplett aus Polyethylen bestehenden (All-Poly-)Patellae, Patellastressfraktur und Prothesenlockerung.

Die Auswertung der Ergebnisse aus dem zweiten Jahrzehnt ergab, dass einige Patienten mit nicht ersetzter Patella auch 15 Jahre nach ihrer Arthroplastik noch signifikante Symptome entwickeln konnten und einen sekundären Retropatellarersatz benötigten. Zur selben Zeit trugen Verbesserungen des Prothesendesigns und der Operationstechnik zu einer Abnahme der beim Rückflächenersatz zu beobachtenden Komplikationen bei. Ferner konnte ein Patient mit nicht ersetzter Patellarückfläche Schmerzen entwickeln, die dem patellofemoralen Gelenkanteil zugeschrieben wurden, mit größerer Wahrscheinlichkeit aber nicht daher stammten. Die Folge wären unnötige und nutzlose Reoperationen zum Ersatz der Patellarückfläche. Diese Situation veranlasste mich, ältere Patienten und solche mit ausgesprochen niedriger Schmerzschwelle aus der Gruppe derjenigen auszuschließen, bei denen ich den Verzicht auf einen Rückflächenersatz normalerweise in Erwägung ziehen würde. Deshalb ist die Inzidenz des unterlassenen Rückflächenersatzes bei mir persönlich auf unter 5% der Fälle gesunken. Wenn ich heutzutage die Patellarückfläche nicht ersetze, dann geschieht dies nur nach einem ausführlichen präoperativen Gespräch mit dem jeweiligen Patienten über das Für und Wider einer solchen Entscheidung. Die Vorteile des Verzichts auf den Ersatz der Kniescheibenrückfläche sind der Erhalt der knöchernen Patella, die Vermeidung der in Verbindung mit dem Retropatellarersatz auftretenden Komplikationen sowie die Möglichkeit der einfachen Beseitigung etwaiger Probleme. Ferner können starke patellofemorale Kräfte auf das Gelenk einwirken, ohne dass man bei körperlich aktiven Patienten einen Prothesenverschleiß befürchten muss. Zu den Nachteilen zählen die potenziell unvollkommene Schmerzlinderung sowie die Tatsache, dass bei einem Vergleich der Reoperationsraten bei Patienten ohne Retropatellarersatz mit den Revisionsraten von Patienten mit primärem Rückflächenersatz die Daten bei den meisten Patienten anscheinend für einen Rückflächenersatz sprachen. Der ideale Kandidat für den Verzicht auf den Rückflächenersatz ist wahrscheinlich der junge, korpulente, aktive männliche Patient mit erhaltenem retropatellarem Gelenkspalt (▶ Abb. 7-4).

Wenn man einen Verzicht auf den Rückflächenersatz der Patella in Erwägung zieht, sollte man immer bedenken, wie sich die Prothesengeometrie der Facies patellaris femoris des verwendeten

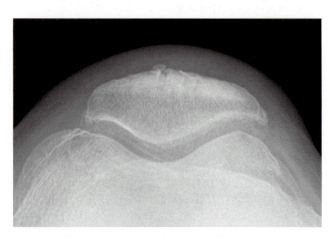

Abb. 7-4 Präoperative Tangentialaufnahme des idealen Kandidaten für einen Verzicht auf Retropatellarersatz.

Femurimplantats auswirken kann, denn eine nicht anatomisch und flach geformte femorale Gleitfläche toleriert eine Patella ohne Rückflächenersatz natürlich nicht so problemlos wie eine anatomisch geformte.

Bei den Berichten über die nicht ersetzten Patellae ist zu berücksichtigen, dass die Ergebnisse prothesenspezifisch und nicht unbedingt allgemeingültig sind.

7.2 Maltracking der Patella

Eine Fehlführung der Patella (sog. Maltracking) bei einem totalendoprothetisch versorgten Knie ist gewöhnlich das Ergebnis des Zusammentreffens mehrerer Faktoren beim selben Patienten. Zu den Ursachen des Maltrackings gehören Restvalgusstellung, valgische Fehlimplantation der Femurkomponente, Patellahochstand (Patella alta), mangelhafte Prothesengeometrie, Innenrotation der Femur- oder Tibiakomponente, übermäßige Patelladicke, asymmetrische Zurichtung der Patella, Verzicht auf die Durchtrennung des lateralen Retinakulums (laterales Release) trotz bestehender Indikation, Kapseldehiszenz und dynamische Instabilität.

Restvalgusstellung

Eine Valgusstellung des Beines nach TKA ist meist das Ergebnis einer übermäßigen Valgusausrichtung der Femurkomponente. Meiner Meinung nach entsteht dieses Problem meist dann, wenn der Operateur den intramedullären Ausrichtstab für die distale Femurresektion in ein in der Mitte der interkondylären Notch liegendes Loch einbringt (s. Kap. 4). Die präoperative Röntgenplanung anhand von Schablonen zeigt, dass auf den meisten Röntgenaufnahmen eine von der Schaftmitte des distalen Femurs gezogene Linie mehrere Millimeter medial der tatsächlichen anatomischen Mitte der interkondylären Notch auftrifft. Wird ein lateral des eigentlichen Austrittspunktes liegender Eintrittspunkt für den Ausrichtstab gewählt, fällt der auf den distalen Schnitt übertragene Valgus bis zu mehrere Grad größer aus als vom Ausrichtinstrument angezeigt. Aufgrund der daraus resultierenden vermehrten Valgusstellung der Beinachse vergrößert sich der Quadrizepswinkel (Q-Winkel), was wiederum eine Lateralisierung des Patellalaufs begünstigt.

Übermäßige Valguseinstellung der Femurkomponente

Selbst wenn der Operateur einer Valgusausrichtung der Femurkomponente durch eine gewisse Varusstellung der Tibiakomponente entgegenwirkt und damit die Beinachsenverhältnisse insgesamt korrigiert, kann eine in Valgus implantierte Femurkomponente die Patellaführung beeinträchtigen. Durch die Valguseinstellung wird der proximalste Anteil der Facies patellaris femoris nach medial verschoben, sodass möglicherweise noch nicht einmal in voller Extension ein zentrierter Lauf der Patella in der femoralen Führungsrinne möglich ist (▶ Abb. 7-5).

Patellahochstand

Auf ähnliche Weise kann auch ein Patellahochstand (Patella alta) die Patellaführung beeinflussen. In einem solchen Fall ist die Patella höher positioniert als der höchste Punkt der femoralen Patellagleitfläche der Prothese in voller Extension und kann sich nicht richtig in die Führungsrinne der Femurkomponente einstellen. Verstärkt wird dieses Problem der Patellaführung noch durch eine schmale und flache Trochlearinne (▶ Abb. 7-6).

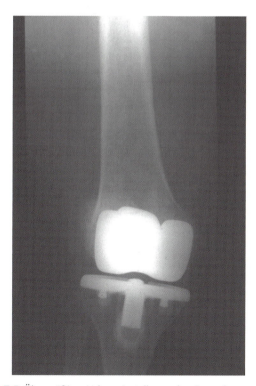

Abb. 7-5 Übermäßige Valguseinstellung der Femurkomponente führt zu patellarer Instabilität.

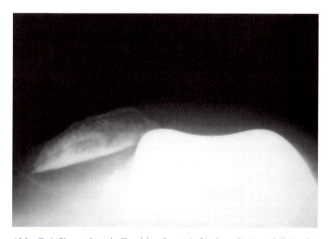

Abb. 7-6 Eine schmale Trochlea femoris fördert die Instabilität der Patella.

Fehlrotation der Komponenten

Eine innenrotierte Femur- bzw. Tibiakomponente kann eine patellare Fehlführung begünstigen. Femurseitig entsteht ein solches Maltracking-Problem dadurch, dass sich die Trochlea femoris aufgrund der Innenrotation der Femurkomponente nach medial verschiebt und damit von der natürlichen mediolateralen Position der Patella entfernt. Ich bin der Meinung, dass die Auswirkungen einer solchen Innenrotation der Femurkomponente auf die Fehlführung der Patella überschätzt werden. Je nach Prothesengeometrie sind ca. 3° femorale Rotation erforderlich, um die femorale Führungsrinne um 1 mm zu verschieben. Welchen Einfluss die Innenrotation ausübt, richtet sich also nach dem Grad der Fehlrotation (▶ Abb. 7-7).

Der Rotationseffekt kann dadurch ausgeglichen werden, dass zum einen eine kleinere Patellakomponente ausgewählt und nach medial versetzt wird und dass zum anderen die Femurkomponente am distalen Femur so weit wie möglich nach lateral implantiert wird, allerdings ohne dass es dabei zu einem Überstand kommt.

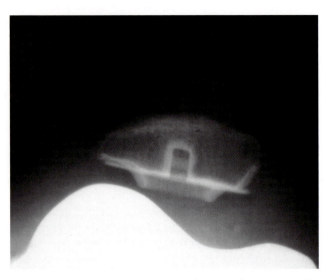

Abb. 7-7 Eine deutliche Innenrotation der Femurkomponente fördert die Instabilität der Patella. Hier wurde die Patella außerdem asymmetrisch zugerichtet und ist zu dick.

Rotationsausrichtung der Femurkomponente

Auch wenn die Rotation der Femurkomponente sich – wie oben ausgeführt – auf die Patellaführung auswirkt, so halte ich ihren Einfluss doch für weniger signifikant als manch andere. Die wichtigste Aufgabe der femoralen Rotation ist die Unterstützung der Beugespaltsymmetrie. Die technischen Einzelheiten zur Rotationsausrichtung der Femurkomponente werden in Kapitel 4 erörtert.

Patelladicke

Maltracking wird auch durch ein zu dickes Patella-Inlay begünstigt, was hauptsächlich darauf zurückzuführen ist, dass sich dadurch die Exkursion des Quadrizepsapparates insgesamt verkürzt. Deshalb sollte der Operateur vor der Zurichtung des Knochens immer die Dicke der nativen Patella messen. Zusammen mit meinen Kollegen habe ich eine Studie veröffentlicht, in der gezeigt wird, dass die durchschnittliche Dicke weiblicher Patellae zwischen 22 und 24 mm beträgt, während männliche Kniescheiben 24–26 mm dick sind.[4] Bei abgenutzten dysplastischen Patellae kann die Dicke entsprechend dieser Werte wiederhergestellt werden. Bei präoperativ eingesteiften Kniegelenken hat die Patelladicke eine stärkere Bedeutung als bei sehr mobilen Kniegelenken.

Asymmetrische Zurichtung der Patella

Ein weiterer Grund für ein patellares Maltracking ist die asymmetrische Zurichtung der Patella. Den häufigsten Fehler begeht der Operateur, wenn er darauf verzichtet, den medialen Knorpel-Knochen-Übergang durch Entfernung des potenziell darüberliegenden Weichteil- oder Synovialgewebes vollständig darzustellen. Der Patellaschnitt wird dadurch medialseitig zu flach, lateralseitig dagegen vollständig ausgeführt (s. Abb. 7-7), was unmittelbar zu einer Verkippung des Implantats führt und dessen Fehlführung begünstigt.

Notwendigkeit eines lateralen Release

Nach der Implantation der Endoprothese sollte vor dem Wundverschluss der Lauf der Patella beurteilt werden, um die Notwendigkeit eines lateralen Release abzuklären. In einigen Untersuchungsreihen war die Inzidenz der lateralen Bandablösung in der Vergangenheit recht hoch. Ich erinnere mich, dass manche Operateure Raten von 100% angegeben haben.

Bei der Mehrzahl der Operateure lag die laterale Release-Rate bis vor etwa 5 Jahren, als sich Prothesengeometrie und auch Implantationstechniken durch Beseitigung der oben erwähnten technischen Fehler zu verbessern begannen, bei etwa 30%. Die meisten erfahrenen Operateure teilen bei Varusknien eine laterale Release-Rate von unter 5% mit. Bei Valgusknien liegt sie gewöhnlich höher, weil Valgusknie oftmals mit hoch stehender Patella und präoperativer Subluxation einhergehen. Ich selbst unterscheide das laterale Release, das zur Korrektur einer Valgusdeformität durchgeführt werden muss, von einem lateralen Release, das zur regelrechten Einstellung der Patella erforderlich ist. Die Mobilisierung der Weichteilstrukturen zur Korrektur einer Valgusfehlstellung des Knies erfolgt distal der A. und V. lateralis superior genus, während das Release zur Einstellung der Patella sich auf eine Region proximal dieser Gefäße erstrecken muss (s. Kap. 4 und 6).

„Rule of no Thumb"-Test

Den klassischen intraoperativen Test der Patellaführung bezeichnet man auch als „No thumb"-Regel.[5] Bei diesem erstmals von F. Ewald vorgeschlagenen Test wird die Patella bei unverschlossener Kapsel und gestrecktem Bein in der femoralen Führungsrinne eingestellt. Anschließend wird das Knie passiv gebeugt und überprüft, ob die Patella bei offener Kapsel kongruent gleitet oder nicht. Wenn dies der Fall ist und die mediale Facette der Patellakomponente mit der medialen Wange der Facies patellaris femoris artikuliert, ist ein laterales Bandrelease nicht erforderlich, muss unter Umständen aber bei Luxation oder Verkippung der Patella erfolgen. Eine Wiederholung des Tests ist ratsam, nachdem die Kapsel in Höhe des oberen Patellapols mit einer Naht geschlossen wurde. Gleitet die Patella ohne übermäßig gespannte Kapselnaht regelrecht auf der femoralen Gelenkfläche, ist kein Release nötig. Bei persistierender Verkippung überprüfen manche Operateure die Patellaführung gern auch noch bei geöffneter Blutsperre, um einen etwaigen Einfluss der Quadrizepssehne auf das Testergebnis ausschließen zu können. Auch ein kontraktes hinteres Kreuzband kann zu einem deutlichen patellaren Tilt führen, wenn die Femurkomponente nach dorsal gezogen wird, während sich die Tibia (mit der Tuberositas) nach ventral bewegt.

Dynamische Instabilität der Patella

Als weitere Form der Patellasubluxation muss die dynamische Instabilität der Patella berücksichtigt werden. In einer solchen klinischen Situation gibt die intraoperative Untersuchung der Patellaführung keinen Anhalt für eine Subluxation. Postoperativ zeigt sich die Patella in vollständiger aktiver Streckung allerdings nach lateral subluxiert und verschiebt sich mit Beginn der Flexion in der femoralen Führungsrinne weiter nach medial. Dies muss beim Patienten nicht unbedingt zu einer funktionellen Behinderung führen, stellt aber einen recht beunruhigenden klinischen Befund dar, der den Abrieb des Patella-Implantats tatsächlich beschleunigen könnte. Das Syndrom tritt am ehesten bei Patienten mit einer signifikanten präoperativen Schwellung auf, die zu einer Überdehnung der medialen Bandstrukturen führt. Auch wenn sich im „No thumb"-Test passiv ein regelrechter Patellalauf zeigt, kann der überdehnte mediale Kapselapparat in Kombination mit einer normalen postoperativen Schwellung in voller aktiver Extension lateralseitig zu einer dynamischen Subluxation führen. Manchmal klingen die Symptome ab, wenn sich der postoperative Erguss zurückbildet. Bei persistierendem Syndrom wird eine Reoperation mit Versatz der medialen Kapselstrukturen erforderlich.

Prüfung auf dynamische Instabilität

Man kann auf dieses Syndrom hin testen und einer dynamischen Instabilität dadurch vorbeugen. Der Operateur sollte sich dieser Möglichkeit bewusst sein, wenn er Patienten mit präoperativ bestehenden großen chronischen Ergüssen versorgt. Zu Beginn des Wundverschlusses werden in Höhe des oberen Pols der Patella zwei oder drei Nähte an der Kapsel gesetzt. Bei gestrecktem Knie wird die Instabilität der medialen Kapselstrukturen überprüft, indem man versucht, die Patella manuell nach lateral zu luxieren. Wenn das gelingt, entfernt man die Nähte und versetzt die medi-

alen Strukturen, sodass in Extension keine Subluxation auftreten kann.

7.3 Gefäßversorgung der Patella

Wichtig ist die Aufrechterhaltung einer intakten Blutversorgung der Patella. Die Hauptversorgungsquellen sind medial und lateral jeweils die A. genus superior und inferior. Natürlich werden die medialen Kniegefäße bei einer medialen Standardarthrotomie unterbrochen. Das zeigt, wie wichtig es ist, wenn möglich die lateralen Versorgungsquellen zu erhalten. Die A. genus inferior lateralis wird im Zuge des normalen TKA-Zugangs fast immer geopfert (s. Kap. 4). Das Gefäß verläuft genau lateral zum Rand des Außenmeniskus. Nach Beendigung der Meniskektomie sollte der Operateur das offene Lumen der Arterie und der Vene im posterioren Anteil des lateralen Kompartiments aufsuchen und diese Gefäße koagulieren, um das Risiko postoperativer Blutungen zu minimieren (s. Abb. 4-7).

Das wichtigere der beiden lateralseitigen Gefäße ist die obere laterale Kniearterie, die erhalten werden kann, selbst wenn zur Valguskorrektur oder aus Gründen der Patellaführung ein laterales Release erforderlich wird (s. Kap. 6). Man findet die Gefäße im lateralen Sulkus in Höhe des oberen Patellapols und im Corpus adiposum genus direkt unter dem Stratum synoviale. Sie bilden die Hypotenuse eines rechtwinkligen Dreiecks, wobei der rechte Winkel der aus den kulissenartigen Fasern des M. vastus lateralis gebildeten Schicht entspricht und die Höhe des Dreiecks der lateralen Kortikalis des Femurs (▶ Abb. 7-8). Ein laterales Release zur Valguskorrektur beginnt distal dieser Gefäße. Muss das laterale Retinakulum wegen der Patellaführung durchtrennt werden, kann das Release unter Schonung der Gefäße unterhalb dersel-

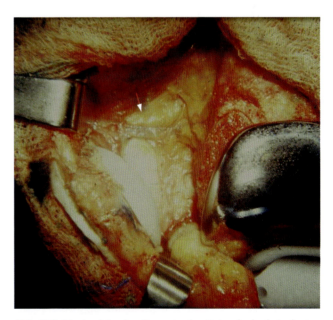

Abb. 7-8 Die im lateralen Rezessus des Kniegelenks freigelegten oberen lateralen Kniegefäße.

7 Patellofemorale Komplikationen im Rahmen der Totalendoprothetik des Kniegelenks

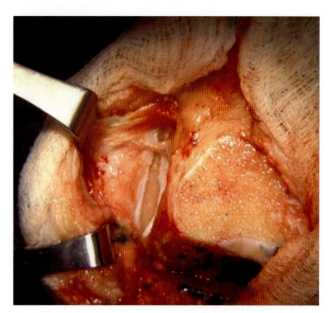

Abb. 7-9 Laterales Release unter Schonung der oberen lateralen Kniegefäße.

ben durchgeführt werden. Der vertikale Teil des Release distal der Gefäße erleichtert den Lauf der Patella in Extension (▶ Abb. 7-9). Der proximal der Gefäße liegende Teil erleichtert die Patellaführung in Flexion und wird in einem Winkel von 45° zum vertikalen Release und damit senkrecht zu den Fasern des M. vastus lateralis geführt.

Auch wenn die Opferung der oberen lateralen Kniegefäße nicht notwendigerweise zur Avaskularität der Patella oder des Hautlappens führen muss, zeigen postoperative knochenszintigraphische Untersuchungen, dass diese Möglichkeit durchaus besteht.[6] Würde sich in der knöchernen Patella das Vollbild einer Osteonekrose entwickeln, würde sich damit auch das Potenzial für eine Stressfraktur oder Lockerung der Patellakomponente erhöhen.

7.4 Patellafraktur

Patellafrakturen können die Folge eines direkten Traumas, von Osteonekrose oder hohen Belastungsdrücken auf den Verankerungslöchern der Patellakomponente sein (▶ Abb. 7-10).[7] Darüber hinaus sind auch kleine, meist nichtsignifikante Avulsionsfrakturen am oberen oder unteren Patellapol zu beobachten (▶ Abb. 7-11). Bei den meisten Frakturen kann – unabhängig von ihrer Ursache – auf eine operative Behandlung verzichtet werden, es sei denn, die Streckfunktion ist beeinträchtigt oder die Patellakomponente nicht mehr in einem Hauptfragment der Patella verankert.

Die Initialtherapie umfasst die mehrere Wochen anhaltende Ruhigstellung des Kniegelenks in einer leicht zu entfernenden Schiene, damit zur Erhaltung der Beweglichkeit einmal täglich eine sanfte passive Flexion bis 90° durchgeführt werden kann. Mit isometrischen Quadrizepsübungen wird sofort begonnen. Die Immobilisierung wird nach 4 Wochen allmählich beendet und mit der aktiven Extension angefangen. Bei einem Fixationsverlust wird ein operativer Eingriff erforderlich, um die Patellakomponente zu entfernen und etwaige Beeinträchtigungen des

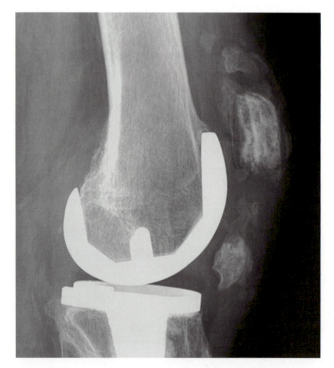

Abb. 7-10 Stressfraktur durch den unteren Pol der Patella.

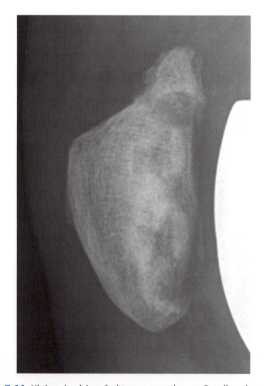

Abb. 7-11 Kleine Avulsionsfrakturen am oberen Patellapol verursachen gewöhnlich passagere Symptome.

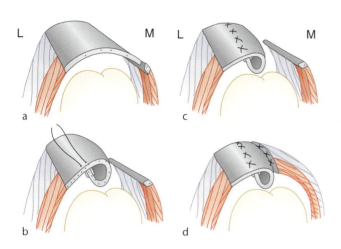

Abb. 7-12 Verstärkungsplastik der Sehne (Sehnen*tubing*) zur Verbesserung der Quadrizepsfunktion.

Quadrizepsapparates zu beheben. In dem Versuch, die Integrität der Quadrizepsfunktion möglichst umfassend zu bewahren, bleiben anfangs alle Hauptfragmente des Patellaknochens erhalten. Zuweilen kann eine sekundäre komplette Patellektomie mit nachfolgender Sehnenplastik nötig werden, um den Quadrizepsapparat zu kräftigen und zu verstärken (▶ Abb. 7-12).
Anscheinend besteht ein Zusammenhang zwischen der Inzidenz patellarer Stressfrakturen und der Verankerungsmethode. Große zentrale Verankerungszapfen gehen mit einer höheren Stressfrakturrate einher als kleinere (zentral oder peripher verankerte) Zapfen.

7.5 Patellalockerung

Auch die Lockerung der Patellakomponente scheint mit der Verankerungsmethode in Zusammenhang zu stehen. Während große zentrale Zapfen eine höhere Stressfrakturrate aufweisen, sind kleine zentrale Zapfen mit einer höheren Lockerungsrate assoziiert. Patellakomponenten mit drei peripheren Zapfen scheinen die niedrigste Gesamtinzidenz von Stressfrakturen wie auch Lockerungen aufzuweisen und sind die Methode der Wahl für die Verankerung der Patellakomponente.
Eine Lockerung kann auch mit Osteonekrose sowie einer progredienten Verformung des Polyethylens assoziiert sein, die durch asymmetrische Abriebkräfte entsteht, welche infolge einer ungünstigen Prothesengeometrie auf die patellare Gelenkfläche übertragen werden (▶ Abb. 7-13).

7.6 Prothesenverschleiß

Verschleiß und Verformung der Voll-Polyethylen-Patellakomponenten können, wie oben beschrieben, zum Fixationsverlust und zur Patellalockerung führen; ein isolierter Abrieb einer All-Poly-Komponente stellt gewöhnlich aber keine Indikation zur Reope-

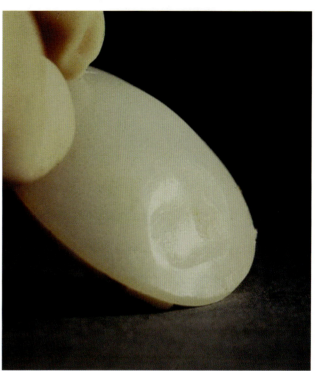

Abb. 7-13 Verformung des Polyethylens infolge einer ungünstigen Prothesengeometrie.

ration dar. Sorgen bereitet vielmehr der Verschleiß der metallverstärkten Patellaimplantate. Diese Komponenten kamen Anfang der 1980er Jahre zu einer Zeit auf den Markt, als man auch die Tibiakomponenten durch Metallunterlagen zu verstärken begann. Eine Metallverstärkung hat theoretisch zwei Vorteile; zum einen die Möglichkeit einer besseren Verteilung der Kräfte auf die gesamte Verankerungsfläche, wie sie auch für metallverstärkte Tibiakomponenten nachgewiesen wurde, und zum anderen die Möglichkeit der zementfreien Fixation unter Einwachsen des Knochens in die porös beschichtete Rückseite. Leider macht die Metallverstärkung des Patellaimplantats die Verdünnung des aufliegenden Polyethylens bis zu einem Punkt erforderlich, an dem starke Belastungen häufig zu einer Zerstörung der Oberfläche führen. Dadurch kommt es zum Kontakt zwischen der Metallverstärkung und der Trochlea, aus der sich eine metallinduzierte Synovialitis und ein dringender Revisionsbedarf entwickeln können (▶ Abb. 7-14). Zur selben Zeit ergab sich durch die Einführung der zementiert verankerten All-Poly-Komponenten mit drei Verankerungszapfen die Möglichkeit zur zementierten Fixation bei hohen Anfangserfolgen und einer geringen Spätkomplikationsrate.
Die mobil gelagerte metallverstärkte Patellakomponente ist das einzige Design, das sich trotz der Metallverstärkung hoher Erfolgsraten erfreuen kann, die sehr wahrscheinlich der bei mobil gelagerten Gelenken möglichen hohen Konformität und niedrigen Druckbelastung zu verdanken sind.
Versuche, den Abrieb der vollständig aus Polyethlen bestehenden (All-Poly-)Patellakomponenten zu minimieren, sind aus einem bes-

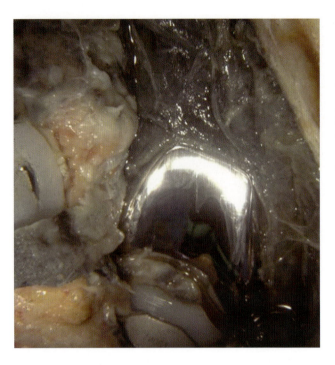

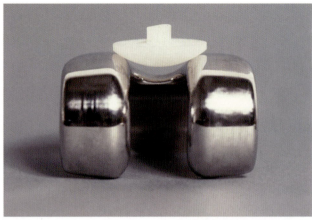

Abb. 7-15 (oben) Bei den alten kondylären Prothesendesigns kommt es in hoher Flexion zu einem punktförmigen Kontakt zwischen der domförmigen Patella und den Femurkondylen.

Abb. 7-14 (links) Eine abgenutzte metallverstärkte Patellakomponente mit daraus resultierender metallinduzierter Synovialitis.

seren Verständnis der Kinematik dieses Gelenks erwachsen. Die frühesten, aus der Mitte der 1970er Jahre stammenden Designs sahen ein domfömiges Patella-Inlay vor, das in Extension kongruent mit der femoralen Führungsrinne artikulieren konnte, darüber hinaus aber auch in Flexion – wenn die Patellakomponente mit den Femurkondylen artikuliert – hohe Belastungen und Punktkontakt zuließ (▶ Abb. 7-15). Beim Aufstehen von einem Stuhl oder beim Treppaufgehen ist das natürlich die Stelle, an der die stärksten Kräfte auf das patellofemorale Gelenk einwirken. Diese Kräfte können bis zum 5fachen des Körpergewichts betragen. Die Untersuchung von Explantaten hat gezeigt, dass die Patella durch Abrieb oder „Kaltfluss" eine Form annimmt, bei der an der Peripherie (konkave) Ausbuchtungen entstehen, die in Flexion mit den gewölbten (konvexen) Kondylen artikulieren (s. Abb. 7-13). Zu Beginn der 1980er Jahre wurde die Form der Patellakomponente zur sog. Sombreroform *(mexican hat)* weiterentwickelt, um so bei hoher Flexion eine größere Kontaktfläche zwischen Metall und Kunststoff zu gewährleisten (▶ Abb. 7-16). Alternativ entstanden andere Designs, bei denen die konkave Form der Trochlea femoris an den Femurkondylen teilweise beibehalten wurde (▶ Abb. 7-17). Damit ist auch bei einer domfömigen Patella sowohl in Flexion als auch in Extension für eine große Kontaktfläche und eine gute Kongruenz gesorgt. Ferner gestattet ein nach dem *Round-on-round*-Prinzip gestaltetes Ge-

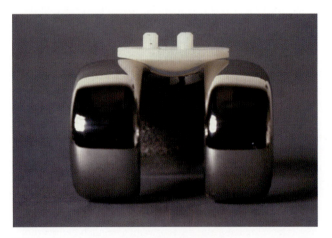

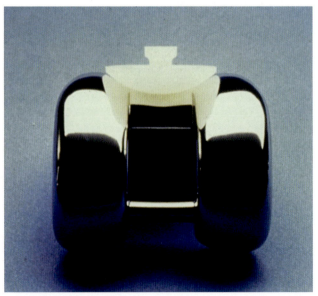

Abb. 7-16 (oben) Die sombreroförmige Patella sorgt in Flexion für einen besseren Metall-Kunststoff-Kontakt.

Abb. 7-17 (rechts) Ein alternatives Gelenk mit einer in Richtung Femurkondylen ausgezogenen Trochlea femoris.

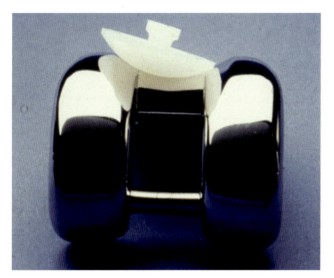

Abb. 7-18 Dieses Gelenk lässt die Verkippung der Patella zu, bei gleichzeitig gutem Kontakt zwischen Metall- und Kunststoffflächen.

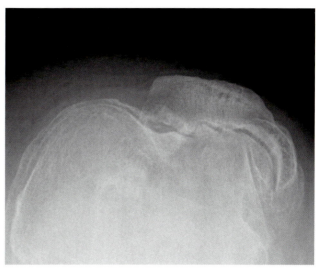

Abb. 7-19 Dysplastisch veränderte Patella mit einer dünnen, konkav gewölbten lateralen Facette.

lenk eine Verkippung der Patella, ohne dass es dabei zu einer Kantenbelastung kommt (▶ Abb. 7-18). Mit den heutigen Knie-TEP-Systemen werden unterschiedliche Designs angeboten, die es dem Operateur ermöglichen, den jeweils passenden Gelenktyp auszuwählen.

7.7 Patella-Clunk-Syndrom

Das Patella-Clunk-Syndrom tritt auf, wenn am oberen Pol der Patella Narbengewebe entsteht und in der interkondylären femoralen Aussparung (*femoral box*) einer posterior stabilisierten Femurkomponente einklemmt. Das ist der Grund, warum das Clunk-Syndrom bei kreuzbanderhaltendem Prothesendesign nicht zu sehen ist. Statt des metallischen Klackens („clunk") kann der Patient auch ein tast- und hörbares Reiben (Krepitation) verspüren, das auf das Vorhandensein dieses Narbengewebes zurückgeht.

Das Auftreten des Clunk-Syndroms kann minimiert werden, wenn der Übergang von der Trochlea femoris zur interkondylären Aussparung bei den posterior stabilisierten Femurkomponenten stufenlos gestaltet wird. Auch die operative Abtragung aller Synoviareste von der Quadrizepssehne genau über dem oberen Pol der Patella hilft, dieses Phänomen auf ein Minimum zu begrenzen (s. Kap. 4). Ein solches operatives Vorgehen scheint auch bei kreuzbanderhaltenden Prothesen das Krepitationspotenzial zu minimieren oder zu beseitigen.

7.8 Präparation einer dysplastischen Patella

Manche Patienten haben ein dysplastisch verändertes patellofemorales Gelenk, das mit einem Patellahochstand und lateraler Subluxation oder sogar Luxation einhergeht. Auf einer Tangentialröntgenaufnahme stellt sich die Kniescheibe dünn dar, und die laterale Facette artikuliert anstatt mit der Trochlea femoris mit der konvex geformten Gelenkfläche der lateralen Trochlea und der lateralen Femurkondyle (▶ Abb. 7-19). Auch in diesen Fällen orientiert sich die Operationstechnik an den Grundprinzipien der patellaren Präparation.

Die maximale Dicke dieser Art von dysplastischer Patella beträgt mitunter nicht mehr als 15 mm. Das bedeutet aber nicht, dass diese Stärke nach Ersatz der Patellarückfläche erhalten bleiben muss. Bei Frauen kann das Patella-Inlay nach dem Rückflächenersatz zwischen 22 und 24 mm und bei Männern zwischen 24 und 26 mm dick sein.

In Fällen mit dysplastischen Veränderungen empfinde ich es als ausgesprochen hilfreich, den geplanten Schnitt auf der präoperativ erstellten Tangentialaufnahme (Skyline-Ansicht) einzuzeichnen (▶ Abb. 7-20). Die mediale Hälfte der Patella wird in einer Stärke von 12–13 mm belassen; die laterale Resektion umfasst oft nur die Entfernung und Glättung des konvex gewölbten lateralen Randes. Die beiden medialen Verankerungszapfen einer dreizapfigen Patellaprothese werden in der medialen Hälfte der Kniescheibe fixiert, in der das Knochenlager ausreichend dick ist. Der einzelne Lateralzapfen mit einem flachen lateralen Zapfenloch verstärkt die Verankerung der Patellakomponente lediglich. Die dünne, insuffiziente konvexe Seite der Patella kann mit Knochenzement aufgefüllt werden (▶ Abb. 7-21).

Zusammenfassung

Man geht davon aus, dass patellofemorale Probleme nach Implantation einer Knie-TEP nicht weniger als 50 % der reoperationspflichtigen Komplikationen ausmachen. Dazu zählen: Abnutzung der nicht ersetzten Patella, Maltracking, Patellafraktur,

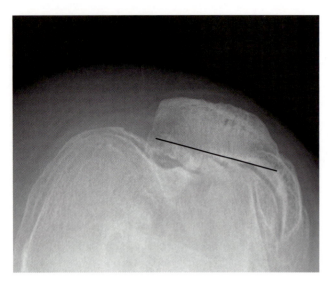

Abb. 7-20 Präoperative Planung des Patellaschnitts.

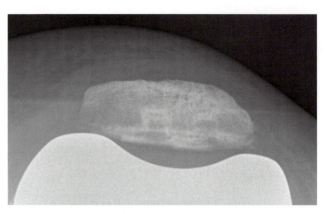

Abb. 7-21 Postoperative Röntgenaufnahme nach Ersatz der Gleitfläche einer dysplastisch veränderten Patella.

Prothesenlockerung, Osteonekrose und Prothesenabrieb. Dank der Verbesserungen von Prothesendesign und Operationstechniken nehmen diese Komplikationen allerdings immer mehr ab. Nach wie vor kontrovers diskutiert wird die Frage, ob die Rückfläche der Patella während des endoprothetischen Eingriffs ersetzt werden sollte oder nicht.

Da die mit dem Rückflächenersatz verbundenen Komplikationen weiterhin rückläufig sind, befürworte ich den Ersatz der Patellarückfläche unabhängig von den jeweiligen Operationsbefunden bei allen Patienten mit rheumatoider und entzündlicher Arthritis sowie bei allen älteren Patienten. Den Verzicht auf den Rückflächenersatz behalte ich ungefähr 5 % meiner Patienten vor, und zwar den jungen korpulenten und aktiven Arthrosepatienten, die dieser Entscheidung nach einem präoperativ durchgeführten Gespräch über das Für und Wider zustimmen.

Literatur

1. Brick GW, Scott RD: The patellofemoral component of total knee arthroplasty. Clin Orthop 1988; 231: 163–178.
2. Scott RD: Duopatellar total knee replacement: the Brigham experience. Orthop Clin North Am 1982; 13: 89–102.
3. Kim BS, Reitman RD, Schai PA, Scott RD: Selective patellar non-resurfacing in total knee arthroplasty. Clin Orthop 1999; 367: 81–88.
4. Chmell MJ, McManus J, Scott RD: Thickness of the patella in men and women with osteoarthritis. Knee 1996; 2 (4): 239–241.
5. Scott RD: Prosthetic replacement of the patellofemoral joint. Orthop Clin North Am 1979; 10: 129–137.
6. Wetzner SM, Bezreh JS, Scott RD, et al.: Bone scanning in the assessment of patellar viability following knee replacement. Clin Orthop 1985; 199: 215–219.
7. Scott RD, Turoff N, Ewald FC: Stress fracture of the patella following duopatellar total knee arthroplasty with patellar resurfacing. Clin Orthop 1982;170:147–151.

8
Einsteifung vor und nach totaler Kniegelenkarthroplastik

Zu den Zielen der totalen Knieendoprothetik gehören die Schmerzlinderung und die Wiederherstellung der Funktionsfähigkeit. Um bestimmte Aktivitäten wieder aufnehmen zu können, ist ein ausreichender Bewegungsumfang erforderlich. Zum Gehen auf ebener Erde beispielsweise benötigt der Mensch eine Knieflexion von 70°. 90° sind erforderlich, um – je nach Steigungshöhe – die meisten Treppen hinaufsteigen zu können, 100° hingegen, um treppab zu gehen und dabei das Spielbein nachzuziehen. Um von einem normalen Stuhl ohne Zuhilfenahme der Arme aufzustehen, bedarf es einer Beugung von 105°. Daher ist es von entscheidender Bedeutung, dass unsere Patienten das maximal mögliche Bewegungsausmaß erreichen.

Eine Einsteifung nach TKA kann mehrere Gründe haben, die mit der Diagnose des Patienten, mit seiner präoperativen Beweglichkeit, der Geometrie der eingesetzten Prothese, der Operationstechnik, dem intraoperativen Bewegungsausmaß nach dem Verschluss der Gelenkkapsel, der postoperativen Rehabilitation sowie Faktoren der Wundheilung zusammenhängen können.

Die am häufigsten mit einer Einsteifung des Kniegelenks assoziierten Diagnosen sind juvenile rheumatoide Arthritis, rheumatoide Arthritis bei manchen Erwachsenen, Arthritis psoriatica und posttraumatische Arthritis (vor allem infolge multipler chirurgischer Eingriffe). Weitere Patientenfaktoren beinhalten die Schmerzschwelle des Patienten, das Vorliegen eines Patellatiefstands (Patella baja oder infera), ipsilaterale Hüftbeteiligung, heterotope Ossifikation und physiotherapeutischen Übereifer.

Manchmal wird ein Arthritisbefall des ipsilateralen Hüftgelenks als Ursache von präoperativen Knieschmerzen übersehen. Nicht selten werde ich von endoprothetisch versorgten Patienten zur Behandlung eines schmerzhaften Knies aufgesucht, bei dem die Schmerzen eigentlich von der Hüfte ausstrahlen. Bei diesen schmerzhaften Knien zeigt sich oftmals ein verminderter Bewegungsumfang. Die Rehabilitation eines endoprothetisch versorgten Knies bei gleichzeitig vorliegender schmerzhafter und steifer Hüfte kann sich schwierig gestalten. Dies ist einer der Gründe dafür, warum bei Patienten mit ipsilateraler Hüft- und Kniegelenkbeteiligung das Hüftgelenk vor dem Kniegelenk ersetzt werden sollte (s. Kap. 11). Wenn ein Patient mit Knieendoprothese postoperativ auf Schmerzen und Steifheit untersucht wird, die von einer ipsilateralen Koxarthrose herrühren, gehört es zu den häufigen klinischen Befunden, dass das betroffene Bein außenrotiert ist, wenn der Patient auf dem Rücken liegt (was natürlich auch passieren kann, wenn er an einer Beugekontraktur des Kniegelenks leidet).

Eine Röntgenaufnahme des Beckens ist wichtig, um zu verhindern, dass eine arthritische Hüfte vor der TKA des ipsilateralen Kniegelenks übersehen wird. Für die präoperative Planung fertige ich daher immer eine Ganzbeinstandaufnahme mit Hüft-, Knie- und Sprunggelenk des Patienten an. Auf diese Weise kann ich Hüftgelenkerkrankungen sowie etwaige anatomische Deformitäten des Femurs ausschließen. Ferner stelle ich dem Patienten während der präoperativen diagnostischen Untersuchungen eine einfache Frage, und zwar, ob es ihm schwer fällt, seine Füße zu erreichen, um die Zehennägel zu schneiden oder die Schuhe zu binden. Kann der Patient diese Aktivitäten des täglichen Lebens unbehindert ausführen, ist eine signifikante Hüftpathologie unwahrscheinlich. Wenn der Patient über eine Behinderung bei diesen Tätigkeiten berichtet, ist zunächst einmal eine Erkrankung der Hüfte auszuschließen.

8.1 Darstellung des steifen Knies

Die Freilegung des ankylosierten Kniegelenks kann Probleme bereiten. Um eine übermäßige Belastung des Patellarsehnenansatzes zu vermeiden, die zum Ausriss der Patellarsehne führen könnte, ist äußerste Vorsicht geboten. Die beiden am häufigsten angewandten Methoden, die die Darstellung des eingesteiften Kniegelenks erleichtern, sind ein proximales Release oder eine Osteotomie der Tuberositas tibiae. Ich bevorzuge das proximale Release, um der potenziell mit der Tuberositasosteotomie verbundenen Morbidität vorzubeugen, wozu Wundheilungsstörungen, Probleme mit der Heilung der Osteotomie und das Potenzial für Stressfrakturen am Sitz der Osteotomie gerechnet werden.

8 Einsteifung vor und nach totaler Kniegelenkarthroplastik

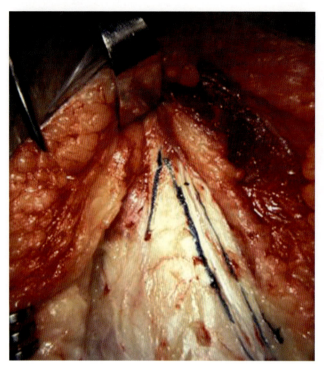

Abb. 8-1 Eine Inzision in die Quadrizepssehne in Form eines umgekehrten V erleichtert die Eversion der Patella.

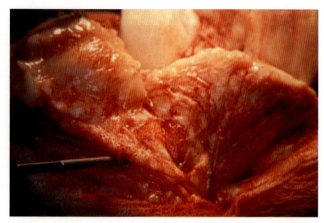

Abb. 8-2 Das Einbringen eines glatten 1/8-Zoll-Stiftes (ca. 3 mm) in die Tuberositas tibiae schützt die Patellarsehne vor dem Ausreißen.

Das klassische proximale Release ist der ursprünglich von Insall beschriebene sog. *Quadriceps Snip* (Quadrizeps-Schnitt).[1] Ich führe eine modifizierte Form dieses Schnittes durch, wobei die mediale Arthrotomie zum Apex der Quadrizepssehne auf der medialen Seite geführt und dann distal entlang der lateralen Sehnenseite in Form eines umgekehrten V verlängert wird (▶ Abb. 8-1).[2] Ich bevorzuge diese Form des Release, weil das Gelenk auf diese Weise leicht „wasserdicht" verschlossen werden kann und sich so eine Leckage des Hämatoms verhindern lässt.

Diese Maßnahme kann auch zu einer formalen V-Y-Quadrizepsplastik erweitert werden, um den Streckapparat gegebenenfalls verlängern zu können. Das proximale Release der Quadrizepssehne führt zu einer wirksamen Verringerung der Spannung auf der Patellarsehne. Dadurch kann die Patella wie die Seite eines Buches umgeklappt werden. Das sichert dem Operateur den Zugang zum lateralen parapatellaren Narbengewebe und zum lateralen Retinakulum, sodass ein vorläufiges laterales Release durchgeführt werden kann, um die Patella so noch besser evertieren und freilegen zu können. Ungeachtet dieser Maßnahmen halte ich es für ratsam, einen glatten 1/8-Zoll-Stift in die Tuberositas tibiae einzubringen, um zu verhindern, dass die Patellarsehne sich weiter von ihrer Ansatzstelle abschält oder ausreißt (▶ Abb. 8-2).

8.2 Freilegung des ankylosierten Kniegelenks in Extension

Wenn das Kniegelenk in Extension ankylosiert (d. h. die Beugefähigkeit des Knies limitiert) ist, empfehle ich folgendes Procedere.

Bei der initialen Exposition wird eine Inzision in Form eines umgekehrten V oder ein „Quadriceps Snip" ausgeführt. Die Flexion des Kniegelenks wird durch behutsame Manipulation bewirkt. Ist das vordere Kreuzband vorhanden, wird es chirurgisch mobilisiert. In bestimmten Situationen (etwa nach Sepsis oder bei juveniler rheumatoider Arthritis) kann entlang der Gelenklinie eine Osteotomie mittels Säge oder Knochenmeißel erforderlich werden. Prophylaktisch wird an der Tuberositas tibiae ein Stift eingebracht. Während der Präparation des Femurs wird die Trochlea bis knapp an die anteriore Kortikalis reseziert, sodass die ventrale distale Femurkortikalis gerade nicht eingekerbt wird. Bei der Zurichtung der Patella wird diese bis auf eine Reststärke von nur 10 mm maximal osteotomiert. Diese beiden Maßnahmen verstärken die Flexion durch Erhöhung der Quadrizepsauslenkung. Gleichzeitig sollte der Operateur darauf achten, dass der Gelenkraum nicht durch eine zu große Femurkomponente und ein zu dickes Patella-Implantat überfüllt wird (Vermeiden von „overstuffing").

Beim Verschluss wird die Flexion bei anatomisch verschlossener Kapsel gegen die Schwerkraft bestimmt. Wird das gemessene Bewegungsausmaß bei diesem spezifischen Patienten als nicht ausreichend erachtet, kann daran gedacht werden, die Quadrizepsturndown-Inzision (umgekehrter V-Schnitt) zu einer formalen V-Y-Quadrizepsplastik zu erweitern (▶ Abb. 8-3).[2] Der Nachteil dieser V-Y-förmigen Verlängerung der Quadrizepssehne ist die daraus resultierende Extensionsschwäche, deren Ausmaß von der vorgenommenen Verlängerung abhängig ist. Die Quadrizepssehne erholt sich gewöhnlich zwar in akzeptablem Maße, der Patient muss beim Gehen aber eine Schiene tragen, bis die aktive Streckungshemmung 15° oder weniger beträgt.

8.3 Freilegung des Kniegelenks in Flexion

Für den Zugang zu einem Knie, das infolge einer schweren Flexionskontraktur nicht durchgedrückt werden kann, empfehle ich folgendes Procedere. In einer solchen Situation besteht die Indi-

8.3 Freilegung des Kniegelenks in Flexion

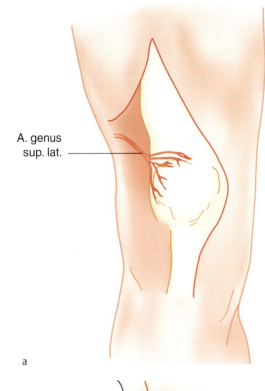

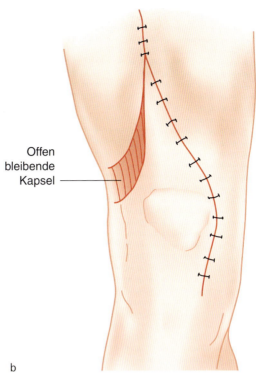

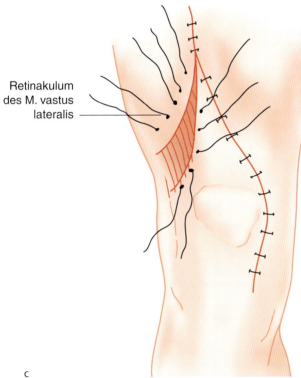

Abb. 8-3 a. Eine Quadrizepsinzision in Form eines umgekehrten V kann erweitert werden, um eine Verlängerung mittels V-Y-Quadrizepsplastik zu ermöglichen. **b.** Um die Erweiterung durchführen zu können, muss die laterale Kapsel offen bleiben. **c.** Das Gelenk wird dadurch verschlossen, dass das Retinakulum des M. vastus lateralis verlegt wird. (a–c aus Scott RD, Siliski JM: The use of a modified V-Y quadricepsplasty during total knee replacement to gain exposure and improve flexion in the ankylosed knee. Orthopedics 1986; 8: 45–48.)

kation für ein „quadriceps snip" oder die proximale Ablösung der Quadrizepssehne durch eine Inzision in Form eines umgekehrten V. Bei der Mehrzahl der primären Kniearthroplastiken beginne ich mit dem Femurschnitt. Bei Knien mit einer ausgeprägten Beugekontraktur ist die sparsame Resektion nach dem „Tibia-first"-Prinzip eine sinnvolle Möglichkeit zur Mobilisierung des Kniegelenks. Bei der Durchführung der Tibiaresektion empfiehlt sich eine Schnittführung ohne Dorsalneigung des Tibiaplateaus *(posterior slope)*, weil pro 1° Slope je 1° Grad Flexion auf die Prothesenkomponenten übertragen wird.

Bei den meisten Primäroperationen erhalte ich das hintere Kreuzband (HKB)(s. Kap. 2). Eine meiner Indikationen für den Ersatz des HKB ist das Kniegelenk mit einer schweren Beugekontraktur. Die Resektion des HKB erleichtert das Release der posterioren Gelenkkapsel, während der Ersatz des HKB diejenigen Gelenke korrigieren hilft, bei denen eine posteriore Subluxation der Tibia in Verbindung mit einer Kontraktur vorliegt (▶ Abb. 8-4).

Unabhängig davon, ob das hintere Kreuzband erhalten bleibt oder substituiert wird, ist es wichtig, alle dorsalen Osteophyten an Femur und Tibia, die in die posteriore Kapsel hineinragen, abzutragen. Die weitere Ablösung der posterioren Kapsel gelingt mit einem Elevatorium oder Knochenmeißel, mit dem die Gelenkkapsel von Femur und Tibia abgelöst wird. Am distalen Femur kann die Resektionshöhe für jeweils 10–15° Kontraktur um 2 mm (bis zu maximal 12–14 mm) gesteigert werden. Eine darüber hinausgehende Resektion kann aber die Integrität der

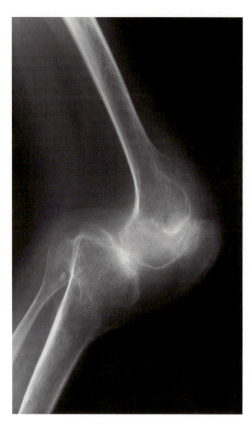

Abb. 8-4 Bei einer schweren Flexionskontraktur mit posteriorer Tibiasubluxation ist die Verwendung eines Prothesenmodells notwendig, welches das hintere Kreuzband ersetzt.

Kollateralbänder beeinträchtigen. Bleibt der Beugespalt zu weit, muss manchmal eine Stabilisierung mit einer Total-Condylar-III-Prothese ins Auge gefasst werden.

Beim Verschluss der Kapsel wird der mediale Teil der Gelenkkapsel nach distal in Richtung laterale Kapsel versetzt, um das Streckdefizit, das aus einem anatomischen Kapselverschluss resultieren würde, möglichst gering zu halten (▶ Abb. 8-5) (s. Kap. 9).

8.4 Heterotope Ossifikation

Häufig kann man bei TKA leichte heterotope Knochenbildungen im Bereich des Quadrizepsmechanismus sehen, die aber nur selten für Symptome oder eine signifikante Einsteifung verantwortlich sind.

Gelegentlich kann aber heterotoper Knochen das Bewegungsausmaß einschränken. Gewöhnlich geschieht dies bei Knochenbildung auf dem ventralen Femurschaft genau oberhalb der Trochlea femoris der Femurkomponente (▶ Abb. 8-6). Ich nehme an, dass diese Art der Knochenbildung aus einer Verletzung des Periosts in diesem Bereich während des operativen Eingriffs resultiert. Bei den mit entsprechendem Befund an mich überwiesenen Patienten haben die Operateure in der Regel das Periost des distalen ventralen Femurs unabsichtlich inzidiert, um ein Notching des Femurschildes in die Femurkortikalis zu verhindern. Auch subperiostal angesetzte extramedulläre Ausrichtinstrumente können zur Bildung heterotoper Ossifikationen führen. Meiner Ansicht nach sollte das über dem Periost gelegene subsynoviale Fettgewebe in dieser Region unbedingt geschont und das Periost selbst niemals inzidiert werden.

Zur sekundären Behandlung dieses Problems empfehle ich, heterotopen Knochen unter Mobilisierung der Quadrizepssehne abzutragen und für einen Zeitraum von mindestens 6 Wochen postoperativ Indometacin, 25 mg 3-mal/Tag, zu geben. Manche Operateure wenden – nach einem Protokoll, wie man es vom Hüftgelenk kennt – auch Bestrahlung an; meiner Meinung nach gibt es jedoch keine Veröffentlichungen, die die Anwendung von Bestrahlung im Kniegelenk stützen.

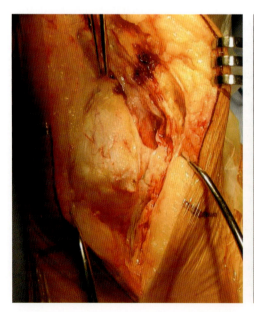
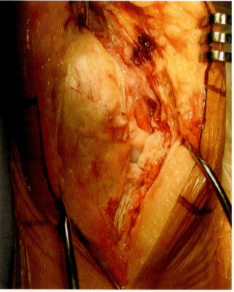

Abb. 8-5 Minimierung des Streckdefizits nach Korrektur einer schweren Beugekontraktur durch Verlagerung der medialen Gelenkkapsel nach distal auf die laterale Kapsel.

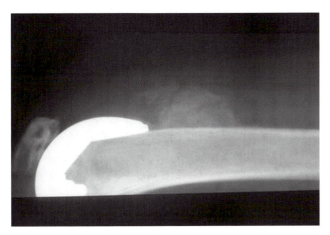

Abb. 8-6 Heterotoper Knochen kann die Flexion einschränken; möglicherweise entsteht er, wenn der Operateur das Periost der ventralen Femurkortikalis verletzt.

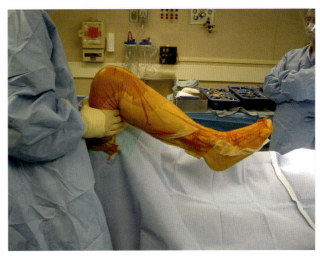

Abb. 8-7 Die Flexion gegen die Schwerkraft bei verschlossener Gelenkkapsel ist der beste Prädiktor für die letzten Endes erreichbare postoperative Beugefähigkeit des Kniegelenks.

8.5 Physiotherapeutischer Übereifer

Während eine sachgerecht ausgeführte Physiotherapie die Rehabilitation nach Kniegelenkersatz fördert, kann Übereifer bei der Behandlung kontraproduktiv wirken und zu übermäßigen Schmerzen und Schwellungen führen, welche die Beweglichkeit einschränken und beim Patienten Besorgnis auslösen. In diesem Fall sollte die Physiotherapie zunächst ausgesetzt oder auf ein Maß zurückgefahren werden, das den Genesungsfortschritt ohne Entzündung der Weichteilgewebe aufrechterhält.

8.6 Manipulation des Kniegelenks

Wenn Patienten nach einem Kniegelenkersatz kein zufrieden stellendes Bewegungsausmaß erreichen können, wird eine Narkosemanipulation in Erwägung gezogen. Im Laufe der letzten 20 Jahre hat die Häufigkeit von Kniegelenkmanipulationen nach totalem Kniegelenkersatz allerdings deutlich abgenommen.
In den 1970er Jahren wurde bei bis zu 20 % der Patienten eine solche Kniegelenkmanipulation nach TKA durchgeführt. Einige postoperative Protokolle sahen für 1–2 Wochen nach der TKA eine Immobilisation des Knies vor, sodass im Anschluss daran oftmals eine Narkosemanipulation erforderlich wurde. Damals verbrachten die Patienten auch bis zu 2 Wochen im Krankenhaus und wurden nicht eher nach Hause entlassen, bis eine Flexion von mindestens 90° erreicht war. Heutzutage wissen wir, dass die meisten Patienten, wenn ihnen die nötige Zeit gelassen wird, ihre maximal mögliche Beweglichkeit auch ohne konventionelle Manipulation erreichen. Die Inzidenz der Kniegelenkmanipulation in meiner Praxis liegt heute bei ca. 1 %. Die Notwendigkeit einer solchen Maßnahme lässt sich an der intraoperativen Flexion des Patienten ermessen, die am Operationsende bei verschlossener Gelenkkapsel gegen die Schwerkraft gemessen und dokumentiert wird (▶ Abb. 8-7). Anschließend werden die Fortschritte des Patienten überwacht, um zu kontrollieren, ob er dieses Potenzial erreicht. Wenn z. B. bei einem Patienten nach Ersatz eines ankylosierten Kniegelenks die Flexion gegen die Schwerkraft 45° beträgt und dieses Bewegungsausmaß innerhalb des ersten Monats nach dem Eingriff erreicht wird, kann man den Patienten beglückwünschen, denn es besteht keine Indikation zur Manipulation. Wenn andererseits die Flexion gegen die Schwerkraft am Ende der Kniearthroplastik 120° beträgt und die Fortschritte des Patienten bei 70° Beugung zum Stillstand kommen, gilt dieser Patient als Kandidat für eine Kniegelenkmanipulation.

Den meisten Operateuren wird beigebracht, dass das potenziell erreichbare Bewegungsausmaß mit der präoperativen Beweglichkeit des Patienten korreliert. Diese Korrelation trifft zu, wenn in einer Gruppe von Patienten der Mittelwert ihrer präoperativen mit dem Mittelwert ihrer postoperativen Flexion verglichen wird. Tatsächlich können der untersuchten Gruppe aber Patienten angehören, die sich z. B. von 70° präoperativ auf 90° postoperativ verbessern, während andere Patienten von 140° auf 120° zurückfallen. Deshalb bleiben auch die Mittelwerte der prä- und der postoperativen Gruppe ähnlich groß.

Der beste Indikator für das erreichbare Bewegungsausmaß eines individuellen Patienten ist aber die intraoperative Flexion gegen die Schwerkraft, die gegen Ende des Eingriffs bei verschlossener Gelenkkapsel gemessen wird.[3] Dabei handelt es sich um ein Maß für die Größe der Auslenkung des Quadrizepsapparates, das durch mehrere präoperative Faktoren sowie intraoperative technische Aspekte wie z. B. die Bestimmung der Femurgröße, die Prothesengeometrie und die Patelladicke beeinflusst wird.

Zeitpunkt der Kniemanipulation

In dem seltenen Fall, in dem eine Manipulation des Kniegelenks indiziert ist, sollte diese Maßnahme bis zu 4 oder mehr Wochen nach der Operation aufgeschoben werden. Diese Verzögerung gestattet die Kontrolle der Fortschritte des Patienten, um entscheiden zu können, ob sich mit der Zeit und unter Physiotherapie ein ausreichender Bewegungsumfang erzielen lässt. Wenn ein Patient das Krankenhaus z. B. mit einem Bewegungsumfang von 70° Flexion verlässt, bitte ich ihn oder seinen Therapeuten, mir den Flexionsgrad in einwöchigen Abständen mitzuteilen. Kommt es nach mehreren Wochen zu einem Stillstand oder gar Rückschritt, wird ein Termin für eine Kniemanipulation angesetzt. Bei allmählicher Besserung werden die Fortschritte überwacht, bis sie ein Plateau erreichen; dann werden Funktionsfähigkeit und Zufriedenheit des Patienten beurteilt. Auch wenn der Operateur vom Ergebnis mitunter enttäuscht ist, sind manche Patienten mit einer Flexion von 85° durchaus zufrieden. Für andere wiederum wäre ein solcher Wert wohl inakzeptabel.

Technik der Kniemanipulation

Der Patient wird am Tag der Manipulation direkt in den Operationssaal verbracht. Zur Antikoagulation wird Aspirin verabreicht. Im Idealfall erfolgt die Manipulation unter Spinal- oder Epiduralanästhesie. Für den Eingriff wird der Patient auf dem Rücken gelagert und das Hüftgelenk in 90° Beugestellung gebracht; die passive Flexion des Patienten wird gegen die Schwerkraft gemessen. Wenn der Grund für die eingeschränkte Beugefähigkeit Schmerzen waren, reicht mitunter die Schwerkraft für eine zufrieden stellende Manipulation schon aus. Meist muss dazu jedoch ein wenig Kraft aufgewendet werden. Der dorsale Anteil des Kniegelenks wird in beide Hände genommen, während das Sprunggelenk des Patienten in der Achselhöhle des ausführenden Operateurs gelagert wird. Wenn der Operateur sich nun vor- und wieder zurückbewegt, wird über den anterioren Anteil des Sprunggelenks eine sanfte Manipulation bewirkt. Ich lehne die abrupte, zu forsche Manipulation des Knies wegen ihres Frakturrisikos ab. Manchmal kann man hören oder fühlen, wie sich Adhäsionen lösen, wieder andere Male gibt die Narbe nach wie beim Karamellziehen. Zuweilen braucht man für eine erfolgreiche Manipulation nur Sekunden; mitunter können aber auch 5–10 min nötig sein, in denen durch sanfte Schaukelbewegungen Kraft ausgeübt wird.

Wieder wird nach Beendigung der Manipulation die Flexion gegen die Schwerkraft gemessen und dokumentiert.

Sofort im Anschluss an diese Maßnahme wird das Bein des Patienten in einer CPM-Schiene gelagert, die auf die maximale, bei der Manipulation erreichte Flexion eingestellt wird. Zusätzlich wird das Knie mit Eispackungen behandelt.

Wenn die Wirkungen der Spinal- oder Epiduralanästhesie abklingen, wird die Medikation oral verabreicht und der Patient angespornt, vor seiner Entlassung auf einem stationären Trainingsfahrrad zu üben. Das gewissenhafte häusliche Training auf einem solchen Rad gewährleistet, dass die erreichte Beweglichkeit nicht wieder verloren geht. Der Patient wird ermutigt, zweimal täglich 10–15 min Rad zu fahren und den Sitz allmählich tiefer zu stellen, bis die maximale Beweglichkeit erreicht ist und erhalten bleibt.

Manipulation des Knies zur Kontrakturbehandlung

Gelegentlich erleiden Patienten, die bei der Operation die volle Extension erzielen, Rückschritte und entwickeln eine Beugekontraktur. Die Kontraktur bessert sich gewöhnlich durch kontinuierliche Physiotherapie und nach Abklingen der postoperativen Schwellung. Chronische Beugekontrakturen ≤ 10° scheinen nicht symptomatisch oder behindernd zu sein. Beugekontrakturen > 15° verursachen Ganganomalien und Müdigkeit bei längerem Stehen und Gehen. Die zur Wiedererlangung der Extension durchgeführte Manipulation erfolgt in ähnlicher Weise wie bei der Wiederherstellung der Flexion. Auch hier wird der Patient unter Spinal- oder Epiduralanästhesie auf dem Rücken gelagert, dieses Mal mit gestreckter Hüfte; der Operateur stützt das Sprunggelenk mit einer Hand, während er mit der anderen den suprapatellaren Bereich komprimiert. Gelegentlich muss über nicht weniger als 5 oder 10 min eine sanfte, kontinuierliche Extension ausgeübt werden. Jedwede Verbesserung der Extension wird durch den Einsatz einer Schaumstoffröhre oder einer Ganzbeinorthese aufrechterhalten. Der Patient schläft nachts mit der Orthese. Die Maßnahme wird täglich wiederholt, bis keine weiteren Fortschritte mehr zu verzeichnen sind bzw. bis eine zufriedenstellende passive Extension erreicht ist. Am nächsten Morgen wird die endgültige Gipsschiene gespalten und gepolstert, damit sie nach der Entlassung aus dem Krankenhaus als Ruheschiene verwendet werden kann. Manchmal helfen auch dynamische Extensionsschienen wie z. B. Dyna-Splint, um Flexionskontrakturen zu lösen oder um das Ergebnis einer Korrektur aufrechtzuerhalten.

Zusammenfassung

Die Ursachen einer prä- und postoperativen Einsteifung des Kniegelenks sind vielfältig. Das Problem der postoperativen Einsteifung ist präoperativ oftmals vorhersehbar und lässt sich durch bestimmte, die Operationstechnik, das Prothesendesign und die Rehabilitation betreffende intra- und postoperative Maßnahmen lösen oder minimieren.

Literatur

1. Garvin KL, Scuderi G, Insall JN: Evolution of the quadriceps snip. Clin Orthop 1995; 321: 131–137.
2. Scott RD, Siliski JM: The use of a modified V-Y quadricepsplasty during total knee replacement to gain exposure and improve flexion in the ankylosed knee. Orthopedics 1986; 8: 45–48.
3. Lee DC, Kim DH, Scott RD, Suthers K: Intraoperative flexion against gravity as an indication of ultimate range of motion in individual cases after total knee arthroplasty. J Arthroplasty 1998; 13: 500–503.

9
Beugekontraktur bei Knie-TEP

Eine fixierte Beugekontraktur kann durch verschiedene Krankheitsprozesse (u. a. Osteoarthrose, rheumatoide Arthritis und posttraumatische Arthrose) hervorgerufen werden. Oft ist der Weg dorthin ähnlich: Er beginnt mit Schmerzen und führt zu verminderter Beweglichkeit und posteriorer Kapselvernarbung. Auch die durch die inflammatorische Komponente der rheumatoiden Arthritis begünstigte Narbenbildung spielt dabei eine Rolle. Bei der primären oder posttraumatischen Osteoarthrose kommt der Osteophytenbildung eine signifikante Bedeutung zu. Osteophyten entwickeln sich im dorsalen und interkondylären Bereich (▶ Abb. 9-1). Die interkondylären Osteophyten stellen ein mechanisches Hindernis für die Streckung dar und verändern auch die Kinematik der Kreuzbänder. In Knien mit fortgeschrittener Arthritis und fehlendem vorderem Kreuzband überwuchern Osteophyten oftmals die interkondyläre Notch und verdecken das hintere Kreuzband.

Posteriore Osteophyten können die Flexion durch Impingement und Narbenbildung behindern. Sie begrenzen die Extension durch Vernarbungen und Einklemmung der dorsalen Gelenkkapsel. Bei einer chronifizierten Beugekontraktur kann sich eine sekundäre Kontraktur der Hamstringsehne entwickeln.

Das Ziel der totalen Kniegelenkarthroplastik sind eine adäquate Schmerzlinderung sowie ein funktionell stabiles und bewegliches Kniegelenk. Welche Beugefähigkeit verschiedene Aktivitäten des täglichen Lebens erfordern, wird in Kapitel 11 erörtert. Wie viel Streckfähigkeit für ein gutes funktionelles Ergebnis nötig ist, ist nach wie vor umstritten. In einer Ganganalysenstudie teilten Perry et al. 1975 mit, dass ein Streckdefizit bis 15° noch eine funktionell stabile Kniefunktion erlaubt.[1] Meine Erfahrungen zeigen, dass manche Patienten eine permanente Beugekontraktur von 15° nach TKA als Funktionsstörung empfinden, andere dagegen nicht. Andererseits ist mir bislang noch kein Patient begegnet, der sich angesichts einer 10°-Beugekontraktur über eine Behinderung beklagt hätte. Mit anderen Worten: ein Streckdefizit von 10° ist annehmbar, ein Streckdefizit von 10 bis minus 15° ist grenzwertig und ≥ 15° inakzeptabel.

Eine weitere Kontroverse besteht hinsichtlich der Frage, in welchem Umfang eine präoperative Flexionskontraktur zum Zeitpunkt der Operation korrigiert werden muss. Ein in diesem Zusammenhang oft zitierter Artikel stammt von Tanzer & Miller (1989)[2], die über eine kleine Serie von 35 TKA mit präoperativen Beugekontrakturen < 30° berichten. Nur 5 der Knie aus dieser Untersuchungsreihe wiesen Flexionskontrakturen > 20° auf. Die Autoren stellen fest, dass sich die Flexionskontrakturen postope-

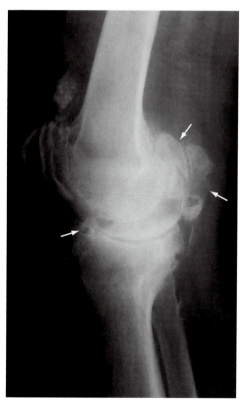

Abb. 9-1 Primäre und posttraumatische Osteoarthrosen können durch Osteophytenbildung ausgeprägte Beugekontrakturen verursachen.

rativ tendenziell besserten und eine vollständige intraoperative Korrektur nicht erforderlich war. Dieser Auffassung stimme ich in gewisser Weise zu (Diskussion siehe unten), denn ich halte es für sehr wichtig, eine Überkorrektur von Beugekontrakturen zu vermeiden, um am Ende nicht mit einem überstreckten Knie dazustehen. Kurz gesagt, wäre mir ein Knie mit einer 5°-Kontraktur lieber als ein Knie mit 5° Hyperextension. Ebenso hätte ich lieber ein Knie mit 10 oder 15° Flexionskontraktur statt mit 10 oder 15° Hyperextension.

9.1 Behandlungsoptionen

Die Behandlungsoptionen für Flexionskontrakturen lassen sich in die drei Kategorien präoperative, intraoperative und postoperative Maßnahmen einteilen. Postoperative Maßnahmen werden unter der Überschrift „Zusätzliche Maßnahmen" erörtert.

Präoperative Maßnahmen

Präoperative Maßnahmen wie Manipulation und serielle Gipsverbände oder dynamische Schienung sind im Allgemeinen nur bei Patienten mit entzündlicher Arthritis ohne Bildung von Osteophyten (die als knöcherne Hindernisse eine Extensionssperre verursachen können) sinnvoll. Diese Art der Therapie eignet sich vor allem für Patienten mit adulter oder juveniler rheumatoider Arthritis und bilateralen Flexionskontrakturen des Hüft- und Kniegelenks, bei denen ein entsprechender Gelenkersatz geplant ist. In diesen Fällen wird zuerst fast immer das Hüftgelenk endoprothetisch versorgt (s. Kap. 11). Während der für die Hüftoperation eingeleiteten Narkose wird das Knie des Patienten 3–5 min sanft manipuliert (gedehnt). Die maximale Extension wird dokumentiert und ein Gipstutor mit einem Extensionsgrad angelegt, der ca. 5° unter dem als maximal gemessenen Wert liegt. Zur Vermeidung eines übermäßigen Drucks auf die Haut muss die Gipsschiene gut gepolstert werden. Am Tag danach wird der Verband in zwei Teile gespalten und als Ruheschiene ausgelegt. Im Idealfall wurde zur Narkoseeinleitung ein Epiduralkatheter gelegt, der mehrere Tage belassen werden kann, damit täglich Manipulationen mit jeweils neuem Gipsverband durchgeführt werden können, bis keine weiteren Fortschritte mehr zu verzeichnen sind. Bei Rheumatikern habe ich präoperative Flexionskontrakturen von 90° gesehen, die auf diese Weise bereits vor der eigentlichen TKA nahezu vollständig korrigiert wurden (▶ Abb. 9-2). Natürlich ist diese Methode einer übermäßigen Knochenresektion zur Erzielung eines ausreichenden Streckspaltes vorzuziehen. Da die betroffenen Patienten fast immer osteopenisch sind, muss eine allzu forsche Manipulation wegen der Gefahr von (meist suprakondylären) Frakturen unbedingt vermieden werden. Wie oben erwähnt, eignet sich die präoperative Manipulation nicht für Arthrosepatienten mit einem knöchernen Extensionshindernis.

Intraoperative Maßnahmen

Zur Korrektur einer Beugekontraktur bieten sich verschiedene intraoperative Maßnahmen an. Möglicherweise lässt sich ein solches Knie nur schwierig darstellen; die von mir dazu empfohlenen Maßnahmen werden in Kapitel 8 vorgestellt. Die Behandlungsoptionen umfassen die Abtragung von anterioren und posterioren Osteophyten; ferner kann die posteriore Gelenkkapsel sowohl vom Femur als auch von der Tibia abgelöst werden. Bei schweren Kontrakturen wird eine Nachresektion am distalen Femur erforderlich. Gelegentlich ist bei einem Patellatiefstand auch eine zusätzliche Resektion an der proximalen Tibia angemessen. Der dorsale Slope sollte bei der Tibiaresektion eher 0 als die üblichen 3–5° betragen. Und schließlich trägt auch der Ersatz des hinteren Kreuzbandes dazu bei, die Mobilisierung der posterioren Strukturen zu erleichtern und eine posteriore Tibiasubluxation zu korrigieren, die bei schweren Kontrakturen bereits vorliegt oder mit Erreichen der Streckstellung auftritt (▶ Abb. 9-3).

Abtragung der Osteophyten

Anteriore Osteophyten können sich in der interkondylären Notch ausbilden und die Extension durch ein Impingement einschränken. Sie werden bei der Knochenresektion routinemäßig entfernt, wodurch mehr Raum für eine adäquate Streckung geschaffen wird. Posteriore Osteophyten kommen häufiger bei Varus- als bei Valgusknien vor und sind medial häufiger anzutreffen als lateral. Häufig ist die posteriore Gelenkkapsel im Bereich der Osteophyten kontrakt; in vielen Fällen wird die posteriore Kapsel durch Abtragung dieser Osteophyten also schon ausreichend entlastet, sodass sich bei präoperativ bestehenden Kontrakturen von ≤ 15° die volle Streckung bereits durch die übliche distale Femurresektion wiederherstellen lässt. Der Zugang und die Resektion der posterioren Osteophyten gelingen am besten nach der vorläufigen Präparation von Femur und Tibia. Die Femur-Testkomponente wird ohne die Tibia-Testkomponente eingesetzt. Dann wird das Knie gebeugt und mit einem Knochenhaken nach oben gehalten. Anschließend führt man einen

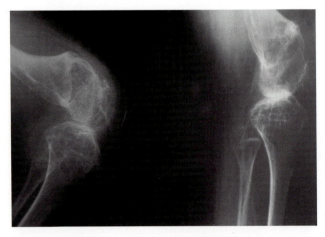

Abb. 9-2 Korrektur einer 90°-Beugekontraktur durch Anlage serieller Gipsverbände.

Behandlungsoptionen 9.1

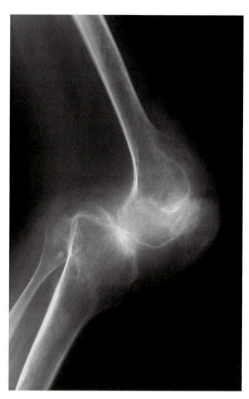

Abb. 9-3 Bei dieser schweren Beugekontraktur mit posteriorer Tibiasubluxation muss das hintere Kreuzband ersetzt werden.

ca. 10 mm breiten gebogenen Meißel tangential an der Rückseite der Metallkondylen entlang, um eventuell nicht überdeckten Femurknochen zu resezieren und von posterioren Osteophyten zu befreien. Mit demselben Manöver lässt sich auch ein Teil der dorsalen Gelenkkapsel effizient von seiner femoralen Ansatzstelle lösen. Nach Bearbeitung der Konturen der Femurkomponente an den dorsalen Kondylen wird die femorale Testkomponente wieder entfernt, um anschließend die nicht von der Prothese überdeckten Knochenanteile sowie die verbliebenen Osteophyten zu resezieren (▶ Abb. 9-4). Auch die posteriore Kapsel kann mit einem Meißel von der Rückseite der Tibia gelöst werden. Ich selbst führe dieses Manöver nur selten durch; vielmehr löse ich die Kapsel meist auf der Femurseite.

Zusätzliche distale Femurresektion

Der initiale Knochenabtrag am distalen Femur sollte sich an der Stärke der zu implantierenden Femurkomponente orientieren. Bei einer 9 mm dicken Komponente z.B. müsste man für eine anatomische Resektion einschl. Knorpel 9 mm entfernen. Richtet sich die Resektionshöhe nach dem Knochen, beträgt die distale Femurresektion bei einem sparsamen initialen Schnitt 7 mm, wobei 2 mm Knorpelmasse zu berücksichtigen sind. Bei einer HKB-erhaltenden Prothese darf anfangs auf keinen Fall zu viel reseziert werden, weil dies zu einem Ungleichgewicht zwischen Beuge- und Streckspalt führen könnte, das sich nur schwer ausgleichen ließe. So bewirkt ein zu großzügiger distaler Femurschnitt, dass das Knie in Beugestellung straffer ist als in Streckung. Um dieses Missverhältnis zu korrigieren, muss der Operateur das hintere Kreuzband mobilisieren, den Tibiaschnitt mit einem größeren dorsalen Slope ausführen oder auf eine kleinere Femurkomponente wechseln, um den Knochenabtrag an den dorsalen Kondylen zu erhöhen und den Beugespalt zu vergrößern, ohne dabei den Streckspalt zu beeinflussen. Und schließlich könnte die Femurkomponente mit Abstand zu den distalen Schnitten zementiert werden. Diese vier Lösungen können effektiv sein, brauchen aber nicht in Erwägung gezogen zu werden, wenn der Operateur initial so reseziert, dass – wenn überhaupt – eher der Streckspalt enger ist als der Beugespalt. Die Behebung dieses Missverhältnisses ist simpel: Der Operateur führt eine Nachresektion am distalen Femur durch, um den Streckspalt zu weiten, ohne dabei den Beugespalt zu verändern. Auch die Abkantschnitte müssen nachbearbeitet werden, doch beansprucht das ganze Manöver nur wenige Minuten. Deshalb wende ich bei Beugekontrakturen die Methode des erhöhten Knochenabtrags am distalen Femur nur bei Patienten mit einer in

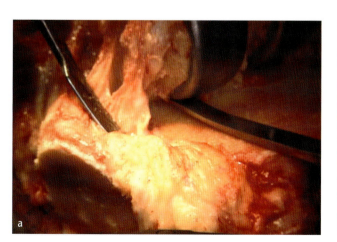
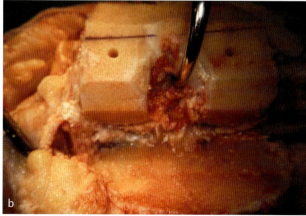

Abb. 9-4 Nach Markierung der posterioren Kondylenüberstände bei eingesetzter Femurprothese wird der überschüssige Knochen nach Entfernen der Prothese reseziert.

Narkose bestehenden initialen Beugekontraktur > 15° an. Ich erhöhe den Knochenabtrag am distalen Femur für alle weiteren 15° Beugekontraktur um jeweils 2 mm. Weist ein Knie beispielsweise eine Beugekontraktur von 0–15° auf, werden bei einer 9 mm dicken Femurkomponente am distalen Femur 7 mm Knochen abgetragen. Bei einer Beugekontraktur zwischen 15 und 30° werden 9 mm osteotomiert. Beugekontrakturen zwischen 30 und 45° verlangen einen distalen Knochenabtrag von 11 mm und bei mehr als 45° sogar bis zu 13 mm. Diesen Wert würde ich aber niemals überschreiten, weil ansonsten die Resektionslinie zu nahe am Ursprung der Kollateralbänder läge und die daraus resultierende Elevation der Gelenklinie die Kinematik des Kniegelenks signifikant beeinträchtigen würde. Eine solche Anhebung der Gelenklinie zwingt im Allgemeinen zum Ersatz des hinteren Kreuzbandes und sogar zu einer gekoppelten Total-Condylar-III-Prothese, wenn eine signifikant erhöhte Gelenklinie eine Flexionsinstabilität nach sich zieht.

Auf persönlichen Erfahrungen beruhender Algorithmus

Ausgehend von meinen umfangreichen Erfahrungen bei Patienten mit ausgeprägten beidseitigen Beugekontrakturen, die zur Gehunfähigkeit führten, habe ich über die Jahre einen Algorithmus zur Behandlung schwerer Beugekontrakturen entwickelt. Die Mehrzahl meiner Patienten litt an rheumatoider Arthritis[3], und bei vielen war auch das Hüftgelenk betroffen. Patienten mit inflammatorischer Arthritis können, wie ich feststellen konnte, etwas anders behandelt werden als Arthrosepatienten.
Meine Erfahrungen haben mich gelehrt, dass die beste Richtschnur für die Festlegung der Therapie das Ausmaß der präoperativen Beugekontraktur während der Narkoseuntersuchung ist. Die intraoperativ erreichte Korrektur stellt den besten Anhaltspunkt für die Bestimmung des Endergebnisses dar; ausgenommen davon ist der Patient mit entzündlicher Arthritis und einer unter Anästhesie bestehenden präoperativen Kontraktur > 40°.[4] Bei diesen spezifischen Patienten folge ich der sog. „Ein-Drittel-Regel". Diese Regel besagt, dass die intraoperative Korrektur nur ein Drittel der vor der Operation unter Anästhesie bestätigten Flexionskontraktur betragen muss. Die restlichen beiden Drittel können zufriedenstellend durch postoperative Physiotherapie behoben werden, die manchmal durch serielle Gipsverbände oder die Anwendung einer dynamischen Schiene ergänzt wird. Eine präoperative Kontraktur von beispielsweise 45° muss intraoperativ nur um 15° korrigiert werden. Bei einer 60°-Kontraktur ist nur eine Korrektur von 20° erforderlich. Die schwerste Flexionskontraktur, die ich gesehen habe, betrug 110°, die intraoperative Korrektur minus 40°. Der Epiduralkatheter wurde an Ort und Stelle belassen, und nach täglicher Anwendung von drei seriellen Gipsverbänden wurde die Kontraktur auf Nullstellung korrigiert. Eine Lösung der Hamstringsehnen war nicht nötig; allerdings kann eine solche Maßnahme bei ausgewählten Patienten erforderlich werden. Nicht anwendbar ist die Ein-Drittel-Regel bei Vorliegen von Beugefehlstellungen, die von einer Fraktur oder Osteotomie herrühren.

9.2 Zusammenfassung der Therapieleitlinien

Bei Flexionskontrakturen < 15° wird eine normale distale Femurresektion (7 mm Knochen bei einer 9 mm dicken Prothese) durchgeführt. Alle anterioren und posterioren Osteophyten werden entfernt und bei Bedarf die posterioren Kapselstrukturen vom Femur gelöst.
Bei einer Flexionskontraktur zwischen 15 und 45° wird der Knochenabtrag am distalen Femur pro 15° erforderliche Korrektur um jeweils 2 mm erhöht. Für eine 9 mm dicke Femurkomponente müssen bei einer Kontraktur von 15–30° am distalen Femur 9 mm Knochen abgetragen werden, bei einer Kontraktur zwischen 30 und 45° werden 11 mm reseziert. Bei Kontrakturen > 45° beträgt die Resektionshöhe 13 mm. Resektionshöhen, die diese 13 mm deutlich übersteigen, müssen vermieden werden, weil – je nach Größe des Patienten – der Ursprung des hinteren Kreuzbandes und der des medialen Kollateralbandes proximal nicht sehr weit von dieser Resektionslinie entfernt lägen.
Bei Flexionskontrakturen zwischen 45 und 60° sollten präoperativ eine Manipulation und Gipsverbände erwogen und immer eine kreuzbandersetzende Technik angewendet werden. Auch bei einer Beugekontraktur > 60° haben sich präoperative Manipulation und Gipsverbände bewährt; um einen zu weiten Beugespalt auszugleichen, muss die Stabilität häufig aber mit Hilfe einer Total-Condylar-III-Prothese hergestellt werden.

9.3 Andere wichtige Aspekte der Beugekontraktur

Durch Knochendeformitäten bedingte Kontrakturen

Bei den infolge einer verheilten Fraktur oder Osteotomie entstandenen Flexionskontrakturen kann je nach Ausmaß der Knochendeformität eine Korrekturosteotomie indiziert sein, die entweder in einem separaten Eingriff oder in Verbindung mit der TKA durchgeführt werden kann; dabei wird zur Fixierung der Osteotomie eine langstielige Komponente eingesetzt.[5]

Bilaterale Kontrakturen

Bei Patienten mit schweren bilateralen Flexionskontrakturen sollten beide Knie gleichzeitig oder im Abstand von einigen Wochen operiert werden. Andernfalls besteht ein signifikantes Risiko, dass sich das korrigierte Knie wieder auf den Grad der Beugekontraktur des noch nicht korrigierten Knies zurückentwickelt.

Patellatiefstand

Flexionskontrakturen in Verbindung mit einer tief stehenden Patella (Patella baja) stellen eine signifikante Herausforderung dar.

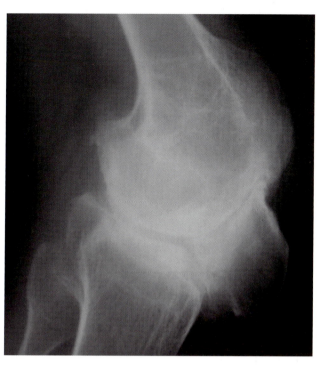 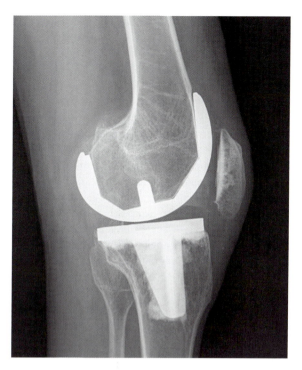

Abb. 9-5 Lösung einer Beugekontraktur bei Patella infera.

Wenn der Operateur versucht, die Streckung durch Erhöhung des Knochenabtrags am distalen Femur zu erreichen, kommt es zu einem verstärkten Patellatiefstand. Deshalb müssen alle anderen Korrekturmaßnahmen (einschl. Abtragung von Osteophyten, Lösung der posterioren Gelenkkapsel und Manipulation) optimiert werden. Der Operateur sollte auch an eine Absenkung der Gelenklinie denken, indem er den normalen tibialen Knochenschnitt erhöht, um den Streckspalt zu vergrößern. Der zusätzliche tibiale Knochenabtrag bewirkt natürlich auch eine Vergrößerung des Beugespalts. Deshalb sollte der Operateur bei der Bestimmung der Größe der Femurkomponente die Messlehre mit anteriorer Referenz verwenden und versuchen, die Femurkomponente in der A/P-Dimension etwas größer zu wählen. Auf diese Weise wirkt sich die zusätzliche Tibiaresektion weniger stark auf die Vergrößerung des Beugespalts aus (▶ Abb. 9-5).

Dorsalneigung des Tibiaplateaus (posterior slope)

Bei schweren Flexionskontrakturen sollte der Operateur in Erwägung ziehen, den Tibiaschnitt ohne dorsale Neigung auszuführen. Unabhängig von der tibialen Resektionshöhe wirkt jeder Grad an dorsaler Neigung der Korrektur der Beugekontraktur entgegen. Ausgehend von derselben posterioren Resektionshöhe erlaubt ein Tibiaschnitt mit einem dorsalen Slope von 0° 10° mehr Extension als ein Schnitt mit einem Slope von 10°.

Kapselverschluss

Nach Korrektur einer schweren präoperativen Flexionskontraktur sollte der Verschluss der Kapsel entsprechend angepasst werden. Wird die Gelenkkapsel anatomisch verschlossen, muss bei einem Patienten mit einer seit langem bestehenden Kontraktur wahrscheinlich mit einem persistierenden Streckdefizit gerechnet werden. Der Grund dafür wird deutlich, wenn man sich bei einem anatomischen Verschluss die Laxität der Patellarsehne bei vollständig gestrecktem Knie vor Augen hält. Das Streckdefizit wird durch die Verlagerung der medialen Gelenkkapsel nach distal in Richtung der lateralen Kapsel minimiert. Um wie viel die mediale Kapsel versetzt werden muss, lässt sich am besten beurteilen, wenn man das Knie in Ruhestellung in volle Extension bringt, die laterale Kapsel in Höhe des oberen Patellapols fasst und nach proximal zieht, um die Laxität distal zu beseitigen. Die mediale Kapsel wird dann direkt über der verlagerten lateralen Seite angenäht (s. Abb. 8-5). Bei manchen Knien kann dieses Manöver aufgrund der verminderten Auslenkung der Quadrizepssehne die Beweglichkeit auf der anderen Seite des Bewegungsbogens einschränken. Dieser Effekt kann aber nach dem Verschluss der Kapsel durch Beugung des Knies gegen die Schwerkraft abgeschätzt werden. Normalerweise reicht die verringerte Flexion aber nicht aus, um den positiven Effekt der Kapselverlagerung auszuhebeln.

Zusätzliche Maßnahmen

Und schließlich können in der perioperativen Phase zusätzliche Maßnahmen ergriffen werden, um der Gefahr einer postoperativen Flexionskontraktur weitestgehend vorzubeugen.

Der Patient sollte vermeiden, längere Zeit mit einem Kissen unter dem Knie auf dem Rücken zu liegen. Kissen oder Rollen sollten unter das Sprunggelenk gelegt werden. Wenn nötig, sollte ein Trochanter-Polster verwendet werden, um zu verhindern, dass das Knie nach außen rollt.

Nachts ist eine Knie-Immobilisationsschiene hilfreich, die dem Patienten in den ersten Wochen nach der Operation häufig Entlastung bringt und ihn davon abhält, mit gebeugtem Knie zu schlafen.

Das Knie sollte nicht zu lange in einer motorisierten Bewegungsschiene (CPM-Schiene) gelagert werden. Auch wenn eine solche CPM-Schiene die Flexion erleichtert, kann ihre übermäßige Anwendung die Ausbildung einer Beugekontraktur begünstigen. Bei Patienten, die postoperativ eine Beugekontraktur entwickeln und nicht auf normale Maßnahmen ansprechen, kann eine dynamische Schiene zur Anwendung kommen, um die Beugekontraktur zu korrigieren und die erreichte Extension über mehrere Wochen aufrechtzuerhalten.

Zusammenfassung

Als Ursachen für eine Flexionskontraktur in Verbindung mit einem totalen Kniegelenkersatz kommen viele Faktoren in Frage. Die Wege, die zu einer Beugekontraktur führen, können bei rheumatoider Arthritis und Arthrose unterschiedlich sein. Bei der rheumatoiden Arthritis spielen Weichteilkontraktur und Entzündung eine wichtige Rolle, während bei der Osteoarthrose als Verursachern den Osteophyten die größte Bedeutung zukommt. Das Ziel einer Korrektur ist letztlich, eine Kontraktur von < 15° zu erreichen und aufrechtzuerhalten. Kontrakturen zwischen 10 und 15° können noch symptomatisch sein, Kontrakturen ≤ 10° verursachen dem Patienten aber nur selten Probleme.

Flexionskontrakturen können durch verschiedene peri- und intraoperative Behandlungsmaßnahmen gelindert werden. In den meisten Fällen – außer bei Patienten mit entzündlichen Erkrankungen und einer präoperativen Kontraktur > 40° – richtet sich das Endergebnis nach der intraoperativen Korrektur. In diesen Fällen muss die präoperative Kontraktur unter Anästhesie nur um bis zu einem Drittel des ursprünglichen Kontraktionsgrades korrigiert werden; der Rest kann meist durch postoperative Physiotherapie und serielle Gipsverbände oder Schienen behoben werden.

Literatur

1. Perry J, Antonelli D, Ford W: Analysis of knee joint forces during flexed knee stance. J Bone Joint Surg 1975; 57: 961–967.
2. Tanzer M, Miller J: The natural history of flexion contracture in total knee arthroplasty: a prospective study. Clin Orthop 1989; 248: 129–134.
3. Chmell MJ, Scott RD: Surgical management of juvenile rheumatoid arthritis. In Kelley WM, Harris ED, Ruddy S, Sledge CB (eds): Textbook of Rheumatology, 5th ed. Philadelphia, WB Saunders, 1996, pp 1773–1781.
4. Slater J, Fox J, Vidolin JP, et al.: Severe flexion contracture of the arthritic knee: results and treatment guidelines. Orthop Trans 1994; 17: 963–964.
5. Scott RD, Schai PA: Tibial osteotomy coincident with long stem total knee arthroplasty. Am J Knee Surg 2000; 13: 127–131.

10 Knietotalendoprothetik nach Osteotomie

Der Wechsel auf eine Knietotalendoprothese nach Osteotomie kann aus verschiedenen Gründen ausgesprochen schwierig sein; zu diesen Gründen gehören im Zuge der Gelenkeröffnung das Vorhandensein von Narben früherer Inzisionen, das Vorhandensein früher eingebrachter Metallimplantate, die Veränderung des Gelenklinienwinkels, Fehlverheilung, Pseudarthrose, Patellatiefstand, Offset des Tibiaschafts und eine relative Insuffizienz des lateralen Tibiaplateaus (▶ Abb. 10-1).

So kann etwa ein lateraler Schrägschnitt (Verfahren nach Coventry) vom Fibulaköpfchen zur Tuberositas tibiae ignoriert werden. Wenn der Operateur daran denkt, eine neue, parallel zu einem alten Lateralschnitt verlaufende mediale Inzision anzulegen, kann er die „verzögerte Technik" oder „Scheininzision" in Betracht ziehen (s. Kap. 15).

10.1 Frühere Inzisionen

Von früheren Eingriffen stammende Inzisionen müssen respektiert werden. Im Gegensatz zum Hüftgelenk toleriert das Knie multiple, parallel oder quer verlaufende Hautschnitte nicht. Da Gefäßversorgung und Lymphabfluss auf der medialen Seite dominieren, ist ein lateral gestielter Hautlappen ausgesprochen verletzlich. Die Vulnerabilität nimmt unter Umständen noch zu, wenn ein Release des lateralen Retinakulums mit Verletzung der oberen lateralen Kniegefäße durchgeführt wurde, um ein durch Valgisierung bedingtes Fehlgleiten der Patella zu beheben. Am empfindlichsten ist ein Knie mit einem langen lateralen parapatellaren Hautschnitt, wenn der Operateur für eine mediale Arthrotomie eine dazu parallel verlaufende mediane parapatellare Inzision plant (s. Kap. 15). Leider haben manche Operateure diese Schnittführung in der Vergangenheit für Osteotomien häufiger benutzt. Wenn also bereits ein langer Lateralschnitt vorhanden ist, muss der Operateur diesen zur Durchführung einer medialen Arthrotomie verwenden und erweitern und einen medial gestielten Hautlappen mobilisieren. Bei einer Osteotomie in ausgeprägter Valgusstellung kann der Operateur, wenn er mit dem lateralen Zugangsweg Erfahrung hat, eine laterale Inzision und eine laterale Arthrotomie durchführen. Die meisten in der Osteotomie erfahrenen Operateure verwenden mittlerweile Mittellinieninzisionen oder kurze Schrägschnitte, die später entweder problemlos für einen endoprothetischen Eingriff benutzt oder aber ignoriert werden können.

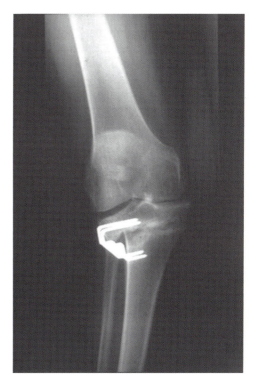

Abb. 10-1 Eine fehlgeschlagene, fehlverheilte Tibiaosteotomie mit Malalignment, Valgisierung der Gelenklinie und im Knie verbliebenen Metallimplantaten.

10.2 Operative Darstellung

Da Patienten nach einer Osteotomie manchmal einen Mobilitätsverlust erleiden und an der Osteotomiestelle Vernarbungen aufweisen, kann die Darstellung des Gelenks Probleme bereiten. Der Zugang kann auch durch einen Patellatiefstand erschwert werden. Daher bietet sich zum Schutz der Patellarsehne meist ein proximales Quadrizeps-Release an (s. Kap. 8). Auch das Einbringen eines glatten Stiftes ($^1/_8$ Zoll; ca. 3 mm) in die Tuberositas tibiae schützt die Patellarsehne vor dem Ausreißen (▶ Abb. 10-2). Die verheilte Osteotomie kann eine Dissektion in diesem Bereich beeinträchtigen, sodass der Operateur vorsichtig vorgehen muss.

10.3 Patellatiefstand

Häufig entwickelt sich nach einer Osteotomie ein Patellatiefstand (Patella baja oder infera). Zur Lösung dieses Problems stehen dem Operateur verschiedene Techniken zur Verfügung (s. Kap. 9), darunter Versuche zur Absenkung der Gelenklinie durch Verringerung der Resektionshöhe am distalen Femur und die Erhöhung der Resektionshöhe an der proximalen Tibia. In diesem Fall sollte die anteroposteriore Nocke der Femurkomponente nach posterior versetzt werden, um zu verhindern, dass der Beugespalt – durch die Absenkung der Gelenklinie bedingt – zu weit wird (s. Abb. 9-5).

Die Dicke der Patella sollte möglichst gering gewählt und die Patellarsehne von Narbengewebe über der Tuberositas und dem proximalen Knochen befreit werden. Manchmal müssen der untere Anteil des patellaren Polyethylen-Inlays und der anteriore Anteil des tibialen Polyethylen-Inlays mit einer Knochenzange oder einem vergleichbaren Instrument débridiert werden, um ein Einklemmen des Patella-Inlays auf dem Tibiagleitlager zu verhindern. Beim Verschluss wird die mediale Kapsel nach distal auf die laterale Kapsel versetzt, damit die Patella so weit wie möglich nach proximal gezogen werden kann (s. Abb. 8-5).

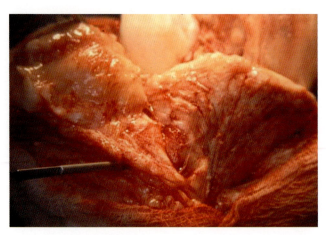

Abb. 10-2 Ein glatter Stift ($^1/_8$ Zoll; ca. 3 mm) schützt die Patellarsehne vor dem Ausreißen.

10.4 Metallimplantate

Probleme verursachen können auch Metallimplantate, die nach einer Osteotomie im Knie verblieben sind und im Zuge der TKA entfernt werden müssen, und die zu ihrer Implantation nötigen Hautschnitte (▶ Abb. 10-3). Manche Metallimplantate können belassen werden, wenn sie keine Symptome verursachen und so liegen, dass sie das Einbringen der Prothesenkomponenten nicht behindern (▶ Abb. 10-4). Wenn die Metallimplantate entfernt

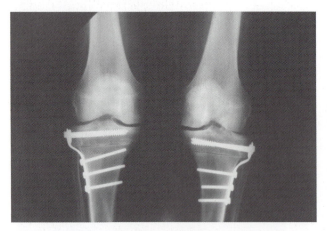

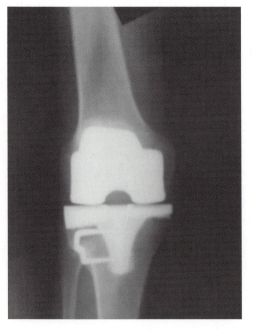

Abb. 10-3 (oben) Im Knochen verbliebene Metallimplantate müssen oftmals in einem gesonderten Eingriff entfernt werden.

Abb. 10-4 (rechts) Asymptomatische Klammern können im Knochen verbleiben, wenn sie die Positionierung des Prothesenstiels nicht beeinträchtigen.

werden müssen, ist zu entscheiden, ob dies in einem separaten Eingriff oder zum Zeitpunkt des Gelenkersatzes geschehen soll. Schrauben und Klammern können in der Regel während der Prothesenimplantation entfernt werden. Wenn Osteosyntheseplatten durch eine große separate Inzision entfernt werden müssen, sollte dies am besten 4–6 Wochen vor der TKA erfolgen, damit der Schnitt heilen kann. Bei Bedenken wegen einer chronischen niedergradigen Sepsis am Sitz der Osteotomie oder eines Metallimplantats können bei der Metallentfernung Zellen für die Kultur gewonnen werden.

10.5 Aufwärtsneigung der Gelenklinie

Veränderungen der Gelenklinie nach Osteotomie können in zwei Ebenen auftreten. Abweichungen in der Varus-Valgus-Ebene werden weiter unten erörtert. In der Ebene der Flexion und Extension ist als häufigste Veränderung die Umstellung von der normalen dorsalen (Abwärts-)Neigung der Tibia in der sagittalen Projektion auf eine ventrale (Aufwärts-)Neigung unterschiedlichen Grades zu beobachten (▶ Abb. 10-5). Die aufwärtsgeneigte Gelenklinie erfordert in der Sagittalebene eine Tibiaresektion im rechten Winkel zur tibialen Längsachse. Eine Abwärtsneigung des Schnitts muss vermieden werden, da ansonsten zu viel Knochensubstanz vom posterioren Anteil der Tibia reseziert werden müsste und daraus eine Veränderung der Kinematik des Knies resultieren würde. Häufig ist es schwierig, das hintere Kreuzband bei einer aufwärtsgeneigten Gelenklinie zu erhalten und entsprechend zu balancieren.

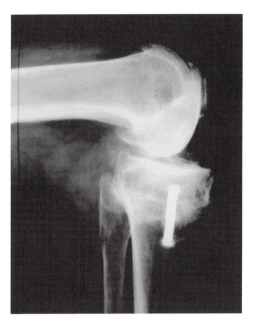

Abb. 10-5 Bei einer aufwärtsgeneigten Gelenklinie ist nur eine geringe oder gar keine dorsale Neigung der tibialen Schnittfläche erforderlich.

10.6 Pseudarthrose

Wenn eine Osteotomie aufgrund einer Pseudarthrose fehlgeschlagen ist, muss beim Wechsel auf eine Totalendoprothese auch dieses Problem gelöst werden. Anhaltende Erfolge konnte ich mit einer Technik erzielen, bei der die Tibia standardmäßig präpa-

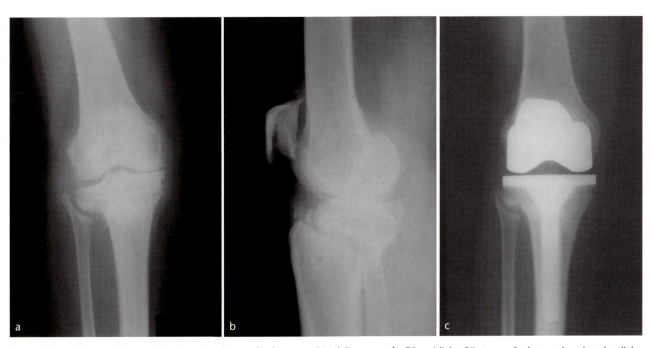

Abb. 10-6 a. Fehlgeschlagene Osteotomie mit Pseudarthrose und Malalignment **b.** Die seitliche Röntgenaufnahme zeigt eine deutliche posteriore Dislokation des proximalen Fragments. **c.** Die postoperative Röntgenaufnahme zeigt die gute Wiederherstellung der Achsenverhältnisse.

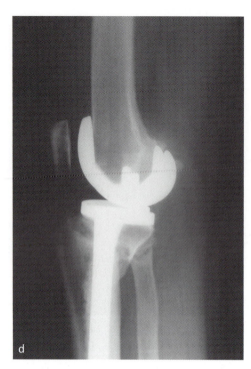 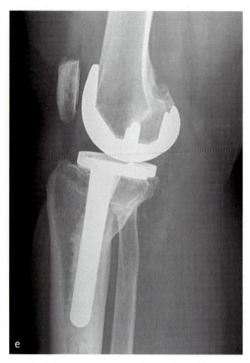

Abb. 10-6 *(Forts.)* **d.** Die Pseudarthrose wurde mit einem Knochentransplantat versorgt und mit einer langstieligen, zementiert verankerten Tibiakomponente immobilisiert. **e.** Vier Jahre später zeigt sich die Osteotomie vollständig verheilt und der Knochen remodelliert.

riert, aber eine langstielige Tibiakomponente eingesetzt wird, um die Pseudarthrose intern zu fixieren (▶ Abb. 10-6). Das über die intramedulläre Bohrung für den Prothesenstiel zugängliche fibröse pseudarthrotische Gewebe wird kreisförmig kürettiert. Der Bereich wird anschließend mit dem Knochenresektat aus den femoralen, tibialen und patellaren Standardschnitten verfüllt.

Je nach individueller Anatomie und Knochenqualität der Tibiadiaphyse wird der lange Stiel der Tibiakomponente entweder zementiert oder in Press-fit-Technik verankert. Die postoperative Rehabilitation dieser Patienten verläuft in der Regel routinemäßig.

10.7 Fehlverheilung

Eine in Fehlstellung verheilte Tibia nach Osteotomie kann im Sinne einer übermäßigen Varus-, Valgus-, Flexions- und Extensionsstellung auftreten. Signifikante Fehlstellungen in der Flexions- und Extensionsebene sind selten. Die meisten haben keinen Einfluss darauf, ob der Patient eine zufrieden stellende Flexion, Extension und Stabilität erreichen kann. Zum Beispiel kann bei einer deutlichen Antekurvatur der Tibia, die die Flexion auf die gesamte Beinachse überträgt, durch Zulassen von Hyperextension an den Gelenkflächen eine vollfunktionale Extension erreicht werden. Das wird nur dann problematisch, wenn die Prothesenbestandteile selbst nicht dafür ausgelegt sind (wie es etwa bei einigen posterior stabilisierten Modellen der Fall ist). Umgekehrt kann, wenn die gekrümmte Tibia in Extensionsstellung ist, eine klinische Hyperextension durch Verengung des Streckspaltes vermieden werden.

Liegt eine Fehlverheilung in der Varus- oder Valgusebene vor, muss entschieden werden, ob die sekundäre Fehlstellung über das Gelenk durch ein Bandrelease korrigiert werden kann oder ob eine Korrekturosteotomie erforderlich ist. Bei älteren Patienten ist eine Korrektur über das Gelenk meist ausreichend (▶ Abb. 10-7). Möglicherweise ist eine teilgekoppelte Prothese wie etwa das Total-Condylar-III-Modell indiziert. Bei jüngeren Patienten ist eher eine Osteotomie angemessen, die ein- oder zweizeitig durchgeführt werden kann, wobei die Reosteotomie mit einer langstieligen Tibiakomponente fixiert wird. Wird ein zweizeitiges Verfahren gewählt, kann durch die Achskorrektur möglicherweise eine genügend große Verbesserung erzielt werden, sodass die Implantation einer TEP eine Reihe von Jahren hinausgezögert werden kann. Bei einzeitigen Maßnahmen ist für die Osteotomie ein beträchtliches Maß an präoperativer Planung in zwei Ebenen erforderlich.[1] Wie auch bei Fehlverheilungen kann die Osteotomie je nach Knochenqualität mit einer zementiert oder mittels Press-fit-Technik verankerten langstieligen Tibiakomponente fixiert werden (▶ Abb. 10-8).

10.8 Folgen der Überkorrektur einer varisierenden Tibiaosteotomie

Eine fehlgeschlagene und in übermäßigem Valgus verheilte Osteotomie kann sich als eine der schwierigsten Wechseloperationen zur Knie-TEP herausstellen. Dies ist auf drei Faktoren zurückzuführen. Der erste ist die Valgisierung der Gelenklinie in einem Knie, das vor der Osteotomie eine Varusfehlstellung auf-

Folgen der Überkorrektur einer varisierenden Tibiaosteotomie 10.8

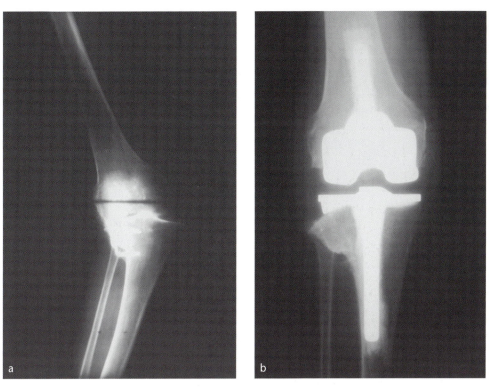

Abb. 10-7 a. Fehlverheilte Osteotomie bei einem älteren Patienten mit ausgeprägter sekundärer Valgusdeformität. b. Die Achsverhältnisse wurden durch die Kniearthroplastik mit einem ausgedehnten lateralen Release, lateraler Keilaugmentation und stabilisierten Komponenten korrigiert.

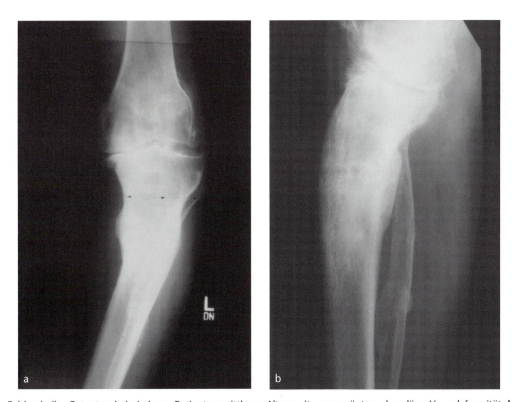

Abb. 10-8 a. Fehlverheilte Osteotomie bei einem Patienten mittleren Alters mit ausgeprägter sekundärer Varusdeformität. b. Die Fehlverheilung stellt sich in zwei Ebenen dar.

10 Knietotalendoprothetik nach Osteotomie

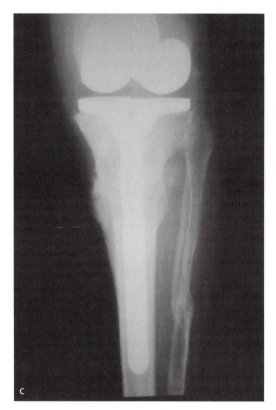
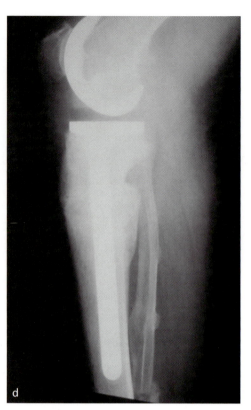

Abb. 10-8 *(Forts.)* **c.** Die Fehlverheilung wurde im Zuge der Kniearthroplastik mit einer Osteotomie und einer langstieligen Tibiakomponente korrigiert. **d.** Die Fehlstellung wurde auch in der Sagittalebene korrigiert.

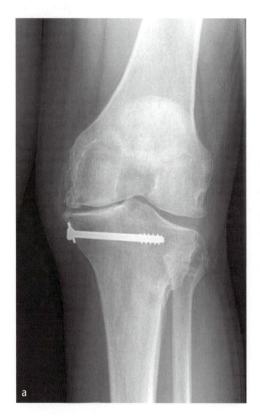
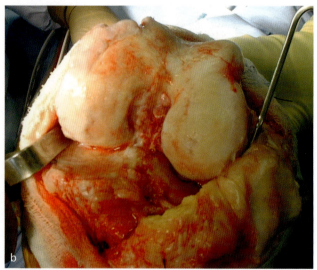

Abb. 10-9 a. Fehlgeschlagene Osteotomie mit Valgisierung der tibialen Gelenklinie. **b.** Die intraoperative Exploration zeigt das Femur in Außenrotation zu dieser Gelenklinie. Um bei einem 90°-Tibiaschnitt die Beugespaltsymmetrie wiederherzustellen, muss die Femurkomponente innenrotiert eingesetzt werden.

wies. Eine solche Situation verändert bei Korrektur der statischen Achse die Kinematik der Kollateralbänder und des hinteren Kreuzbandes. Der zweite Faktor ist eine Insuffizienz des lateralen Tibiaplateaus, die durch die valgisch veränderte Gelenklinie hervorgerufen wird (▶ Abb. 10-9a).

Der dritte Faktor betrifft den Effekt auf die Rotationsausrichtung des Femurs, das in Flexion mit der Gelenkfläche der Tibia artikuliert, deren Gelenklinie valgisch verändert ist. Der Operateur kommt nicht umhin, die Femurkomponente mit Innenrotation zu implantieren, um die Symmetrie des Beugespalts wiederherzustellen (▶ Abb. 10-9b). Die Anwendung der Standardmaßnahmen zur rotatorischen Ausrichtung der Femurkomponente (z. B. Whiteside-Linie, transepikondyläre Achse oder dorsale Kondylenachse mit 3° Außenrotation) verursacht eine weitere Änderung des Beugespalts durch noch mehr Außenrotation des Femurs. Der Beugespalt könnte nicht balanciert werden, wenn der Operateur auf ein umfassendes, möglicherweise vollständiges Release des lateralen Kollateralbandes verzichtete. Wirksamer und einfacher durchzuführen ist die Innenrotation der Femurkomponente; dabei wird der Beugespalt aufgespannt, bis sich Symmetrie einstellt. Dieses Manöver widerspricht der klassischen Lehrmeinung über die Rotation der Femurkomponente und gibt wegen der Beeinträchtigung des Patellalaufs Anlass zu Bedenken. Auch wenn eine Innenrotation der Femurkomponente die Patellaführung erschwert, zeigen meine Erfahrungen, dass dies keine Katastrophe darstellt. Das laterale Retinakulum wird ohnehin zur Korrektur der Valgusfehlstellung in Extension abgelöst, was die Führung der Patella erleichtert. Zu beachten ist ferner, dass sich die Trochlea femoris pro 3° Rotation der Femurkomponente nur um ca. 1 mm nach medial oder lateral verschiebt, je nachdem, ob sie innen- oder außenrotiert ist. Diesem Effekt kann dadurch entgegengewirkt werden, dass man eine kleinere Patellakomponente wählt und sie auf der patellaren Schnittfläche leicht medial positioniert. Auf diese Weise kann problemlos eine Verschiebung um 1 oder 2 mm nach medial erreicht werden. Außerdem kann der Operateur die Femurkomponente am Ende des Femurs und damit auch die Führungsrinne nach außen versetzen. Auch hierdurch lässt sich leicht wieder eine Lateralverschiebung um 1 oder 2 mm erzielen. Sehr wichtig ist dabei, die Innenrotation der Femurkomponente beizubehalten, für Flexionsstabilität zu sorgen und ein Release der lateralen Kollateralbänder zu vermeiden.

Eine Insuffizienz des lateralen Tibiaplateaus lässt sich auf verschiedene Weise beheben. Leichtere Defekte können durch eine geringfügige Absenkung des Tibiaschnitts bis unter die Defekthöhe behandelt werden. Ein solches Vorgehen ist sinnvoll, solange dabei medialseitig nicht eine signifikante Menge an Knochensubstanz geopfert werden muss. Ich begrenze die mediale Resektion auf maximal 4 mm (▶ Abb. 10-10).

Eine zweite Option besteht darin, die Tibiakomponente eine Nummer kleiner zu wählen und sie von der Peripherie des lateralen Plateaus entfernt eher medial zu positionieren. Diese Maßnahme schont die mediale Knochensubstanz und verringert die Notwendigkeit einer Augmentation auf der lateralen Seite.

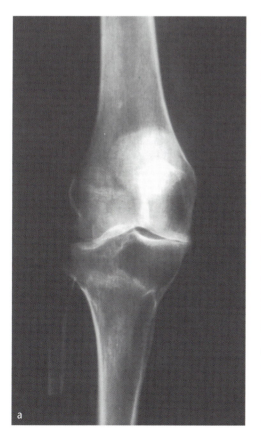
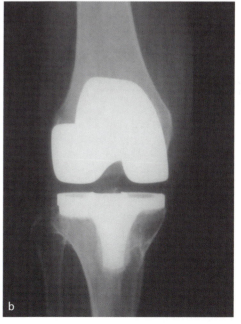

Abb. 10-10 **a.** Präoperative Röntgenaufnahme einer fehlgeschlagenen Osteotomie mit Valgisierung der Gelenklinie und einer relativen Insuffizienz des lateralen Tibiaplateaus. **b.** Intraoperativ entschied man sich für eine kleinere Tibiakomponente, die man nach medial versetzte, um den lateralen Defekt möglichst gering zu halten.

10 Knietotalendoprothetik nach Osteotomie

Die laterale Augmentation kann durch Knochentransplantate oder durch Schrauben/Zement oder Metallkeile erfolgen. Knochentransplantate verwende ich hauptsächlich für zentrale Defekte. Das Problem mit Knochentransplantaten bei großen peripheren Defekten ist, dass die Kontaktfläche zwischen Transplantat und Tibia die Heilung nicht gerade fördert, es sei denn, lateralseitig wird unter einer sklerotischen Oberfläche noch mehr Knochen geopfert. Alternativ bietet sich für Defekte im posterioren Quadranten auch hier wieder die Schraubenaugmentation an, anstatt den Knochenabtrag zu erhöhen, um ein geeignetes Lager für ein Transplantat oder einen Metallkeil zu schaffen. Für große, mit einer starken Überkorrektur assoziierte Defekte werden am besten modulare Metallkeile eingesetzt (s. Abb. 10-7).

10.9 Tibiaschaft-Offset

Nach einer lateral zuklappenden Osteotomie (Closing-wedge-Osteotomie) der Tibia kommt es häufig zum Offset des Schaftes. Bei diesen Tibiae muss vor der Operation eine Röntgenplanung erfolgen, wenn die Implantation von Prothesenkomponenten mit konventionellen Stielen erwogen wird.

Um einen herkömmlichen Prothesenstiel verwenden zu können, muss die Komponente manchmal nach medial versetzt und unterdimensioniert werden. Alternativ kann der Tibiaschnitt in einigen Grad Valgus ausgeführt und durch eine Femurresektion in 2 oder 3° anstelle von 5 oder 6° Valgus kompensiert werden (▶ Abb. 10-11). Eine andere Alternative – wie bei den meisten Knie-TEP-Systemen auch vorgesehen – ist die Verwendung einer Tibiakomponente mit einem Offset-Stiel (▶ Abb. 10-12).

10.10 Unikompartimenteller Kniegelenkersatz nach fehlgeschlagener Tibiaosteotomie

Manchmal muss der Operateur entscheiden, ob eine unikompartimentelle Arthroplastik der geeignete Weg ist, um eine fehlgeschlagene hohe Tibiaosteotomie (HTO) zu retten. Wenn der Patient die Auswahlkriterien für eine unikompartimentelle Kniegelenkarthroplastik (UKA; s. Kap. 17) ansonsten erfüllt, ist diese Überlegung vernünftig. Problematisch ist sie jedoch beim Versagen einer valgisierenden Osteotomie in Gegenwart einer persistierenden einseitigen Erkrankung auf der medialen Seite (▶ Abb. 10-13). Die Valgusfehlstellung würde durch die Arthroplastik natürlich nicht korrigiert werden, und tatsächlich wird sie meist sogar noch verstärkt. Eine UKA ist nach HTO daher nur möglich, wenn es zu einem Versagen der HTO mit Varusrezidiv gekommen ist.

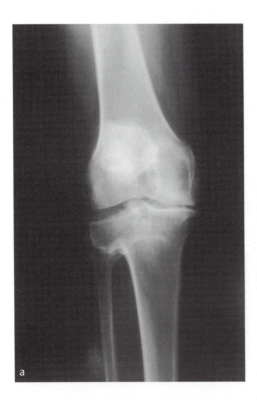
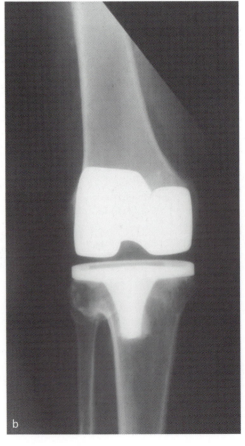

Abb. 10-11 a. Fehlstellung des Tibiaschaftes nach Tibiaosteotomie. b. Das Tibiasystem wurde eingepasst, indem der Tibiaschnitt in leichtem Valgus ausgerichtet wurde.

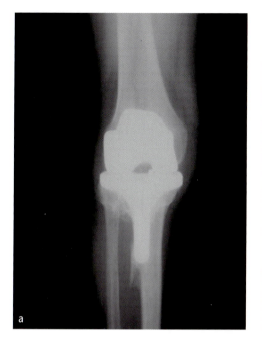
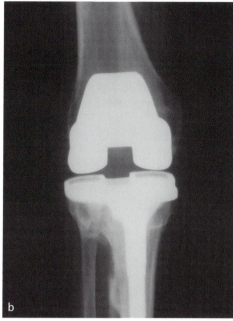

Abb. 10-12 a. Für diesen verformten Tibiaschaft war eine Prothese mit herkömmlichem Stiel nicht geeignet. b. Das Kniegelenk wurde durch Verwendung einer Tibiakomponente mit Offset-Stiel gerettet.

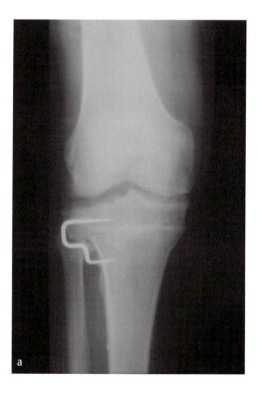
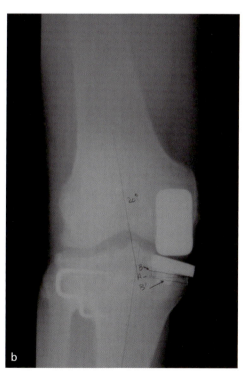

Abb. 10-13 a. Fehlgeschlagene Osteotomie mit valgischer Beinachsenstellung. b. Erfolgloser unikompartimenteller Ersatz.

Zusammenfassung

Die Implantation einer Knietotalendoprothese nach fehlgeschlagener HTO kann sich aufgrund mehrerer Faktoren als technisch schwieriger Eingriff erweisen. Dazu gehören u. a. das Vorhandensein früherer, nicht verwertbarer Inzisionen, Expositionsprobleme und im Knochen verbliebene Metallimplantate. Die Verschiebung der tibialen Gelenklinie ergibt sich oftmals eher infolge einer pathologischen Aufwärtsneigung *(upslope)* als durch eine Abwärtsneigung *(downslope)* und Valgusfehlstellung. Auch Fehlheilungen *(malunion)* und Pseudarthrosen *(nonunion)* können vorkommen. Eine Valgus-Fehlverheilung erzeugt eine Valgisierung der Gelenklinie und eine relative Insuffizienz des lateralen

Plateaus. Mit einer Osteotomie gehen häufig eine die Expositionsrisiken noch verstärkende Patella infera (Patella baja) sowie eine Einschränkung des postoperativen Bewegungsausmaßes einher. Und schließlich kommt es nach einer Closing-wedge-Osteotomie häufig zum Offset des Tibiaschaftes. Je nach den Ergebnissen der präoperativen Röntgenplanung muss der Operateur sich also auf die Notwendigkeit einer asymmetrischen Tibiakomponente (mit Offset-Stiel) einstellen.

Literatur

1. Scott RD, Schai PA: Tibial Osteotomie coincident with long stem total knee arthroplasty. Am J Knee Surg 2000; 13: 127–131.

11
Totaler Kniegelenkersatz bei rheumatoider Arthritis

Die totale Kniegelenkarthroplastik (TKA) bei Patienten mit rheumatoider Arthritis (RA) weist einzigartige Merkmale auf, die sich von denen bei Patienten mit Osteoarthrose unterscheiden. Über die Jahre habe ich eine große Anzahl von erwachsenen wie auch jugendlichen RA-Patienten versorgt, die einen totalen Kniegelenkersatz benötigten. Als ich 1975 am Robert Breck Brigham Hospital zu praktizieren begann, litten 85 % der Patienten, die sich einer TKA unterzogen, an rheumatoider Arthritis. Seit dieser Zeit hat sich dieser Prozentsatz dahingehend umgekehrt, dass nur noch 5 % meiner Patienten Rheumatiker sind. Für diesen Wandel lassen sich mehrere Gründe anführen. Der Prozentsatz der Rheumapatienten war Mitte der 1970er Jahre deshalb so hoch, weil die TKA ein neues Verfahren war und viele potenzielle Operationskandidaten der chirurgischen Versorgung erst zugeführt wurden, als der Erfolg dieses Verfahrens bereits feststand. Nachdem dieser Überhang von Patienten operativ versorgt war, nahm der Anteil der RA-Patienten entsprechend ab. Ein weiterer Faktor war die Ausbildung der Assistenz- und Fachärzte in unserem Einzugsgebiet, die inzwischen ihre eigenen Erfahrungen mit diesem Operationsverfahren gesammelt hatten, sodass weniger RA-Patienten an unser Zentrum überwiesen wurden. Ein dritter wichtiger Grund für den Rückgang der zu versorgenden Rheumatiker waren die deutlichen Fortschritte in der medikamentösen Behandlung der rheumatoiden Arthritis mit der Folge, dass nun weniger Patienten dauerhafte strukturelle Schäden entwickelten, die einer Arthroplastik bedurften.

Ipsilaterale Hüftbeteiligung

Eine Beteiligung der ipsilateralen Hüfte ist bei rheumatoider Arthritis häufiger als bei Arthrose. Vor einer TKA sollte die Hüfte gründlich untersucht und von wenigen Ausnahmen einmal abgesehen vor einer Knieoperation ersetzt werden. Mir fallen dazu mindestens sechs Begründungen ein. Der erste Grund ist, dass am besten erst einmal alle von der Hüfte in das Knie ausstrahlenden Schmerzen gelindert werden sollten. Zuweilen kann die Kniearthroplastik dank der durch den Hüftgelenkersatz bewirkten Schmerzlinderung sogar aufgeschoben werden. In Fällen, in denen es schwierig ist, die Ursache der Knieschmerzen zu ermitteln, sollte unter fluoroskopischer Kontrolle Bupivacain in das Hüftgelenk injiziert werden (▶ Abb. 11-1). Der Patient kann dann das Ausmaß der dadurch erzielten Schmerzlinderung angeben. Bei einer deutlichen Schmerzlinderung fällt die Entscheidung, zuerst das Hüftgelenk zu ersetzen, sowohl dem Patienten als auch dem Operateur leichter.

Der zweite Grund spielt besonders bei Patienten mit juveniler RA eine wichtige Rolle. Da die Hüftoperation für den Patienten im Vergleich zur Knieoperation vergleichsweise problem- und schmerzlos verläuft, gewinnt der Operateur das Vertrauen des Patienten. Wird dagegen zuerst das Knie versorgt, können die Schmerzen und die schwierige Rehabilitation, die erduldet wer-

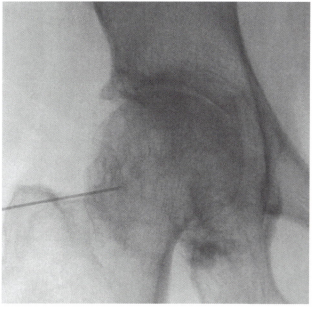

Abb. 11-1 Eine Bupivacain-Injektion in das Hüftgelenk unter Fluoroskopie kann die Ursache der Knieschmerzen bestimmen helfen.

den müssen, ohne dass eine deutliche Funktionsverbesserung eintritt, den Patienten entmutigen, weil er noch immer mit Schmerzen und Funktionsverlust leben muss.

Ein dritter, damit in Zusammenhang stehender Grund betrifft den Umstand, dass der Patient die Hüfte oberhalb eines schmerzhaften arthritischen Knies beüben kann, wohingegen die Belastung des Knies unterhalb einer schmerzhaften und eingesteiften arthritischen Hüfte schwierig ist. Meiner Meinung nach ist ein stationäres Fahrrad während der Rehabilitation nach einer Kniearthroplastik außerordentlich hilfreich, spielt für die Rehabilitation nach einem Hüftgelenkersatz aber keine Rolle. Bei schmerzhafter und steifer Hüfte ist das Trainieren auf einem Fahrrad aber nicht möglich.

Der vierte Grund ist das Lösen der Spannung der über das Hüft- und das Kniegelenk verlaufenden Muskeln, insbesondere der Unterschenkelbeuger. Wenn z. B. sowohl Hüfte als auch Knie Beugekontrakturen aufweisen und das Knie zuerst operiert und damit die Kontraktur gelöst wird, kann es durch einen nachfolgenden Hüftgelenkersatz, der die Hüftmuskulatur verlängert, zu einer erneuten Kontraktur des Unterschenkelbeugers kommen.

Der fünfte Grund hängt ebenfalls mit den präoperativen Kniekontrakturen zusammen. Zum Zeitpunkt der Hüftarthroplastik kann ein kontrahiertes Knie mit Manipulation behandelt und geschient werden, um die passive Extension vor dem Kniegelenkersatz zu verbessern. Wenn eine Epiduralanästhesie gelegt wird, die über mehrere Tage aufrechterhalten werden kann, können serielle Gipsschienen zur Anwendung kommen (s. Kap. 9 und Abb. 9-2).

Und sechstens und letztens ist es sinnvoll, die Belastung einer gut sitzenden Knie-TEP durch Drehen und Wenden zu vermeiden, die aber nötig wäre, um das steife Hüftgelenk im Rahmen des Hüftgelenkersatzes zu luxieren und darzustellen.

Antikoagulationsbedarf

Meiner Erfahrung nach entwickeln sich tiefe Venenthrombosen (TVT) und Lungenembolien bei RA-Patienten seltener als bei Arthrosepatienten. Das mag zum Teil darauf zurückzuführen sein, dass die meisten Rheumatiker eine Dauertherapie mit entzündungshemmenden Medikamenten benötigen, die über einen leichten Antikoagulationseffekt verfügen. Möglicherweise ist dies aber auch intrinsisch mit ihrem Krankheitsprozess verbunden. Auch wenn der Grund dafür unklar ist, unterscheidet sich der Antikoagulationsbedarf von Rheumatikern von dem der Arthrosepatienten.

Bei allen meinen TKA-Patienten beginne ich am Abend vor der Operation mit der Warfarindosierung. Bei den RA-Patienten stelle ich die Warfarindosis während ihres Krankenhausaufenthaltes auf eine INR (International Normalized Ratio) zwischen 1,5 und 2 ein. Vor der Entlassung führe ich eine sonographische Untersuchung der Beinvenen durch. Bei negativem Befund besteht die Entlassungsmedikation aus Aspirin, 81 mg/Tag; die gewohnte entzündungshemmende Medikation wird zu Hause wieder aufgenommen. Normalerweise gehe ich bei Patienten mit einzeitiger bilateraler TKA von einem höheren TVT-Risiko aus und erhalte die angepasste Warfarindosierung für mindestens 4 Wochen aufrecht. Eine Ausnahme mache ich bei RA-Patienten mit bilateraler TKA, die ihre antiinflammatorische Medikation zur Kontrolle der rheumatoiden Entzündung benötigen. Sind die Ultraschallbefunde der Beinvenen auf beiden Seiten negativ, besteht auch ihre Entlassungsmedikation aus Aspirin, 81 mg/Tag, sowie der gewohnten Rheumamedikation.

Beugekontrakturen

Die Prävalenz von Beugekontrakturen ist unter Rheumatikern höher als unter Arthrosepatienten. Die Kontrakturen bei den Rheumapatienten sind wahrscheinlich eher auf die Entzündung der Weichteilgewebe zurückzuführen, bei Arthrosepatienten gewöhnlich aber mit einer knöchernen Blockade assoziiert (s. Kap. 9). Nach der Analyse der Behandlungsergebnisse einer großen Anzahl von Patienten mit schweren Kontrakturen habe ich für RA-Patienten folgende Therapieleitlinie entwickelt.

Beugekontrakturen < 15° in Narkose werden durch eine normale distale Femurresektion und bei Bedarf durch ein Release der posterioren Kapsel behandelt. Bei Beugekontrakturen zwischen 15° und 45° wird die Resektionshöhe am distalen Femur pro 15° erforderliche Korrektur um jeweils 2 mm erhöht. Die obere Grenze liegt bei insgesamt 13 mm, um den Ursprung des Kollateralbandes am Femur nicht zu kompromittieren.

Bei Beugekontrakturen zwischen 45° und 60° ziehe ich die präoperative Manipulation und Schienung in Erwägung und bevorzuge eine das Kreuzband ersetzende Technik. Auch bei Beugekontrakturen über 60° erwäge ich eine präoperative Manipulation und Schienung (s. Abb. 9-2) und die Verwendung einer gekoppelten Prothese wie z. B. der Total Condylar III, um damit einem zu weiten Beugespalt entgegenzuwirken, der aus einer signifikanten Anhebung der femoralen Gelenklinie resultieren kann.

Bei Patienten mit inflammatorischer Arthritis befolge ich die „Ein-Drittel-Regel", die besagt, dass intraoperativ nur bis zu einem Drittel der präoperativ in Narkose bestehenden Kontraktur korrigiert werden muss. Das noch fehlende Bewegungsausmaß lässt sich meist unter physikalischer Therapie, beim Abklingen der entzündlichen Erkrankung und gelegentlich durch Manipulation und Schienung auflösen. Das drastischste Beispiel, das ich gesehen habe, war ein Patient mit bilateralen Beugekontrakturen von 110°. Ein Knie war bei diesem Flexionsgrad ankylosiert, das andere versteift. Die oben beschriebenen Techniken wurden in Kombination mit einer Total-Condylar-III-Prothese angewendet. Bei Operationsende war die Beugekontraktur auf 40° und nach 3 Tagen durch drei in Epiduralanästhesie angelegte serielle Gipsverbände auf 0° korrigiert worden.

Im Zusammenhang mit Beugekontrakturen sollten noch einige weitere Punkte hervorgehoben werden. Bei schweren bilateralen Beugekontrakturen sollte die Korrektur der beiden Kontrakturen gleichzeitig erfolgen, da andernfalls das Risiko besteht, dass es – noch bevor die zweite Seite korrigiert wird – an der zuerst behandelten Seite zu einem Rezidiv kommt.

Wird die Gelenkkapsel nach Korrektur einer schweren Beugekontraktur wieder geschlossen, sollte die mediale Gelenkkapsel nach distal in Richtung laterale Kapsel versetzt werden, um einem initialen Streckdefizit vorzubeugen (s. Abb. 8-5).

Der posteriore Slope sollte bei einer schweren Beugekontraktur 0° betragen. Jedes Grad Neigung an der Tibiaschnittfläche erzeugt jeweils 1° Flexionskontraktur bzw. verhindert – anders ausgedrückt – die Korrektur einer Beugekontraktur um diesen Betrag.

Und schließlich sollten zusätzliche Präventivmaßnahmen nach der Operation ergriffen werden; dem Patienten sollte z.B. gestattet werden, den Knöchel, nicht aber das Knie mit einer Stützrolle zu unterlegen. Das nächtliche Tragen einer Immobilisationsschiene verhindert, dass der Patient mit gebeugten Knien schläft und eine erneute Kontraktur entwickelt. Eine „dynamische Schiene" kann helfen, die Extension in refraktären Fällen nicht nur zu korrigieren, sondern auch zu erhalten.

Rheumatoide Zysten

Auch wenn juxtaartikuläre Zysten bei Arthose nicht selten sind, so kommen sie bei rheumatoider Arthritis doch häufiger vor, und gelegentlich finden sich an der femoralen oder tibialen Gelenkseite sogar sehr große Zysten. Alle Zysten sollten durch Kürettage von Weichteilgewebe befreit und mit Spongiosa aufgefüllt werden, um die Zystenwand gegen die angrenzende Zementschicht abzudichten. Ein entsprechendes Versäumnis kann unserer Erfahrung nach bei RA-Patienten zu einer progredienten Demarkierung an der Zement-Zysten-Grenzschicht und schließlich zur Prothesenlockerung führen (▶ Abb. 11-2). Die Untersuchung des Gewebes an der Lockerungsstelle zeigt histologische Merkmale, die mit einer rezidivierenden rheumatoiden Synovialitis vereinbar sind.[1]

Größere zentrale Defekte können mittels *Impaction Grafting* behandelt werden (s. Kap. 12). Bei diesem Verfahren wird zerkleinertes Knochenmaterial dicht um einen langen Probestiel gepackt. Wenn der Probestiel entfernt wird, sollte das Transplantat verdichtet sein, um die strukturelle Knochenintegrität um den Schaft zu gewährleisten (s. Abb. 12-10). In Abhängigkeit von der distalen Knochenqualität in der Tibia kann der Stiel der endgültigen Prothese entweder in Press-fit-Technik verankert oder einzementiert werden. Entscheidet sich der Operator für die Zementtechnik, wird der Markkanal vor dem Einbringen des Knochentransplantats mit einem Zementstopper abgedichtet.

Patellarückflächenersatz

Ob die Patellarückfläche zum Zeitpunkt der TKA ersetzt werden sollte oder nicht, ist nach wie vor umstritten. Ich bin davon überzeugt, dass sich beim Verzicht auf den Rückflächenersatz Unterschiede in den Langzeitergebnissen von Rheuma- und Arthrosepatienten feststellen lassen. Als wir 1974 mit der Duopatellar-Prothese zum ersten Mal die Gelegenheit hatten, beide Seiten des patellofemoralen Gelenks zu ersetzen, haben wir nur in 5 % der Fälle davon Gebrauch gemacht. Die 5-jährige Nachbeobachtung ergab, dass 10 % der RA-Patienten eine sekundäre Patelladegeneration entwickelten (▶ Abb. 11-3); überdies bestand die Gefahr einer rezidivierenden rheumatoiden Synovialitis des Kniegelenks (▶ Abb. 11-4). Die Arbeiten im Labor meines Kollegen C. Sledge legten nahe, dass Restknorpel zu den Faktoren gehörte, die bei RA-Patienten nach TKA ein Synovialitisrezidiv auslösen konnten.[2] Auch wenn bei manchen Rheumapatienten, bei denen auf den Ersatz der Patellarückfläche verzichtet wurde, die Prothesen nach 30 Jahren noch funktionieren, halte ich mich lieber an die Regel, unabhängig von den Operationsbefunden die Patella generell bei allen RA-Patienten zu ersetzen.

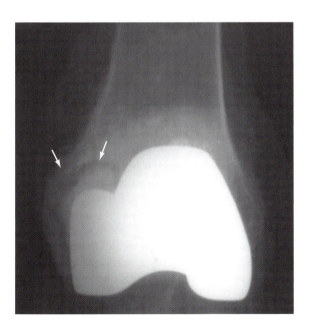

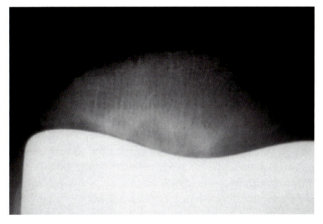

Abb. 11-3 (oben) Knorpelverlust und zystische Degeneration einer nicht ersetzten Patellarückfläche bei rheumatoider Arthritis.

Abb. 11-2 (links) Demarkierung einer großen, mit Zement gefüllten rheumatoiden Zyste und Lockerung der Prothesenkomponente.

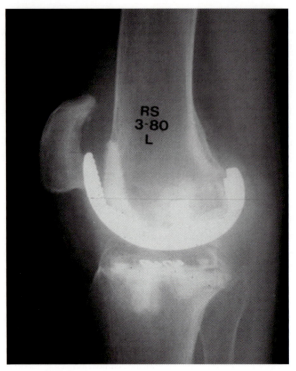

Abb. 11-4 Rezidivierende aktive rheumatoide Arthritis und Lockerung der Femurkomponente bei nicht ersetzter Patellarückfläche.

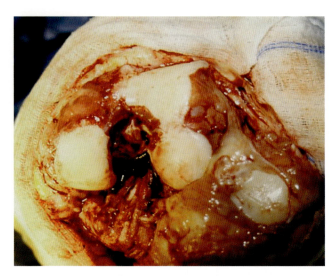

Abb. 11-5 Aktive rheumatoide Synovialitis.

Synovektomie und rezidivierende aktive rheumatoide Synovialitis

Wie bereits erwähnt, können aktive rheumatoide Synovitiden nach TKA rezidivieren. Die Gefahr steigt, wenn die Patella nicht ersetzt wird und Restknorpel im Kniegelenk verbleibt.

Aber auch wenn die TKA mit Patellarückflächenersatz durchgeführt wurde, weiß ich von mindestens vier Patienten, bei denen eine aktive rheumatoide Synovialitis im Knie rezidivierte. Diese Patienten stellen uns vor ein diagnostisches Dilemma. Zuweilen werden Patienten mit den akuten Symptomen eines großen Gelenkergusses und einer hohen Zellzahl im Aspirat vorstellig. In einem solchen Szenario ist die wahrscheinlichste Möglichkeit eine Infektion, differenzialdiagnostisch muss aber auch an eine aktive rheumatoide Arthritis gedacht werden. Die Zellzählung ergibt mitunter nicht weniger als 20 000 oder 30 000 Leukozyten pro Gesichtsfeld (400fache Vergrößerung), in dem entweder polymorphkernige Zellen oder Lymphozyten vorherrschen. Der prozentuale Anteil der polymorphkernigen Zellen wird nicht im oberen Bereich von 90 % liegen, was für eine Infektion charakteristisch wäre. Die Kulturen sind negativ. Um die Diagnose einer rheumatoiden Erkrankung zu bestätigen, ist für die histologische Untersuchung mitunter eine perkutane Synovialbiopsie erforderlich. Meist geschieht dies bei Vorliegen eines RA-Schubes mit multipler Gelenkbeteiligung. Eine angemessene medikamentöse Behandlung wird eingeleitet. Beim Ausschluss einer Infektion kann eine intraartikuläre Kortikosteroidinjektion den Entzündungsprozess dämpfen. Gelegentlich kann auch eine offene Synovektomie erforderlich werden.

Dies wirft die Frage auf, ob zum Zeitpunkt der Primär-TKA im erkrankten Knie eine Synovektomie durchgeführt werden sollte. Ich empfehle dieses Vorgehen grundsätzlich bei allen Patienten mit einer zum Zeitpunkt des Gelenkersatzes aktiven Synovialitis (▶ Abb. 11-5). Bei inaktiver Erkrankung und nicht entzündetem Synovium ist eine Synovektomie wahrscheinlich unnötig.

Infektionsrisiko

Das Risiko für perioperative Früh- und hämatogene Spätinfektionen ist beim Rheumatiker größer als beim Arthrosepatienten. Glücklicherweise konnte ich Frühinfektionen im Zusammenhang mit einer Primär-TKA bei Rheumapatienten bislang stets vermeiden; als akzeptabel gilt wahrscheinlich eine Infektionsrate von 0,5 % (s. Kap. 14). Hämatogene Spätinfektionen treten häufiger auf, da die Patienten infolge ihrer Krankheit oder ihrer Medikation immunsupprimiert sind und oftmals mehrere entfernte chronische Infektionsherde aufweisen, die in den Prothesenbereich streuen können. Die häufigsten Lokalisationen sind Fuß und Unterschenkel. Ein weiterer Infektionsherd ist die Bursa olecrani.

Notwendigkeit einer ausreichenden Knieflexion

Zum Erreichen einer zufrieden stellenden Funktion benötigt der Rheumapatient eine stärkere Kniebeugung als der Arthrosepatient. Um auf ebener Erde zu gehen, muss bei allen Menschen die Kniebeugung 60–70° betragen. Zum Treppaufgehen ist eine Flexion von 90° erforderlich, für das normale Treppabgehen reichen 100°. Um aus einem normalen Sessel aufzustehen, ohne sich dabei mit den Armen abzustützen, sind ≥ 105° nötig.

Die häufige Beteiligung von Schulter, Ellenbogen, Hand und Handgelenk beeinträchtigt bei RA-Patienten mit ungenügender Knieflexion die Fähigkeit, treppauf zu gehen oder sich aus einer sitzenden Position zu erheben. Wie ich bereits in Kapitel 1 erwähnt habe, hat dieser Flexionsbedarf uns Mitte der 1970er Jahre dazu veranlasst, eine Technik mit Erhalt des hinteren Kreuzbandes (HKB) anzuwenden, da eine adäquate Flexion mit den damaligen Prothesenmodellen, bei denen das hintere Kreuzband geopfert und nicht ersetzt wurde, nicht gewährleistet war. RA-Patienten mit Befall der oberen Extremität benötigen womöglich Gehstützen bzw. einen Rollator mit senkrechten Haltegriffen und Armauflagen zum Abstützen der Unterarme. Gehstützen mit Unterarmauflage können im Allgemeinen so angepasst werden, dass sie auch von besonders schwer beeinträchtigten Rheumapatienten benutzt werden können (▶ Abb. 11-6).

Osteopenie

Eine mit rheumatoiden Arthritiden einhergehende Osteopenie stellt den Operator während einer TKA vor besondere Schwierigkeiten (▶ Abb. 11-7). Auf den Zusammenhang zwischen der Einkerbung der ventralen Femurkortikalis durch das Prothesen-Femurschild *(notching)* und postoperativen Stressfrakturen sind wir erstmals bei unseren Rheumapatienten gestoßen.[3] Meiner Meinung nach ist das Risiko einer Stressfraktur beim Rheumapatienten groß genug, um bei signifikanter Einkerbung der Kortikalis eine Femurkomponente mit langem Stiel in Erwägung zu ziehen. Wenn ein Femur, das zwischen zwei Größen liegt, für eine kleinere Prothese zugerichtet wird, muss mit einer solchen Einkerbung in jedem Fall gerechnet werden. Maßnahmen zur Vermeidung einer solchen Einkerbung werden in Kapitel 4 und 15 erörtert.

Bei schwerer Osteopenie haben wir während der Vorbereitung des Beins für die Operation schon das Auftreten suprakondylärer Frakturen beobachtet. Betroffen waren davon Patienten mit steifer Hüfte, deren Bein mit zu viel Kraft brüsk angehoben wurde. Entsprechend kamen suprakondyläre Frakturen bei RA-Patienten auch bei der Vorbereitung des Beins für die Implantation einer Hüftprothese vor. In diesen Fällen waren die Frakturen bei ankylosierter Hüfte auf die Anwendung zu starker Abduktionskräfte zurückzuführen.

Zu Frakturen kann es auch während der postoperativen Manipulation wegen mangelhafter Beweglichkeit nach einer TKA kommen. Das unterstreicht, wie wichtig es ist, die Flexion des ersetzten Kniegelenks am Ende des Eingriffs bei geschlossener Kapsel gegen die Schwerkraft zu messen, um das Bewegungspotenzial des Patienten nicht zu überschreiten. Zu Beginn meiner beruflichen Laufbahn war man sich dieser Problematik noch nicht bewusst. So konnte es etwa passieren, dass eine osteopenische Patella brach, als ich bei der Patientin, deren präoperative Flexion lediglich 60° betragen hatte, die Prothese über 90° manipulierte, obwohl ihr Bewegungspotenzial höchstwahrscheinlich geringer war.

Eine weitere potenzielle intraoperative Komplikation beim ausgeprägt osteopenischen RA-Patienten ist das Ausreißen des medialen Kollateralbandes von seinem femoralen Ursprung infolge

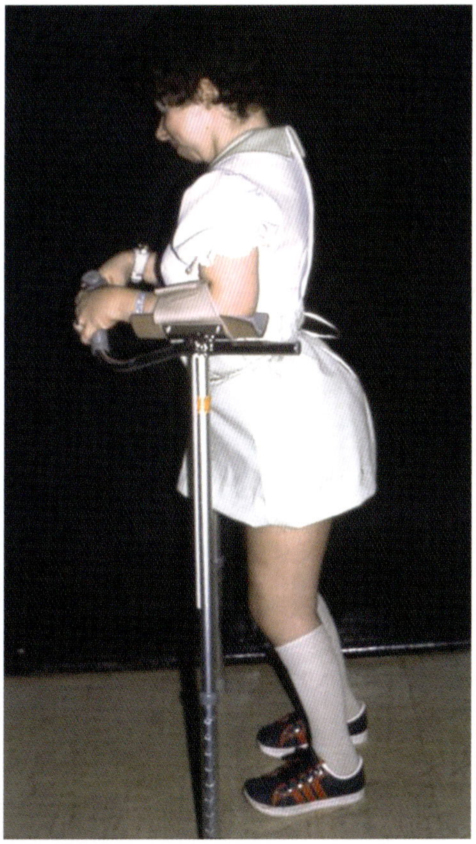

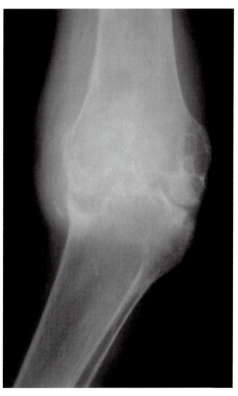

Abb. 11-7 Schwere Osteopenie mit intra- und postoperativem Frakturrisiko.

Abb. 11-6 Gehstützen mit Armauflagen für eine Patientin mit juveniler rheumatoider Arthritis und multiplem Gelenkbefall.

einer Schrumpfung der medialen Seite. Gewöhnlich ist dabei auch die mediale Kortikalis betroffen, die sich dabei von der darunterliegenden weichen Knochenspongiosa abhebt. So alarmierend das auch erscheinen mag, stellt dies gewöhnlich kein klinisches Problem dar, weil der Weichteilstreifen dabei intakt bleibt. Wenn es dazu kommt, benutze ich manchmal eine Spongiosaschraube mit Unterlegscheibe, um die Kortikalis wieder an der Kondyle zu fixieren.

Eine weitere Komplikation der Osteopenie stellt die intraoperative Patellafraktur dar. Eine solche Fraktur kann nach der Präparation der Patella auftreten, bei der für die Verankerungszapfen drei Löcher gebohrt werden. Diese Löcher bilden eine Sollbruchstelle, und eine Fraktur kann schon allein durch normalen Zug an der Patella ausgelöst werden. Auch hier bleibt der Weichteilstreifen intakt. Wenn die Patellafragmente nur geringfügig voneinander getrennt sind, reicht eine Zementfixation im Frakturbereich womöglich aus. Liegen die Fragmente dagegen weiter auseinander, muss der Operateur eine Drahtcerclage in Erwägung ziehen.

Und schließlich muss der Operateur bei Vorliegen einer Osteopenie überlegen, ob eine zementfreie Fixierung überhaupt jemals in Frage kommt. Ich selbst gehöre nicht zu den Befürwortern der zementfreien Verankerung von Tibia bzw. Patella, habe aber umfangreiche Erfahrungen mit der zementlosen femoralen Verankerung bei Patienten mit adulter und juveniler rheumatoider Arthritis sammeln können, die uneingeschränkt erfolgreich verlief (▶ Abb. 11-8). Die Entscheidung kann intraoperativ auch von der primären Verankerung der Probeprothese abhängig gemacht werden. Wegen der Osteopenie kann der Operateur die Resektionen an der Trochlea und an der Kondylenrückseite absichtlich leicht divergierend anlegen, sodass der Knochen beim Einsetzen der Komponente impaktiert und deren Verankerung dadurch verstärkt wird.

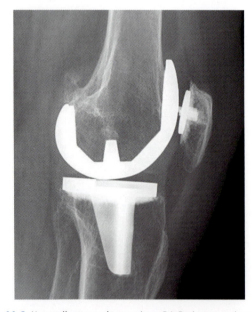

Abb. 11-8 Kontrolluntersuchung eines RA-Patienten mit zementfreier femoraler Verankerung nach 19 Jahren.

Überlegungen zur Anästhesie

Bei RA-Patienten mit Beteiligung von Halswirbelsäule und Articulatio temporomandibularis sind bei der Anästhesie häufig Besonderheiten zu berücksichtigen. Ausgesprochen wichtig ist dabei die präoperative Beurteilung durch den Anästhesisten, um die individuellen Anforderungen des Patienten vorhersagen zu können. Zum Nachweis einer Subluxation von C1–C2 eignen sich HWS-Seitaufnahmen in maximaler Flexion und Extension.

Wegen der zahlreichen potenziellen Probleme, die mit einer Allgemeinanästhesie einhergehen, werden bevorzugt Verfahren der Regionalanästhesie (Spinal- oder Epiduralanästhesie) angewendet. Trotzdem muss der Operateur darauf vorbereitet sein, dass eine Allgemeinanästhesie und Intubation erforderlich werden können. Der Anästhesist sollte die Anwendung eines pädiatrischen fiberoptischen Laryngoskops und die Technik der nasotrachealen Wachintubation beherrschen.

Kreuzbanderhaltende versus kreuzbandersetzende Operationsverfahren

Das Schrifttum ist hinsichtlich der Frage, ob das hintere Kreuzband ersetzt werden muss oder ob sein Erhalt akzeptabel ist, widersprüchlich. In manchen Arbeiten wird die Substitutionstechnik bevorzugt [4, 5], während unsere eigenen Erfahrungen darauf schließen lassen, dass sich bei Erhalt des hinteren Kreuzbandes exzellente 10-Jahres-Ergebnisse erzielen lassen.[6] Zur Erklärung dieser Diskrepanz kann ich zwei Hypothesen anbieten.

Die Ergebnisse der kreuzbanderhaltenden Technik, die im Ergebnis weniger gut abschnitt, stammen aus einer Zeit, in der man bei der Implantation der künstlichen Gelenke ein gewisses Maß an Gelenkinstabilität bevorzugte. Bei vielen Rheumapatienten neigen die Bänder mit der Zeit zur Überdehnung; in der Folge kann es zu Hyperextension, Instabilität und Synovialitis kommen. Ferner wurde in dieser Zeit auch eine unterdimensionierte Inset-Patella verwendet. Bei diesem Vorgehen blieb im Knie Restknorpel erhalten, was das Rezidivrisiko für aktive rheumatoide Synovitiden im Knie erhöhte – mit entsprechend unerwünschten Folgen.

In meiner eigenen Untersuchungsreihe von Rheumapatienten mit 10–13-jähriger Nachbeobachtung betrug die Überlebensrate der Prothesen nach 10 Jahren 100 %; ausgenommen waren 2 % mit metallverstärkten (metal-backed) Patellae. Von 81 untersuchten Knien waren nach 10–13 Jahren Reoperationen nur zum Austausch einer metallverstärkten Patellakomponente nach 6 Jahren und eine Synovektomie wegen einer rezidivierenden aktiven rheumatoiden Synovialitis erforderlich geworden. Ein asymptomatischer Patient zeigte im betroffenen Knie eine Hyperextension von 5° (▶ Abb. 11-9). Dieser Befund lässt die Sorge aufkommen, dass sich bei Erhalt des hinteren Kreuzbandes im prothetisch versorgten Knie eine späte Bandlockerung entwickeln könnte, und sollte uns daran erinnern, dass bei Rheumapatienten mit einer bereits präoperativ bestehenden Bandlaxität

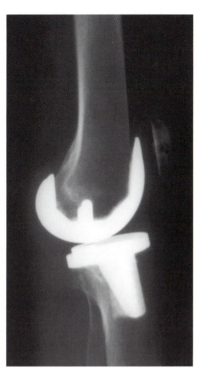

Abb. 11-9 5 RA-Patient mit 5° Hyperextension.

die Prothesenkomponenten auf der strafferen Seite mit zunächst sparsamer Knochenresektion eingebracht werden sollten.

Zusammenfassung

Der totale Kniegelenkersatz bei Patienten mit rheumatoider Arthritis birgt therapeutische Probleme, die für diese Erkrankung spezifisch sind. Ich denke dabei an die häufige Beteiligung der ipsilateralen Hüfte, an beidseitigen Befall, Antikoagulationsbedarf, Beugekontrakturen, rheumatoide Zysten, die Notwendigkeit eines umfassenden Patellarückflächenersatzes und möglicherweise einer Synovektomie. Rheumapatienten sind anfälliger für Früh- wie auch für Spätinfektionen. Sie benötigen eine Prothese und ein Operationsverfahren, die eine adäquate Flexion gewährleisten und die oberen Extremitäten schonen, damit sie die Aktivitäten des täglichen Lebens bewältigen können. Ihre oftmals ausgeprägte Osteopenie kann zu intraoperativen und postoperativen Frakturen führen. Und schließlich stellt auch die Beteiligung der Halswirbelsäule und der Articulatio temporomandibularis für den Anästhesisten eine Herausforderung dar. Ungeachtet dieser Überlegungen und unabhängig vom Grad der präoperativen Behinderung des Rheumapatienten lassen sich zuweilen jedoch außerordentlich dramatische Operationserfolge erzielen, die für Patienten und Operateur gleichermaßen befriedigend sind.

Literatur

1. Goldring SR, Wojno WC, Schiller AL, Scott RD (1988) In patients with rheumatoid arthritis the tissue reaction associated with loosened total knee replacements exhibits features of a rheumatoid synovium. J Orthop Rheum 1: 9–21.
2. Steinberg J, Sledge CB, Noble J, Stirrat CR (1979) A tissue-culture model of cartilage breakdown in rheumatoid arthritis: quantitative aspects of proteoglycan release. Biochem J 180: 403–412.
3. Aaron RK, Scott RD (1987) Supracondylar fracture of the femur after total knee arthroplasty. Clin Orthop 219: 136–139.
4. Laskin RS (1990) Total condylar knee replacement in patients who have rheumatoid arthritis: a ten-year follow-up study. J Bone Joint Surg Am 72: 529–535.
5. Laskin RS, O'Flynn HM (1997) Total knee replacement with posterior cruciate ligament retention in rheumatoid arthritis: problems and complications. Clin Orthop 345: 24–28.
6. Schai PA, Scott RD, Thornhill TS (1999) Total knee arthroplasty with posterior cruciate retention in patients with rheumatoid arthritis. Clin Orthop 367: 96–106.

12 Knochensubstanzdefekte im Rahmen der Totalendoprothetik des Kniegelenks

12.1 Femurdefekte

Zur Rekonstruktion von femurseitigen Knochensubstanzdefekten stehen verschiedene Optionen zur Verfügung, darunter Knochentransplantate, Zement allein, Zement plus Schraubenaugmentation, augmentierte sowie individuell gefertigte Komponenten.

Knochentransplantate

Knochentransplantate eignen sich für alle zentralen Defekte. Das Transplantat kann in Form von zerkleinertem Knochen (Spongiosachips) oder soliden Knochenblöcken oder aus einer Kombination von beiden bestehen. Schon früh habe ich bei der Behandlung von Patienten mit rheumatoider Arthritis die Erfahrung gemacht, dass sich bei der Auffüllung von juxtaartikulären Zysten mit Zement an der Grenzfläche eine sich aufweitende Demarkationszone ausbilden und es zu einer Lockerung der Prothesenkomponenten kommen kann (▶ Abb. 12-1). Histologische Untersuchungen der Knochen-Zement-Schicht an Gewebe, das bei Revisionseingriffen gewonnen wurde, haben gezeigt, dass der rheumatoide Prozess an dieser Grenzschicht rezidivierte und dadurch zum Lockerungsgeschehen beigetragen hat (s. Kap. 11). Dieser Befund hat mich davon überzeugt, sowohl bei rheumatischen Erkrankungen als auch bei Arthrosen alle juxtaartikulären Zysten durch Kürettage von fibrösem Gewebe zu befreien und mit Spongiosa zu füllen, die sich üblicherweise im Rahmen der Standardresektionen gewinnen lässt. Bei der Verlaufskontrolle angefertigte Röntgenaufnahmen zeigen in diesen Fällen ein gutes Einwachsen des Knochentransplantats.

Zement allein

Bei Vorliegen von randständigen, nicht zirkulär von festem Knochen umgebenden Defekten kann manchmal die Anwendung von langen Stielen und Zement allein genügen, um eine adäquate Verankerung der Prothese zu gewährleisten (▶ Abb. 12-2). Bei dieser Technik ist allerdings unbedingt darauf zu achten, dass es dabei nicht zu einer Verschiebung der Gelenklinie kommt. Der häufigste Fehler ist die Anhebung der Gelenklinie in Kombination mit der Verwendung dicker Tibia-Inlays zur Wiederherstellung der Extensionsstabilität. Die Elevation der Gelenklinie führt zu einer tiefstehenden Patella (Patella baja) und stört die Kinematik des kollateralen Bandapparates (▶ Abb. 12-3).

Zement plus Schraubenaugmentation

Von Bedeutung ist eine Methode, mit der sich die femorale Gelenklinie auf einem annähernd normalen Niveau wiederherstellen lässt. Eine einfache Möglichkeit, dieses Ziel zu erreichen, wird seit vielen Jahren angewendet, nämlich das Einbringen von Knochenschrauben in den Zementmantel. Je nach Qualität des distalen Knochens werden entweder Kortikalis- oder Spongiosaschrauben verwendet. Die Schrauben werden bis zu dem Punkt vorgetrieben, an dem sie das femorale Probe-Implantat in der richtigen distalen und Varus-Valgus-Position abstützen (▶ Abb. 12-4). Diese Position lässt sich durch Bestimmung der normalen Gelenklinie abschätzen, die sich am kontralateralen Knie orientiert und als Abstand von einer fixen knöchernen Landmarke wie dem lateralen Epikondylus gemessen wird. Dieser Abstand beträgt je nach Körpergröße des Patienten gewöhnlich 2–3 cm distal des Epikondylus. Auch die richtige Höhe kann anhand ihres Effekts auf die proximale distale Positionierung der Patella relativ zur Gelenklinie beurteilt werden.

Das Valgusknie mit einem insuffizienten lateralen Kondylus stellt bei der Wiederherstellung der Gelenklinie im Rahmen eines Primäreingriffs häufig ein Problem dar. Traditionell weist das ausgeprägte Valgusknie einen defizitären lateralen Kondylus auf (s. Kap. 6). Diese Hypoplasie ist für einen Großteil der Valgusdeformität verantwortlich. Eine Resektion auf die Höhe des kondylären Defektes muss vermieden werden, da dies zur Elevation der Gelenklinie führt. Die Schnittführung sollte an der normalen medialen Seite referenziert werden; das führt dazu, dass lateral-

12 Knochensubstanzdefekte im Rahmen der Totalendoprothetik des Kniegelenks

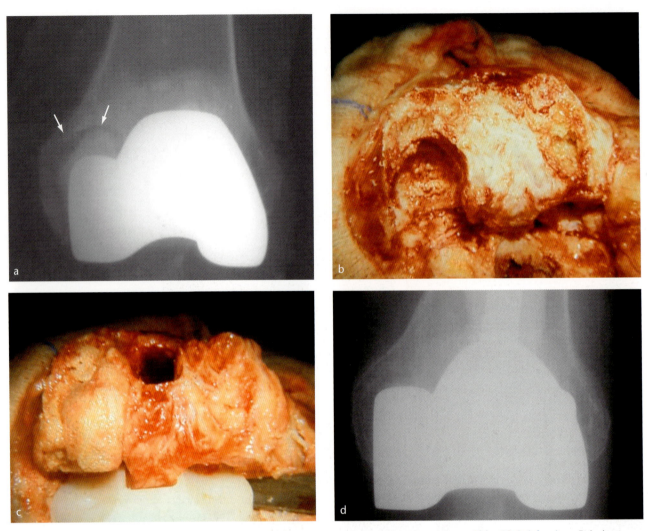

Abb. 12-1 (oben) a. Bei einer großen, mit Zement aufgefüllten rheumatoiden Zyste hat sich an der Grenzschicht ein progredient zunehmender Aufhellungssaum entwickelt; die Femurkomponente hat sich gelockert. b. Der mediale Defekt ist großflächig, aber umschrieben. c. Der Defekt wird mit einer Kombination aus Knochenchips und Knochenblöcken aufgefüllt. d. 5 Jahre nach der Operation scheint das Transplantat eingewachsen zu sein.

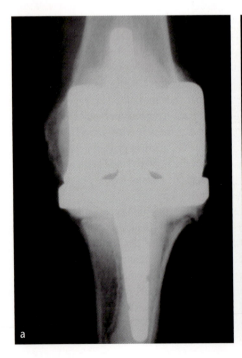 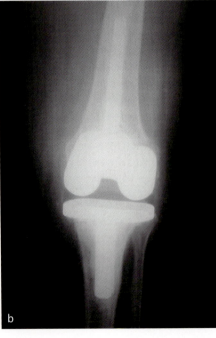

Abb. 12-2 a. Fehlgeschlagene TKA mit Lockerung und Knochensubstanzdefekt. b. Revision durch alleinige Verwendung langer Prothesenstiele.

Femurdefekte 12.1

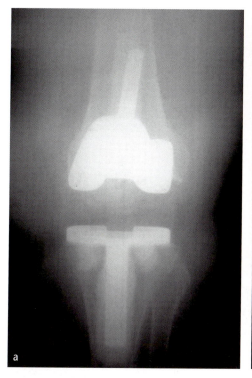
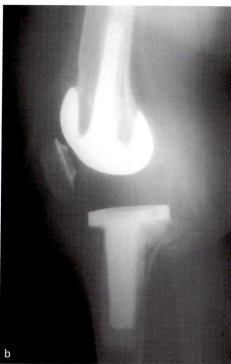

Abb. 12-3 a. Fehlgeschlagener Versuch zur Wiederherstellung der femoralen Gelenklinie im Rahmen eines Revisionseingriffs. b. Patellatiefstand infolge einer Anhebung der Gelenklinie.

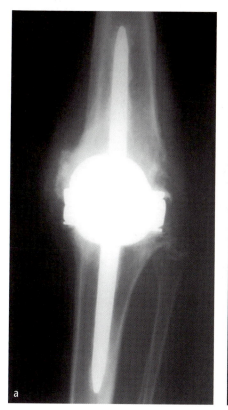
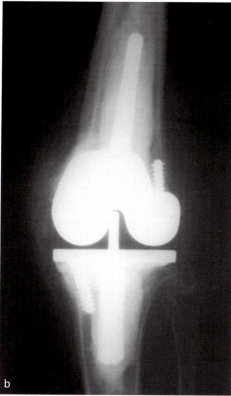

Abb. 12-4 a. Eine lockere Scharnierprothese mit Knochensubstanzverlust. b. Wiederherstellung der femoralen Gelenklinie und achsgerechte Ausrichtung der Komponente unter Zuhilfenahme stützender Schrauben.

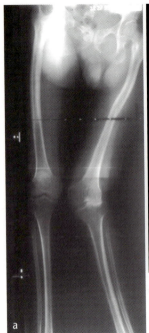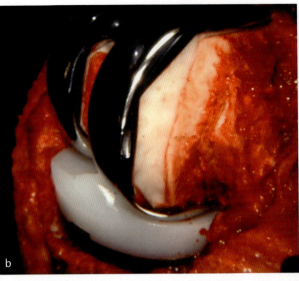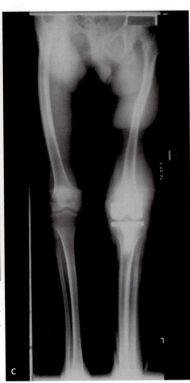

Abb. 12-5 a. Schwere Valgusdeformität mit defizitärem lateralem Femurkondylus. **b.** Der laterale Defekt wurde mit einer von Zement umhüllten Kondylenschraube augmentiert. **c.** Wiederherstellung der femoralen und der Beinachse.

seitig eine Augmentation erforderlich wird (s. Abb. 6-8 und 6-9). Als eine wirksame und effiziente Lösung gilt das Einbringen von ein oder zwei Kortikalisschrauben in den sklerotischen Knochen des distalen Kondylus. Richtig platzierte Schrauben stützen die femorale Probekomponente in korrekter distaler und Valgusstellung und erfüllen dieselbe Funktion, wenn das eigentliche Implantat zementiert verankert wird (▶ Abb. 12-5).

Ich wende diese Methode seit mehr als 30 Jahren an, ohne dass unerwünschte Effekte aufgetreten wären. Häufig werden Bedenken wegen der Anwendung unterschiedlicher Metalle für Schrauben und Femurkomponente geäußert. Bei Titanschrauben erübrigen sich diese Bedenken. Ich bin jedoch der Meinung, dass auch die Verwendung von Chrom-Kobalt- oder Edelstahlschrauben in Verbindung mit einer Chrom-Kobalt-Femurkomponente sicher ist, da der ummantelnde Knochenzement den Komplex vor potenziell unerwünschten Wirkungen der in enger Nachbarschaft liegenden unterschiedlichen Metalle schützt.

Augmentierte Komponenten

Zusammen mit Thomas Thornhill habe ich in den späten 1980er Jahren zur Anwendung in der Revisionsendoprothetik femorale Augmentationskeile für das Knieprothesensystem Omnifit eingeführt. Heutzutage sind für nahezu alle Revisionssysteme modulare Keile erhältlich (▶ Abb. 12-6). Diese in unterschiedlichen Größen lieferbaren Keile können entweder am distalen oder am dorsalen Femurkondylus fixiert werden. In einigen Systemen werden die Keile mechanisch an der Femurkomponente befestigt, in anderen werden sie zementiert verankert. Beide Verfahren scheinen effektiv zu sein (▶ Abb. 12-7). Je nach System stehen distale Keile von bis zu 20 mm und posteriore Keile von bis zu 12 mm Dicke zur Verfügung.

In Extremfällen sind für die Rekonstruktion von femoralen Knochendefekten große allogene Knochenblöcke erforderlich. Zur Verankerung des allogenen Transplantats am Empfängerfemur

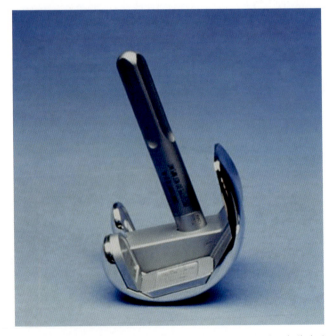

Abb. 12-6 Modulare distale und posteriore Augmentationskeile bei einer femoralen Revisionskomponente.

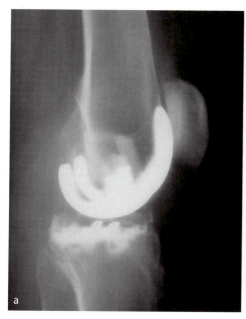
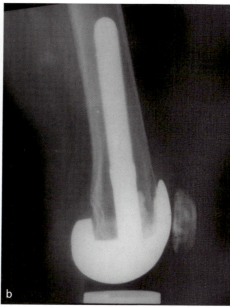

Abb. 12-7 **a.** Fehlgeschlagene TKA mit Kondylendefekt. **b.** Revision mit einer Kombination aus distaler und posteriorer Femuraugmentation.

bevorzuge ich ein intramedulläres Ausrichtsystem und setze die Knochenschnitte am Allograft in situ. Alternativ könnte der Operateur das Allograft für die Femurkomponente an einem Nebentisch vorbereiten und es anschließend über den langen Stiel der Femurkomponente mit dem Empfängerknochen verbinden. Die schwierigsten Teile dieser Technik sind die Herstellung der korrekten Femurrotation am Übergang zwischen Wirt- und Transplantatknochen und die Rekonstruktion sowohl der Beinlänge als auch der Position der Gelenklinie im Verhältnis zum Quadrizepsapparat. Dabei bevorzuge ich einen langen Press-fit-verankerten Stiel, wenn sich damit von Anfang an eine sehr gute Fixation erzielen lässt. Ansonsten sind auch zementiert verankerte Stiele geeignet (▶ Abb. 12-8), die meist in Verbindung mit kleineren Knochenblöcken zur Anwendung kommen.

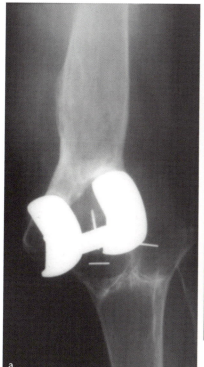
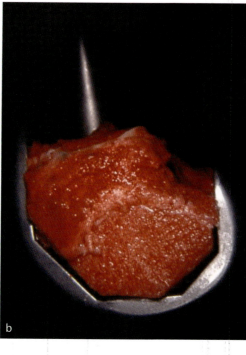
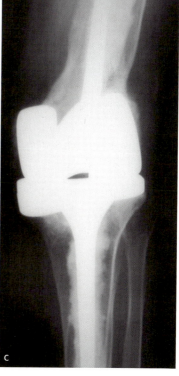

Abb. 12-8 **a.** Fehlgeschlagene TKA mit ausgeprägtem femoralem Knochensubstanzverlust. **b.** Verwendung eines distalen femoralen Allografts zur Rekonstruktion des Knochenlagers. **c.** Zehn Jahre nach dem Revisionseingriff sind Achsverhältnisse und Fixation noch stabil.

12.2 Tibiadefekte

Tibiaseitig stehen zur Rekonstruktion des Knochenlagers und zur Fixation der Komponenten dieselben Optionen wie auf der Femurseite zur Verfügung, nämlich Knochentransplantate, Zement allein, Zement plus Schrauben, augmentierte sowie individuell gefertigte Komponenten.

Knochentransplantate

Wie beim Femur sollten auch hier für alle zentralen Defekte Knochentransplantate eingesetzt werden (▶ Abb. 12-9). Etwaige subchondrale Zysten sollten durch Kürettage von fibrösem Gewebe befreit und mit Spongiosaknochen, der im Rahmen der routinemäßigen TKA-Knochenschnitte anfällt, aufgefüllt werden. Größere zentrale Defekte können mittels *Impaction Grafting* behandelt werden (▶ Abb. 12-10). In diesen Fällen bohre ich den Tibiakanal bis unterhalb der Zyste und bis zur Tibiakortikalis von Hand auf. Anschließend wird ein modularer Probestiel mit dem entsprechenden Durchmesser in den Markkanal oberhalb der Zyste eingebracht und zerkleinerter Knochen um den Stiel herum in die Zyste gepackt, bis diese vollständig aufgefüllt ist.

Das Transplantat sollte genügend verdichtet werden, um beim Entfernen des tibialen Probestiels eine gewisse strukturelle Integrität zu gewährleisten. Für die endgültige Prothese wird eine Tibiakomponente mit ausreichend langem Stiel verwendet und durch das Transplantatmaterial eingetrieben. Je nach Qualität des Tibiaknochens und der Dicke der diaphysären Kortikalis kann der Stiel entweder in Press-fit-Technik oder zementiert verankert werden. Bei osteopenischen Knochen ziehe ich es vor, den Stiel zu zementieren, um nicht einen größeren Durchmesser verwenden zu müssen, der wegen der fehlenden Übereinstimmung des Elastizitätsmoduls zwischen dem dicken, starren Stiel und dem osteopenischen Knochen Schmerzen am distalen Stiel hervorrufen könnte. Wird der Stiel mit Zement fixiert, kann ein kleinerer Durchmesser verwendet werden. Bei Zementierung wird distal ein Zementstopper platziert, bevor das Transplantat um den Probestiel gepackt wird. Zum Einbringen des Zements bis auf das Niveau des Zementstoppers sowie zur anschließenden retrograden Zementapplikation im Markraum kann eine Zementpistole benutzt werden.

Zement allein

Manchmal reicht Zement allein aus, um die Prothesenkomponente wieder am defizitären Knochen zu verankern. Häufig trifft dies auf das primäre Varusknie mit einem insuffizienten geneigten Tibiaplateau zu (▶ Abb. 12-11). Lotke war der Erste, der für diese Fälle die Versetzung der Tibiakomponente nach lateral beschrieb, um einen Abstand zum Defekt herzustellen, dessen Auswirkungen zu minimieren und die verbliebene Lücke mit Knochenzement aufzufüllen.[1]

Hilfreich ist es, wenn sich ein etwaiger Augmentationsbedarf präoperativ vorhersagen lässt. Eine einfache Möglichkeit stellt bei einem Varusknie beispielsweise die Rekonstruktion der tibialen Gelenklinie auf der Basis der normalen lateralen Seite dar. Dazu wird in Höhe der lateralen Gelenklinie eine Linie gezogen, die lotrecht zur Längsachse der Tibia verläuft und medial über die gesamte Breite des Tibiaplateaus fortgeführt wird.

Dann wird der Abstand zwischen dem untersten Punkt des medialen Tibiadefekts und dem Niveau der rekonstruierten Gelenklinie gemessen (s. Abb. 5.10). Bei einem Abstand < 10 mm ist keine Augmentation erforderlich; der Defekt kann durch eine lateralseitige Resektion von 10 mm beseitigt werden. Ist der Abstand größer als 15 mm, ist eine Augmentation ratsam. Bei einem Abstand zwischen 10 und 15 mm liegt es im Ermessen des Ope-

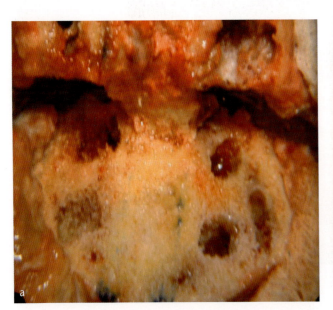
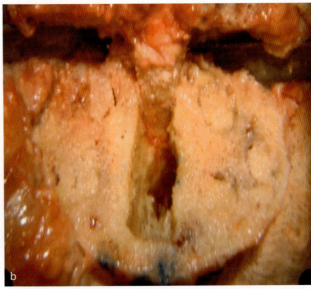

Abb. 12-9 **a.** Multiple Zysten auf dem medialen und dem lateralen Tibiaplateau. **b.** Die Zysten wurden mit autogenem, bei der tibialen Standardpräparation gewonnenem Knochenmaterial aufgefüllt.

Tibiadefekte 12.2

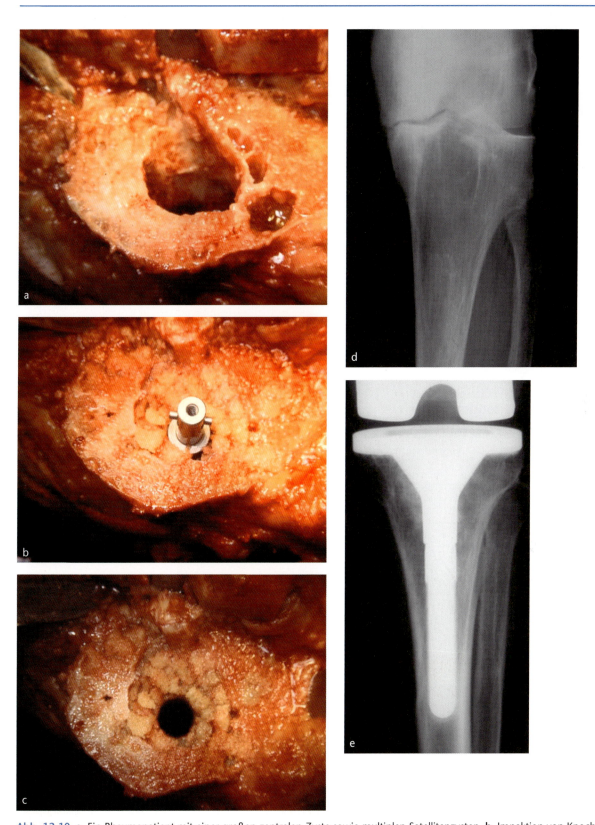

Abb. 12-10 a. Ein Rheumapatient mit einer großen zentralen Zyste sowie multiplen Satellitenzysten. **b.** Impaktion von Knochenchips um den in Press-fit-Technik verankerten Stiel einer tibialen Probekomponente. **c.** Nach Entfernung des Probestiels sichert das Transplantat die strukturelle Integrität. **d.** Die präoperative Röntgenaufnahme zeigt eine große zentrale Zyste. **e.** Eine 5 Jahre nach dem Eingriff erstellte Röntgenaufnahme zeigt den Erhalt des Transplantationsmaterials.

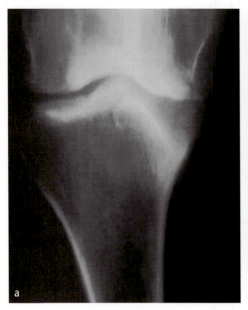 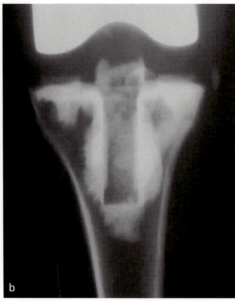

Abb. 12-11 **a.** Varusknie mit insuffizientem medialem Tibiaplateau. **b.** Die Tibiakomponente wurde nach lateral versetzt und der Residualdefekt mit Knochenzement aufgefüllt.

rateurs, ob er die Resektionshöhe tibiaseitig leicht erhöht und den Residualdefekt mit Zement auffüllt.

Zement plus Schraubenaugmentation

In Betracht kommt auch die Kombination von Zement und Schraubenaugmentation. Dieses Verfahren wird seit mindestens 30 Jahren erfolgreich angewendet. Je nach der Qualität des Tibiaknochens wird entweder eine Kortikalis- oder eine Spongiosaschraube in das Tibiaplateau eingebracht, um die tibiale Plattform in der richtigen Varus-/Valgus-Ausrichtung abzustützen. Während des Zementierungsvorgangs wird der Zement um die Schraube herum verdichtet und die Plattform während der Aushärtung des Zements in der korrekten Position gestützt. Auch

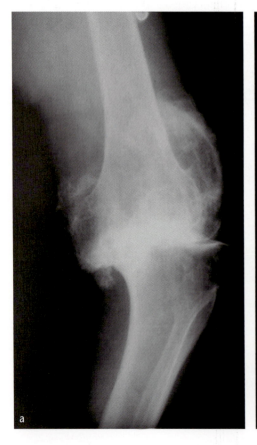 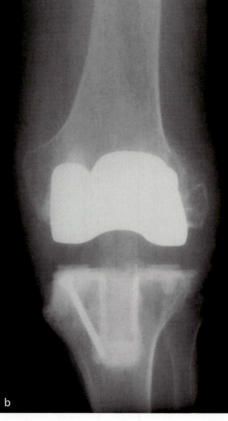

Abb. 12-12 **a.** Präoperative Röntgenaufnahme eines Knies mit ausgeprägter Deformität und Insuffizienz des medialen Tibiaplateaus. **b.** Die Tibiakomponente wurde nach lateral versetzt; zur Abstützung der Komponente in der richtigen Achsausrichtung dient eine Schraube, die auch den Zement verstärkt.

hier ist die Verwendung unterschiedlicher Metalle für Schraube und Plattform höchstwahrscheinlich akzeptabel, da der Übergang von Zement ummantelt ist (▶ Abb. 12-12).

Allogene Knochenblöcke

Bei jüngeren Patienten mit peripheren Tibiadefekten kann die Verwendung von autologen oder allogenen Knochenblöcken angemessen sein. Die Rationale dafür ist bei einem jüngeren Patienten die Rekonstruktion des Knochenlagers für eventuelle spätere Revisionseingriffe. Der Nachteil dieser Art Knochentransplantat ist ihr Potenzial für Pseudarthrosen oder die Resorption des Transplantats mit anschließendem Versagen des Knochenkonstrukts. Manchmal fällt in Abhängigkeit von der Größe des Defekts bei der Osteotomie an der distalen oder dorsalen Femurkondyle bzw. beim Tibiaschnitt am kontralateralen Plateau ein ausreichend großes solides Resektat an. Da diese Technik bei jüngeren Patienten befürwortet wird und ich bei den initialen Knochenschnitten lieber sparsam reseziere, reicht das autologe Material, das ich dabei gewinne, für größere Defekte in der Regel nicht aus. Stattdessen verwende ich allogene Transplantate von einem Femur- oder Humeruskopf, die sowohl in der Primär- als auch in der Revisionsendoprothetik erfolgreich eingesetzt werden (▶ Abb. 12-13). In einer Situation mit sklerotischem Knochen an der Defektbasis würde ich mit einem $1/8$-Zoll-Bohrer (ca. 3 mm) mehrere Bohrlöcher setzen und zwischen dem soliden Transplantat und dem Empfängerknochen eine geringe Menge an Knochenchips einbringen. Das Transplantat wird mit mindestens zwei Schrauben am Empfängerknochen fixiert; je nach Dichte des Wirtsknochens werden dazu entweder Kortikalis- oder Spongiosaschrauben verwendet. Die Schrauben werden leicht schräg eingebracht, um einer Penetration der Tibiakortikalis vorzubeugen, und mindestens 2 cm über die Grenze zwischen Transplantat- und Wirtsknochen hinaus in die Wirtstibia eingetrieben.

Schließlich muss entschieden werden, ob ein längerer Tibiastiel verwendet werden soll, um die Verankerung der Komponente zu verstärken und den Druck auf das Transplantat zu verringern. Es

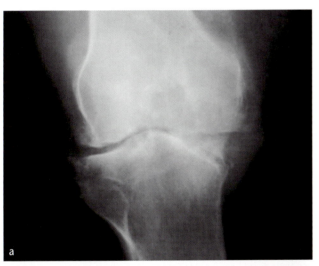

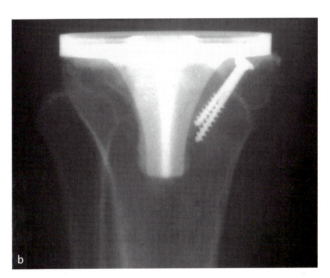

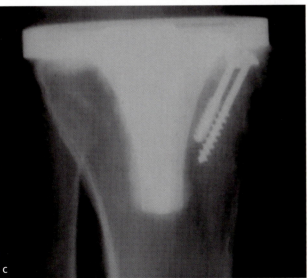

Abb. 12-13 a. 51-jähriger Patient mit Insuffizienz des medialen Tibiaplateaus. b. Rekonstruktion des Knochenlagers mit einem allogenen Femurkopftransplantat. c. Zehn Jahre nach dem Eingriff ist das Transplantat eingeheilt; es sind keine Anzeichen für eine Lockerung erkennbar.

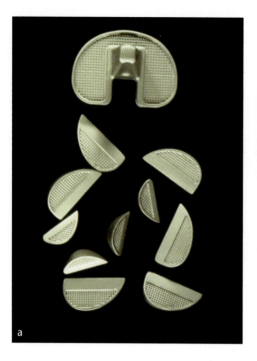
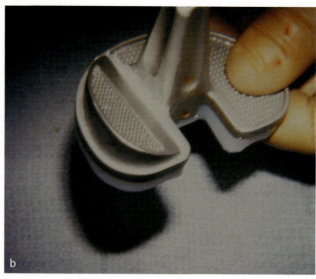

Abb. 12-14 **a.** Für die Tibiakomponente der Kinematic-II-Prothese entwickelte modulare Keile. **b.** Der Keil wird mit Zement an der Unterseite der Basisplatte fixiert.

gibt keine allgemeingültigen Regeln, die bei dieser Entscheidung helfen könnten. Wenn das Transplantat sehr sicher und gut abgestützt ist, reicht ein Stiel der üblichen Länge wahrscheinlich aus. Bestehen hinsichtlich des Knochenkonstrukts aber irgendwelche Zweifel, würde ich einen um mindestens 3 cm verlängerten Stiel bevorzugen und diesen zementiert verankern.

Modulare Augmentationskeile

Zu Beginn der 1980er Jahre führte P. Brooks, der mit P. Walker und mir zusammenarbeitete, Laboruntersuchungen über eine infolge von Belastung möglicherweise auftretende Verschiebung der tibialen Basisplatte durch, und zwar in Abhängigkeit davon, ob der Knochendefekt mit Zement, Zement und Schrauben, Acrylkeilen, Metallkeilen oder patientenspezifischen Komponenten rekonstruiert worden war.[2] Brooks entdeckte, dass sich eine solche Verschiebung durch die Verwendung modularer Keile minimieren ließ und dass individuell gefertigte, aus einem Stück gegossene Komponenten gegenüber den Keilen keinen signifikanten Vorteil aufwiesen. Auf der Grundlage dieser Arbeiten entwickelte Walker modulare Keile, die im Knieprothesensystem Kinematic II an die Unterseite der metallverstärkten ti-

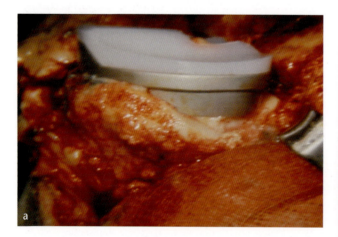
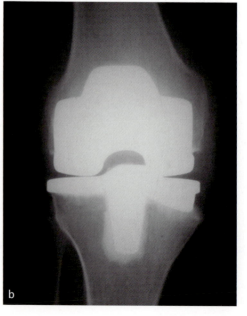

Abb. 12-15 **a.** Erste Implantation im September 1984. **b.** Die postoperative Röntgenaufnahme zeigt die Wiederherstellung der Achsenverhältnisse.

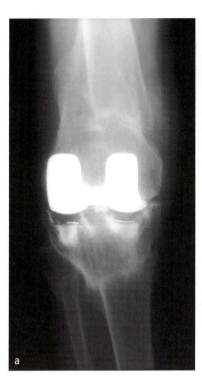
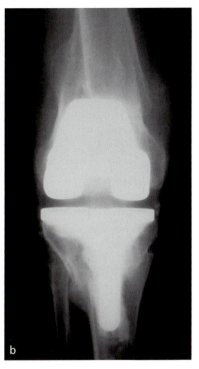

Abb. 12-16 **a.** Fehlgeschlagene TKA bei Verlagerung des Tibiaschaftes. **b.** Verwendung einer Tibiakomponente mit maßgeschneidertem Offset-Stiel.

bialen Basisplatten zementiert wurden (▶ Abb. 12-14). Im September 1984 implantierte ich den ersten modularen Keil in ein Knie mit ausgeprägter Varusdeformität und medialem Tibiaplateaudefekt (▶ Abb. 12-15). Im Laufe der nächsten 20 Jahre wurden dann für fast alle Prothesensysteme modulare Keile in unterschiedlichen Formen und Größen angeboten. Unsere Anfangsergebnisse zeigten, dass die zementierten Keile gut funktionierten.[3] Die Keile können auch mit Bolzen an der Tibiaplattform befestigt werden. Bei der Knochenpräparation helfen Resektionslehren. Ansonsten kann die Resektion auch so durchgeführt werden, dass der ausgewählte Keil auf die modulare Probe-Basisplatte aufgesetzt und diese dann bis zur Höhe des Defekts in die Tibia eingelassen wird. Die Unterseite des Keils kann als Schablone für den Resektionswinkel und die Resektionshöhe benutzt werden.

Patientenspezifische Prothesenkomponenten

Früher benötigte man für Tibiae mit ungewöhnlicher Anatomie und ungewöhnlichen Defekten individuell gefertigte („maßgeschneiderte") Komponenten. Ihre Anwendung ist durch die sehr zeitaufwändige Herstellung erschwert. Bei der eigentlichen Operation kann sich der Defekt im Laufe der Zeit oder aufgrund der Explantation der früheren Komponenten bereits verändert haben, sodass eine für diesen Fall maßgeschneiderte Komponente bereits wieder veraltet sein kann. Außerdem verursacht die Herstellung eines Produktes für den einmaligen Gebrauch erhebliche Kosten.
Die häufigste patientenspezifische Modifikation betraf die Herstellung eines tibialen Offset-Stiels, der meist nach einer Osteotomie oder Fraktur erforderlich wurde (▶ Abb. 12-16). Für die meisten totalen Knieprothesensysteme sind Offset-Stiele mittlerweile als modulare oder als Komplettlösungen erhältlich.

Zusammenfassung

Für die Rekonstruktion von femoralen wie auch tibialen Knochendefekten stehen verschiedene Optionen zur Verfügung, darunter Knochentransplantate, Zement allein, Zement plus Schraubenaugmentation, augmentierte sowie patientenspezifische Komponenten. Für alle zentralen Defekte werden sowohl auf der Femur- als auch auf der Tibiaseite des Gelenks Knochentransplantate empfohlen. Große zentrale Defekte können mittels *Impaction Grafting* behandelt werden. Beim Versuch zur Rekonstruktion des Knochenlagers sind bei jüngeren Patienten Knochenblöcke geeignet. In Extremfällen können gelegentlich große femorale oder tibiale Allografts erforderlich sein.
Bei kleineren Defekten genügen zur Wiederherstellung der Komponentenfixation manchmal schon lange Stiele und Zement allein. Bei manchen zentralen und peripheren Defekten sind Zement und Schraubenaugmentation nicht nur kostengünstig, sondern auch effektiv. Fast alle durch Knochendefekte, Verankerung und Stabilität bedingten Probleme lassen sich mit modularen Keilen, Stielen und Inlays beheben. Bei bestimmten Patienten wird manchmal eine Kombination der verschiedenen Techniken nötig (▶ Abb. 12-17). Im Zeitalter der Modularität werden maßgeschneiderte Komponenten nur noch sehr selten nachgefragt.

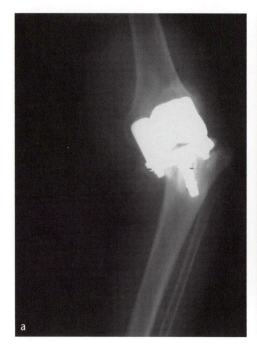 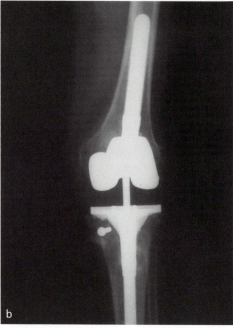

Abb. 12-17 **a.** Fehlgeschlagene TKA mit deutlichem Verlust an tibialer Knochensubstanz. **b.** Wiederherstellung der Achsenverhältnisse und der Stabilität durch Verwendung von Knochenblöcken, langen Stielen und gekoppelten Komponenten.

Literatur

1. Lotke PA, Wong RY, Ecker ML: The use of methylmethacrylate in primary total knee replacements with large tibial defects. Clin Orthop 1991; 270: 288–294.
2. Brooks PJ, Walker PS, Scott RD: Tibial component fixation in deficient tibial bone stock. Clin Orthop 1984; 183: 302–308.
3. Brand MG, Daley RJ, Ewald FC, Scott RD: Tibial tray augmentation with modular metal wedges for tibial bone stock deficiency. Clin Orthop 1989; 248: 71–79.

13
Bilaterale einzeitige Kniearthroplastik

Wegen der signifikanten Inzidenz der beidseitigen Gonarthrose ziehen sowohl Patienten als auch Operateure häufig die Durchführung einer einzeitigen bilateralen totalen Kniegelenkarthroplastik (TKA) in Erwägung. Unter der Voraussetzung einer strengen Patientenselektion zähle ich mich selbst zu den starken Befürwortern einer solchen Strategie, wobei die Inzidenz des bilateralen Kniegelenkersatzes in meiner Praxis unter den TKA-Patienten nahezu 20 % erreicht.

13.1 Die Entscheidung

Eine einzeitige doppelseitige Versorgung mit einer Totalendoprothese ziehe ich erst dann in Betracht, wenn beide Knie signifikante strukturelle Schäden aufweisen. Am besten ist es, wenn der Patient nicht entscheiden kann, welches Knie ihm mehr Beschwerden verursacht. In Grenzfällen bitte ich den Patienten so zu tun, als sei das schlimmere Knie normal. Dann frage ich ihn, ob er mich auch wegen eines Gelenkersatzes am anderen, weniger stark betroffenen Knie konsultieren würde. Bejaht er diese Frage, betrachte ich diesen Patienten als potenziellen Kandidaten für einen bilateralen Kniegelenkersatz. Verneint er die Frage, rate ich dazu, nur die stärker betroffene Seite zu operieren, und gehe davon aus, dass der Eingriff am anderen Knie noch eine ganze Weile aufgeschoben werden kann.

Zu den starken Indikationen für eine einzeitige doppelseitige TKA gehören eine schwere bilaterale Angulationsfehlstellung (▶ Abb. 13-1), schwere beidseitige Beugekontrakturen und Anästhesieprobleme (Patienten, bei denen eine Anästhesie aus anatomischen oder medizinischen Gründen schwierig ist, z. B. Patienten mit adulter oder juveniler rheumatoider Arthritis oder Patienten mit schwerer Spondylitis ankylosans).

Zu den relativen Indikationen für eine bilaterale einzeitige TKA zählen die Notwendigkeit von mehrfachen zusätzlichen Operationen, um eine zufrieden stellende Funktion zu erzielen, sowie auf Seiten des Patienten finanzielle oder soziale Überlegungen.

Als Kontraindikationen für eine doppelseitige TKA gelten ein schlechter Allgemeinzustand (insbesondere Herzschwäche), ein zögerlicher Patient und ein Patient mit einer sehr niedrigen Schmerzschwelle.

13.2 Überlegungen zur Anästhesie

Bei der Durchführung einer beidseitigen TKA wird die Regionalanästhesie bevorzugt. In den meisten Fällen erfolgt die Einleitung der Epiduralanästhesie über einen Verweilkatheter, der für ca. 48 h gelegt und danach mit einer Kappe abgedeckt oder entfernt wird. Anschließend werden orale Narkotika substituiert.

Als alternative Anästhesie- und postoperative Analgesieverfahren kommen auch eine Allgemein- oder Spinalanästhesie mit anschließender bilateraler Blockade des Nervus femoralis oder die intravenöse patientenkontrollierte Analgesie (PCA) in Betracht. Die Methoden der postoperativen Schmerzkontrolle, darunter die präventive Anwendung von entzündungshemmenden und narkotischen Präparaten mit verzögerter Freisetzung, werden ständig weiterentwickelt.

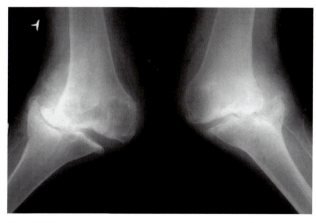

Abb. 13-1 Patienten mit einer schwerwiegenden beidseitigen Fehlstellung sind Kandidaten für eine einzeitige doppelseitige TKA.

13.3 Antikoagulation

Zur Prävention einer tiefen Venenthrombose (TVT) wird die Antikoagulation am Abend vor dem Eingriff mit einer Warfarin-Initialdosis eingeleitet, die je nach Körpergröße, Alter und Gesundheitszustand des Patienten zwischen 5 und 10 mg schwankt. Während des Krankenhausaufenthalts wird die INR (INR = International Normalized Ratio) durch Veränderung der Warfarin-Dosis an einen Wert zwischen 1,8 und 2,2 angepasst. Im Allgemeinen dauert es 2–3 Tage, bis sich die INR eingependelt hat; so kann der Epiduralkatheter 48 h liegen bleiben und sicher entfernt werden, bevor der Patient zu stark antikoaguliert ist. Zuweilen wird dieses Ziel nicht erreicht, sodass der Katheter (mit einer Kappe abgedeckt) an Ort und Stelle verbleiben muss, bis der INR in einen sicheren Bereich abgefallen ist. Je nach Anästhesist unterliegt der sichere Bereich gewissen Schwankungen.

Nach entsprechender Anpassung der INR wird die Warfarin-Gabe nach der Entlassung des Patienten für 4–6 Wochen fortgesetzt. Die häusliche oder ambulante Blutentnahme zur Bestimmung des INR-Wertes erfolgt gewöhnlich zweimal wöchentlich. Nach dem Absetzen von Warfarin wird der Patient für mindestens 6 Wochen auf Aspirin, 81 mg/Tag, umgestellt.

Weitere Maßnahmen, die das TVT-Risiko minimieren können, sind die Anwendung einer Epiduralanästhesie, das unmittelbar postoperative Tragen von graduierten Kompressionsstrümpfen und die sofort nach der Operation einsetzende Bewegungstherapie mit einer motorisierten Bewegungsschiene (CPM-Schiene; CPM = *continuous passive motion*), die die Beine abwechselnd alle 4–6 h beübt. Schließlich wird der Patient auch frühzeitig zur Mobilisierung (Aufstehen und Zurücklegen kurzer Gehstrecken, auch mit liegendem Epiduralkatheter) ermutigt.

13.4 Belastungsstatus

Der Belastungsstatus entspricht dem von Patienten mit einzeitiger doppelseitiger TKA, unabhängig davon, ob die Femurkomponente zementiert oder zementfrei verankert wurde. Anfangs bewegen sich die Patienten mit Hilfe eines Gehwagens fort. Später benutzen die meisten Patienten, wenn sie mehr als ca. 9 m zurücklegen, dann zwei Unterarmgehstützen im 4-Punkte-Gang. Je nach Beschwerdeausmaß lasse ich für kurze Entfernungen im Bereich des Hauses auch die Vollbelastung mit einer Gehstütze zu.

Nach 4 Wochen erfolgt zur Bewegung außerhalb des häuslichen Bereichs für 4 weitere Wochen die Umstellung auf eine Gehstütze oder einen Handstock, wobei der Patient im und um das Haus herum keine Stütze mehr benötigt. Vier Wochen nach der Operation erlaube ich dem Patienten auch das Autofahren, wenn er sich dazu in der Lage sieht. Je nach Patient dauert die vollständige Genesung im Allgemeinen 3–6 Monate.

13.5 Operationstechnik

Im Verlauf der von mir durchgeführten mehreren hundert einzeitigen doppelseitigen TKA habe ich für den Eingriff ein Routineprotokoll entwickelt. Beide Gliedmaßen werden gleichzeitig vorbereitet und abgedeckt. Mindestens 10 min vor dem Aufpumpen der Blutsperremanschette erhält der Patient initial ein intravenöses Antibiotikum (meist 1 g eines Cephalosporins). Der Eingriff beginnt auf der stärker symptomatischen oder – wenn keine Seite deutlich stärker betroffen ist als die andere – auf der rechten Seite. Ich beginne deshalb mit der stärker symptomatischen Seite, falls die Operation nach Versorgung der ersten Seite anästhesiebedingt abgebrochen werden muss.

Nach der Implantation der Prothesenteile auf der ersten Seite wird die Blutsperre geöffnet und eine zweite intravenöse Dosis des Antibiotikums (meist 500 mg eines Cephalosporins) gegeben. Nachdem die Gelenkkapsel verschlossen und die Flexion gegen die Schwerkraft gemessen wurde, versorgt das eine Team die Wunde auf der ersten Seite mit einer subkutanen und kutanen Hautnaht, während das andere Team die zweite Blutsperremanschette aufpumpt und mit der Eröffnung der zweiten Seite beginnt. Nach Lösen der zweiten Blutsperre erhält der Patient eine dritte Dosis des Antibiotikums (meist 500 mg eines Cephalosporins; für beide Knie insgesamt 2 g).

Anlass zur Sorge gibt das Risiko der Kreuzkontamination der beiden Kniewunden, zu der es kommen kann, wenn die in der Endphase des Wundverschlusses für das erste Knie benutzten Instrumente im Operationsfeld verbleiben und auch für das zweite Knie verwendet werden. Aus diesem Grund lagere ich die Nahtinstrumente für die erste Seite gesondert und lasse sie nach Benutzung vom Tisch entfernen. Auch die Operationshandschuhe werden gewechselt, wenn ein Mitglied des Teams von der ersten auf die zweite Seite wechselt.

13.6 Inzisionslänge

Dem Patienten würde es auffallen, wenn die Hautinzisionen an seinen Knien unterschiedlich lang wären. Aus diesem Grund bemühe ich mich, die Schnitte auszumessen und gleich lang zu setzen. Weist mich der Patient allerdings am Krankenbett auf einen Längenunterschied hin, habe ich sofort eine Antwort parat: Ich erzähle ihm, dass wir auf der Seite mit der längeren Naht etwas mehr Arbeit hatten.

13.7 Präoperative Beratung des Patienten

Weil Patienten mit einer einzeitigen doppelseitigen TKA selten das Gefühl haben, dass ihre Knie sich in der unmittelbar postoperativen Phase gleich anfühlen, erinnere ich sie daran, dass sich das eine Knie in der Regel besser anfühlt und schneller erholt als das andere. Ich ermuntere sie dazu, dieses Knie einfach als das „bessere" zu betrachten, anstatt vom anderen als ihrem „schlimmeren Knie" zu sprechen.

13.8 Patientenzufriedenheit

99 % der Patienten in meiner Praxis geben nach ihrer vollständigen Genesung an, dass sie froh sind, dass beide Knie gleichzeitig mit einer Prothese versorgt wurden. Fast alle sind bereit, mit anderen Patienten, die eine beidseitige TKA in Erwägung ziehen, über ihre eigenen positiven Erfahrungen mit dieser Technik zu sprechen. Ich führe eine entsprechende Namenliste und händige sie den Kandidaten für einen solchen Eingriff aus, die vor ihrer Operation mit jemandem reden möchten, der schon Erfahrung damit hat.

Ein Patient, der hinsichtlich der beidseitigen Operation unsicher ist, sollte jeweils nur ein Knie operieren lassen. In einer solchen Situation setze ich die Operationstermine mit einem Abstand von mindestens 3 Monaten an und ermutige den Patienten eher dazu, die zweite Operation noch weiter hinauszuzögern. In vielen Fällen erhält das zweite Knie dadurch eine „Atempause" und wird „nach dem Eingriff am ersten Knie erträglicher".

13.9 Bilaterale Revision

Eine beidseitige Revisionsarthroplastik würde ich nicht empfehlen, es sei denn, es geht bei einem der Knie um einen relativ leichten Eingriff, etwa um den Wechsel eines Implantats. Revisionsarthroplastiken umfassen häufig die intramedulläre Instrumentierung und das Aufbohren sowohl der femoralen als auch der tibialen Gelenkseite. Auf eine intramedulläre Ausrichtung der Tibia sollte aber auch bei einer einfachen doppelseitigen Primär-TKA verzichtet werden, um das mit einem Eingriff an vier Knochen in derselben Anästhesieperiode verbundene Fettembolierisiko zu minimieren.

13.10 Bilaterale Primär-/Revisionsoperation

Gegen eine doppelseitige TKA, bei der an einem Knie ein primärer und am anderen ein Revisionseingriff vorgenommen wird, habe ich nichts einzuwenden. Ein solches Vorgehen ist besonders attraktiv, wenn die Primärarthroplastik komplikationslos verläuft und das auf der primär versorgten Seite gewonnene Resektionsmaterial als autologes Spongiosamaterial für Knochendefekte auf der Revisionsseite eingesetzt werden kann (▶ Abb. 13-2). Alternativ können die Eingriffe, wenn das Krankenhaus Knochentransplantate unter den richtigen Bedingungen und Temperaturen lagern kann, auch stufenweise durchgeführt und das Knochenmaterial der ersten Seite für den späteren Revisionseingriff auf der zweiten Seite in einer Knochenbank aufgehoben werden.

Zusammenfassung

Ich selbst rechne mich zu den Befürwortern der einzeitigen, doppelseitigen Primär-TKA. Etwa 20 % meiner Patienten unterziehen sich solch einem Eingriff. Im Rückblick auf mehr als 500 dieser Fälle geht auf Patientenseite eine geringe Morbiditätsrate mit einem hohen Zufriedenheitsgrad einher, solange die Patienten sorgfältig ausgewählt und die richtigen Operationstechniken angewendet werden.

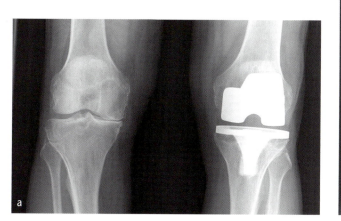
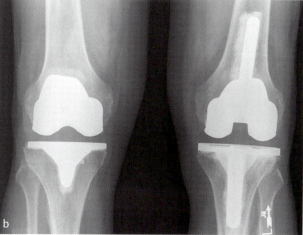

Abb. 13-2 **a.** Ein Patient, der sowohl eine primäre als auch eine Revisionsarthroplastik benötigt. **b.** Die primär zu versorgende Seite wurde zuerst operiert und das dabei gewonnene autologe Resektionsmaterial für den Revisioneingriff auf der zweiten Seite verwendet.

14
Sepsis und totaler Kniegelenkersatz

Eine Sepsis nach Implantation einer Kniegelenkendoprothese stellt eine desaströse Komplikation dar. Bislang hatte ich in meiner beruflichen Laufbahn insoweit Glück, als nach mehr als 4000 Primär-TKA keiner meiner Patienten eine frühzeitige tiefe Infektion entwickelte. Späte hämatogene Infektionen primärer Knieendoprothesen sind während 10 Jahren Nachbeobachtung nach 3000 konsekutiven primären Knie-TEPs im Durchschnitt in nur 0,5 % der Fälle aufgetreten. Die im Folgenden beschriebenen Beobachtungen entstammen den Erfahrungen aus der Behandlung meiner eigenen Patienten mit Spätinfektionen sowie anderer Patienten mit septischen Kniegelenken, die an mich überwiesen wurden.

Perioperative Prophylaxe

Natürlich ist es besser, eine Infektion zu verhüten, als eine behandeln zu müssen. Prophylaktische Maßnahmen zur Minimierung des Infektionsrisikos können vor, während und nach der Operation ergriffen werden.

Alle Patienten sollten präoperativ auf potenziell aktive Infektionsherde untersucht werden, die in das Knie streuen könnten. Am häufigsten sind oropharyngeale und urologische Infekte. Jeder Patient mit einer chronischen Infektion (z. B. Sinusitis oder Pharyngitis) sollte vor seiner Operation einem HNO-Arzt vorgestellt werden. Ebenso sollten bei Patienten mit chronischen dentalen Infektionen erforderliche Zahnrekonstruktionsmaßnahmen vor der Gelenkersatzoperation durchgeführt werden.

Patientinnen mit rezidivierenden Harnwegsinfektionen in der Anamnese sind nicht selten. Bei allen Patienten sollte präoperativ eine Urinanalyse und Urinkultur angeordnet werden.

Jede aktive Harnwegsinfektion sollte behandelt werden; bei chronischen Harnwegsproblemen ist die Abklärung durch einen Urologen zu empfehlen. Wenn eine präoperativ angelegte Urinkultur positiv ausfällt, das Sediment aber nur wenige Leukozyten aufweist und der Patient gänzlich asymptomatisch ist, braucht die Operation nicht verschoben zu werden. Eine wiederholte Probe aus Mittelstrahl- oder Katheterurin kann bei der Entscheidung helfen, ob die Infektion mit Antibiotika behandelt werden muss.

Bei asymptomatischen Patienten mit einer positiven Kultur > 100 000 Kolonien und harmlosem Sediment beginne ich präoperativ oftmals mit einer oralen Antibiotikagabe und entnehme vor der Arthroplastik im OP Katheterurin.

Präoperative antibakterielle Hautreinigung

Alle meine Patienten werden angewiesen, sich zwei Tage vor der Operation zweimal täglich mit einer antibakteriellen Chlorhexidin-haltigen Lösung (z. B. Hibiclens) zu waschen. Theoretisch sollte dies die Besiedelung der Haut mit Bakterien und damit das Kontaminationsrisiko verringern.

OP-Vorbereitung und sterile Abdeckung

Schon immer bereite ich bei der Implantation einer Knie-TEP stets die gesamte Gliedmaße einschl. des Fußes vor. Der Fuß gehört zwar nicht zum Operationsfeld und wird natürlich abgedeckt, doch fühle ich mich wohler, wenn auch dieser Bereich entsprechend vorbereitet ist, falls sich die Abdecktücher über dem Fuß einmal lösen sollten. Ich benutze eine Stockinette (OP-Beinling), die über den vorbereiteten Fuß bis hinauf zur Blutsperre angelegt wird. Die Außenschicht dieser doppellagigen Stockinette wird aufgeschnitten und die geplante Schnittführung mit einem Stift markiert. Anschließend wird die innere Stockinette aufgeschnitten und um einige Zentimeter nach medial und lateral umgeschlagen. Die Inzision wird aufgezeichnet, danach wird das gesamte Operationsfeld (einschl. Fuß) mit einem mit Povidon-Jod imprägnierten Tuch abgeklebt. Das Berühren der Haut ist beim Abdecken unbedingt zu vermeiden. Nach Abschluss dieser vorbereitenden Maßnahmen sollten frische Außenhandschuhe angelegt werden (s. Kap. 4).

Laminare Luftströmung versus UV-Beleuchtung

Von ehemaligen Ober- oder Assistenzärzten werde ich häufig gefragt, ob sich zum Schutz vor Keimen die laminare Luftströmung

(Laminar Flow) oder ultraviolettes (UV-) Licht im OP besser eignet. Ich operiere an zwei verschiedenen Krankenhäusern; in dem einen setzen wir UV-Licht ein, in dem anderen eine Laminar-Flow-Anlage mit vertikaler Strömung. In beiden Häusern ist die Inzidenz von Infektionen unter meinen Patienten gleich null. Beide Methoden haben ihre Vorteile, und beide haben sich als wirksamer Infektionsschutz erwiesen. Die Anwendung von UV-Licht ist kostengünstiger; das gesamte OP-Personal muss aber Augen und Haut schützen, wodurch sich möglicherweise auch das Potenzial für eine Keimübertragung durch das Personal verringert. Die Tatsache, dass UV-Licht das Operationsfeld während des Eingriffs potenziell „sterilisiert", ist vor allem bei der Durchführung von doppelseitigen Kniearthroplastiken beruhigend. Arbeite ich bei bilateralen Gelenkersatzoperationen unter einer Laminar-Flow-Anlage, sondere ich die für das erste Knie benutzten Instrumente, während die Wunde verschlossen wird, von den anderen ab und lasse sie nach Gebrauch aus dem Operationsfeld entfernen. Außerdem werden zwischen den beiden Eingriffen die Außenhandschuhe gewechselt (s. Kap. 13).

Intravenöse Antibiose

Schon seit langem weiß man, dass intravenös applizierte Antibiotika die Inzidenz perioperativer orthopädischer Wundinfektionen senken. Wir verwenden häufig ein Cephalosporin der 2. Generation, von dem mindestens 10 min vor dem Aufpumpen der Blutsperrenmanschette 1 g i.v. gegeben wird. Ein weiteres Gramm wird beim Lösen der Blutsperre verabreicht, um die Konzentration des Antibiotikums im Wundhämatom zu maximieren. Insgesamt werden – jeweils im Abstand von 8 h – noch drei weitere Dosen des Antibiotikums gegeben. Patienten, die gegen Penicillin „allergisch" sind, erhalten, wenn es sich nicht um eine anaphylaktische Reaktion handelt, trotzdem das Cephalosporin. Der Anästhesist verabreicht zunächst mit der gebotenen Vorsicht eine Testdosis und überwacht den Patienten. Wird diese Dosis gut vertragen, kommt unser Standardprotokoll zur Anwendung. Selbst wenn man davon ausgeht, dass in nicht weniger als 15 % der Fälle hinsichtlich der Sensitivität eine Kreuzreaktion zwischen Penicillin und Cephalosporinen im Sinne einer Allergie auftreten kann, haben wir in den 20 Jahren, in denen wir dieses Protokoll anwenden, bei Hunderten von Fällen eine solche Kreuzreaktion noch nicht beobachtet. Mit der Testdosis kann abgeklärt werden, ob ein „Penicillin-empfindlicher" Patient, wenn dies notwendig werden sollte, auch in Zukunft mit einem Cephalosporin behandelt werden kann.

Korrekte Schnittführung

Frühere Hautinzisionen im Bereich des Knies müssen respektiert werden, da das Knie mehrfache Parallelinzisionen nicht toleriert, vor allem keinen medialen Schnitt, der parallel zu einer alten lateralen Inzision gesetzt wird (s. Kap. 15). Im Falle einer Schädigung der Haut wäre eine Infektion wahrscheinlich. Meine Standardinzision ist ca. 15 cm lang. Sie beginnt 5 cm oberhalb der Patella in der Femurschaftmitte, kreuzt das mediale Drittel der Patella und endet 10 cm distal im medialen Anteil der Tuberositas tibiae. Sind alte Inzisionen vorhanden, ist es im Allgemeinen besser, sich für den Hautschnitt zu entscheiden, der am weitesten lateral liegt und für eine Arthroplastik noch geeignet ist oder für den frischesten Schnitt mit problemlos verlaufenem Heilungsprozess (s. Kap. 15). Medial gestielte Hautlappen sind sicherer als lateral gestielte. Im Zweifelsfall kann die Haut bei geöffneter Blutsperre inzidiert werden. Sehen die Wundränder schlecht durchblutet aus, kann die Operation abgebrochen und ein plastischer Chirurg konsultiert werden. Im Falle eines Patienten mit einer Valgusfehlstellung von 20° und lateralen Verwachsungen nach einer posttraumatischen Spalthautplastik habe ich einmal erfolgreich Gewebeexpander eingesetzt.

Wundversorgung

Nach Eröffnung von Haut und Gelenk nähe ich entlang der Gelenkkapsel stets Wundtücher ein, um das subkutane Gewebe vor Zelltrümmern und gegen Austrocknung unter der OP-Beleuchtung zu schützen. Die Tücher sind mit einer antibiotischen Lösung aus Bacitracin und einer Kombination aus Neomycinsulfat, Polymyxin-B-Sulfat und Bacitracinzink oder Gramicidin getränkt. Wenn die Tücher am Operationsende wieder entfernt werden, bin ich jedes Mal von Neuem beeindruckt, wie gesund das Gewebe aussieht – verglichen mit dem braunen, ausgetrocknet erscheinenden Subkutangewebe, bei dem auf die Einlage von Wundtüchern verzichtet wurde (▶ Abb. 14-1).

Eine Infektion ist häufig das Ergebnis einer Wundnekrose, die sich infolge einer beeinträchtigten Blutversorgung der Haut und des Subkutangewebes bildet. Aus diesem Grund ist es bei einem Release des lateralen Retinakulums von Vorteil, die A. lateralis superior genus, wenn möglich, zu erhalten (▶ Abb. 14-2). Infektionen können sich aus einer durch ein großes Hämatom bedingten Wundheilungsstörung entwickeln. Um dieses Risiko zu minimieren, wird die Blutsperrenmanschette vor dem Wundverschluss aufgepumpt und nach signifikanten Blutungspunkten gesucht.

Probleme mit der Wunde können auch auftreten, wenn während der Rehabilitation die Integrität der Kapselnaht verloren geht. Aus diesem Grund bevorzuge ich die Einzelknopftechnik mit starkem monofilem Nahtmaterial der Stärke 1, vorzugsweise aus Polydioxanon (PDS).

Das Einlegen von Redondrainagen nach einer TKA ist umstritten. In den Studien, die die Behauptung stützen, sie seien unnötig, wurden nur einige hundert Fälle untersucht. Meiner Meinung nach würde die Überprüfung von 1000 konsekutiven Fällen mit Verzicht auf eine Drainage mindestens eine signifikante Komplikation (z.B. Wundinfektion, Nekrose, Sekundärinfektion oder sogar ein Kompartimentsyndrom) ergeben, deren Behandlung den Patienten und auch die Gesellschaft mehr kosten würde als 1000 Standard-Redondrainagen. Die wichtigste Aufgabe erfüllen diese Drainagen während der ersten paar Stunden nach der Operation. Ich entferne sie regelmäßig am Morgen nach dem Eingriff. Wird aus irgendeinem Grund übermäßig viel Wundsekret gefördert, bringe ich das Knie für 30 min in Beugestellung und klemme die Drainagen ab. Hält die übermäßige Wundsekretion

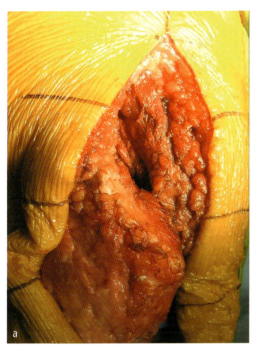 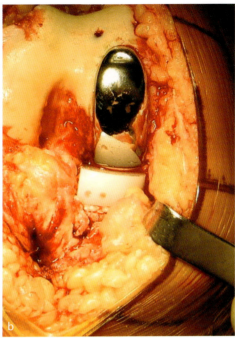

Abb. 14-1 a. Wird das subkutane Gewebe nicht durch feuchte Abdecktücher geschützt, trocknet es während der Operation aus. b. Feuchte Abdecktücher halten das Gewebe gesund und machen es widerstandsfähiger gegen Infektionen.

weiterhin an, erwäge ich das Entfernen der Drainage. Die Wunde wird anschließend während der nächsten 24 h sorgfältig beobachtet; falls erforderlich, wird der Patient zur Blutstillung erneut in den OP verbracht. Eine solche Maßnahme ist bei meinen 4000 konsekutiven Knieoperationen aber noch nie nötig geworden. Der Hautverschluss ist eine der wichtigsten Phasen der TKA. Er muss mit akribischer Genauigkeit erfolgen, wobei auf eine exakte Adaptation der Wundränder zu achten ist. Ich bevorzuge die modifizierte Donati-Naht (▶ Abb. 14-3) – eine unter der Hautoberfläche an der lateralen (der für Hautnekrosen anfälligeren) Seite gelegte vertikale Matratzennaht. Die Einzelknopfnaht wird der fortlaufenden, subkutan geführten Naht vorgezogen, weil die Inzisionslänge in Beugung gegenüber dem gestreckten Bein um nicht weniger als 40 % zunimmt. Die Beugebewegung setzt die subkutane Naht wiederholten Belastungen aus. Fortlaufende Nähte machen es überdies schwieriger, an ausgewählten Stellen einige Stiche zu entfernen, wenn die Wunde bei Trennung der oberflächlichen Wundränder erneut versorgt oder eine Infektion behandelt werden muss.

Alle perioperativ auftretenden Wundprobleme sollten aggressiv behandelt werden, um eine Sekundärinfektion zu vermeiden (s. Kap. 15). Wenn die Wundsekretion nach 48 h noch persistiert, bevorzuge ich die sterile Versorgung des betroffenen Bereichs und die Anwendung von Benzoin und Steri-Strips für einen erneuten Wundverschluss. Lässt sich das Problem dadurch nicht beherrschen, wird der Patient erneut im OP versorgt. Für eine Zellzählung und Zellkultur wird das Kniegelenk getrennt punktiert. Wenn der Befund der Zellkultur vorliegt, wird eine (hoffentlich prophylaktische statt therapeutischer) Antibiotikatherapie eingeleitet. Nach Entfernung einiger Stiche im betroffenen Bereich wird die Wunde gespült und ein leichtes Débridement durchgeführt. Anschließend wird die Wunde erneut mit der unterbrochenen vertikalen Matratzennaht verschlossen. Die Antibiotikaprophylaxe wird für einige Tage fortgesetzt, bis die Wunde vollkommen verschlossen und ausgeheilt erscheint. Bei positivem Gelenkaspirat mit hoher Zellzahl oder positiver Kultur werden ein umfangreiches Débridement und eine Kniegelenklavage erforderlich.

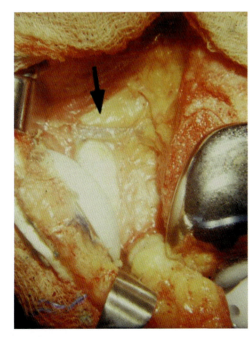

Abb. 14-2 Die A. genus lat. sup. (Pfeil) sollte möglichst geschont werden, um die Blutversorgung der Patella und des darüberliegenden Hautlappens zu gewährleisten.

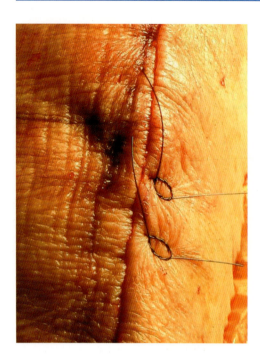
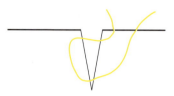

Abb. 14-3 Eine modifizierte unterbrochene Donati-Naht schützt den lateralen Hautlappen vor Nekrose.

Hautnekrosen

Wenn sich eine Hautnekrose entwickelt, ist es das Ziel, dieses Problem auf die Oberfläche zu begrenzen. Damit die Kapselnaht heilen kann, müssen alle Flexionsübungen gestoppt werden; das Knie wird durch eine Immobilisationsschiene geschont. Sowohl das Ausmaß der Nekrose als auch die Sekretfördermenge werden abgeschätzt. Für die Therapie bieten sich mindestens fünf Optionen an. Üblicherweise wird dafür gesorgt, dass sich unter dem Schorf, der die Nekrose darstellt, Granulationsgewebe bilden kann. Dieses Vorgehen ist angemessen, wenn die Wunde trocken bleibt und der nekrotische Bereich nur wenige Millimeter breit ist. Bei dehnbarer Haut besteht die zweite Option in der Exzision des nekrotischen Gewebes und der Durchführung eines primären Wundverschlusses. Als dritte Option kann das nekrotische Gewebe exzidiert und die Wunde mit einer Spalthautplastik versorgt werden. Gewöhnlich wird diese Maßnahme erst später nach Verheilung der tiefen Gewebeschichten durchgeführt. Bei einer ausgedehnten Nekrose und einer Wundheilungsstörung mit Deshiszenz der Kapsel wird eine Gastroknemius-Lappenplastik erforderlich. In seltenen Fällen kommt eine fünfte Option in Betracht: Wenn nämlich in Verbindung mit einer medialen Arthrotomie ein umfangreiches laterales Release durchgeführt wurde, kann die Patella selbst avaskulär sein. Diese Diagnose wird durch eine Technetium-Knochenszintigraphie bestätigt, in der sich keinerlei Aktivität in der Patella nachweisen lässt. In einem solchen Fall kann eine Patellektomie erwogen werden, um genügend Haut und Kapselgewebe für einen Primärverschluss zu gewinnen.

Postoperative Prophylaxemaßnahmen

Einer späten hämatogenen Infektion des Knies kann vorgebeugt werden, wenn sich Patienten, Ärzte und Zahnärzte dieser Gefahr hinreichend bewusst sind. Die Patienten werden im Rahmen des präoperativen Gesprächs über diese Möglichkeit aufgeklärt und erhalten vor der Entlassung einen Arztbrief, in dem auf die Notwendigkeit einer Antibiotikaprophylaxe bei zahnärztlichen und anderen medizinischen Eingriffen (z. B. Zystoskopie und Koloskopie) hingewiesen wird. Wir richten uns diesbezüglich nach den Leitlinien der American Heart Association. Bei zahnärztlichen Maßnahmen wird 1 h vor dem Eingriff Amoxicillin, 2 g, gegeben. Bei anderen chirurgischen Interventionen wählt der behandelnde Arzt ein geeignetes Antibiotikum aus. Ob diese Prämedikation bei zahnärztlichen Routinemaßnahmen auch nach 2 Jahren noch fortgesetzt werden soll, wird kontrovers diskutiert. Wenn keine Unverträglichkeit oder Allergien vorliegen, empfehle ich die unbegrenzte Fortsetzung der Prämedikation.

Klassifikation der Infektionen

Infektionen nach totalem Kniegelenkersatz können auf mindestens dreierlei Weise klassifiziert werden. Die erste Klassifikation betrifft die Unterscheidung zwischen Früh- und Spätinfektionen. Die zweite unterscheidet Infektionen, die durch intraoperative Aussaat entstehen, von späten hämatogenen Infektionen. Die dritte gründet auf der Unterscheidung zwischen akuten und chronischen Infektionen.
Die Unterscheidung zwischen Früh- und Spätinfektion hilft bei der Klärung der Frage, ob die persönliche Infektionsrate des Operateurs zufrieden stellend ist, und – falls nicht – bei der Suche nach dem Grund für die erhöhte Rate. Als Frühinfektion bezeichne ich das Auftreten einer Infektion innerhalb der ersten 3 Monate nach dem Eingriff. Eine Spätinfektion manifestiert sich frühestens 1 Jahr nach der Operation. Offensichtlich besteht eine gewisse Überlappung zwischen Früh- und Spätinfektionen. Manche vermeintlichen „Spät"-Infektionen sind möglicherweise

schwelende leichte Infektionen, die sich mit persistierendem Schmerz und Schwellung eigentlich schon kurz nach der Operation entwickeln. Die Frühinfektionsrate sollte unter 1 % liegen; Zentren mit hohen Operationszahlen teilen Raten von etwa 0,3–0,5 % mit. Bei der Erstellung dieses Buches war nach mehr als 4000 konsekutiven primären Knie-TEPs bei keinem meiner Patienten eine frühzeitige tiefe Infektion aufgetreten. Zum einen ist dies sicherlich auf eine gute Portion Glück zurückzuführen, zum anderen sicher aber auch auf die Anwendung der oben beschriebenen Prophylaxemaßnahmen.

Die zweite Klassifikationsmethode beschreibt, ob eine intraoperative Keimstreuung zur Infektion geführt hat oder ob es sich um eine hämatogene Spätinfektion aus einer entfernten Quelle handelt. Wenn die Ursache die intraoperative Aussaat ist, muss der Operateur nach der Quelle suchen, um das Wiederauftreten dieser Komplikation zu minimieren. Ist die Infektion die Folge einer späten hämatogenen Streuung aus einer entfernten Quelle, muss diese lokalisiert werden, damit das Problem nach Abklingen der Knieinfektion nicht erneut auftreten kann. Die Infektion kann auch ein Zeichen dafür sein, dass der Patient oder seine behandelnden Ärzte über die Möglichkeit der hämatogenen Infektion und die Notwendigkeit einer Prophylaxe bei bestimmten Maßnahmen wie zahnärztlichen Eingriffen oder Zystoskopien nicht hinreichend aufgeklärt waren.

Die wichtigste Klassifikation hinsichtlich der Frage, welche Art von Therapie eingeleitet werden soll, ist die Unterscheidung zwischen akuten und chronischen Infektionen. Weitere behandlungsdeterminierende Faktoren sind der Zustand der Wunde (geschlossen oder sezernierend?), der Knochen-Zement-Grenzschicht (unverändert oder demarkiert?), der Erreger (gegenüber mehreren Antibiotika sensitiv oder gegen die meisten resistent?) sowie der Gesundheitszustand des Patienten (ist er in der Lage, eine oder mehrere größere Operationen zu überstehen?).

Die Abklärung der septischen TEP umfasst – wenn es sich um eine Spätinfektion aus einer entfernten Quelle handelt – die Suche nach anderen Infektionsherden sowie die Bestimmung der Blutsenkungsgeschwindigkeit (BSG) und der Konzentration an C-reaktivem Protein (CRP). Das Knie sollte zwecks Bestimmung der Zellzahl mit Differenzial-Zellzählung und aerober und anaerober Kultur – bei entsprechendem Verdacht auch zur Anlage von Pilzkulturen – punktiert werden. Die Zellzählung mit Differenzialzählung ist äußerst wichtig. Wenn die Bakterien sich im Labor nur schwer bebrüten lassen, kann eine hohe Zellzahl mit einem negativen Kulturbefund für eine Infektion trotzdem diagnostisch beweisend sein. Liegt z. B. die Zellzahl bei 80 000 mit 98 % kernhaltigen Zellen, ist eine Infektion auch bei Vorliegen einer negativen Kultur gewiss. Andererseits kann eine positive Kultur, die verunreinigt sein könnte, als nichtpathogen erachtet werden, wenn die Zellzahl < 100 Zellen pro Gesichtsfeld (400-fache Vergrößerung) beträgt und nur wenige kernhaltige Zellen nachweisbar sind. Diese Ergebnisse werden natürlich mit dem klinischen Bild, den BSG-Werten und dem CRP-Spiegel korreliert. Kann die Diagnose mittels Routineuntersuchungen nicht gestellt werden, ist mitunter eine perkutane Synovialbiopsie für histologische Untersuchungen und Kulturen hilfreich.

Native Röntgenaufnahmen sind nützlich, um das Vorliegen oder Fehlen einer Knochen-Zement-Demarkierung nachzuweisen. Bei einer Demarkation an der Grenzschicht müssen die Prothesenteile immer entfernt werden. Eine unveränderte Grenzschicht bedeutet, dass das Knie – in Abhängigkeit der weiter unten erörterten Faktoren – möglicherweise unter Erhalt der Komponenten behandelt werden kann. Hier kann auch eine Technetium-Knochenszintigraphie Aufschluss geben (▶ Abb. 14-4). Wenn der Erhalt der Prothese erwogen wird und das Knochenszintigramm ein Jahr nach der Operation einen fokalen Bereich mit einer erhöhten Technetiumaufnahme zeigt, ist ein Knochenbefall

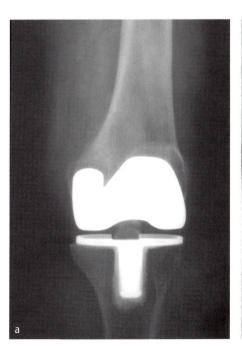
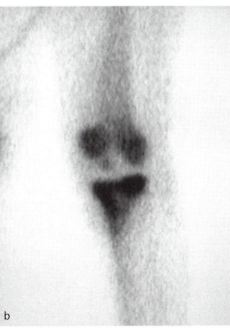

Abb. 14-4 **a.** Die Röntgennativaufnahme eines Patienten mit hämatogener Infektion lässt keinerlei Anzeichen einer Prothesenlockerung erkennen. **b.** Eine Knochenszintigraphie bei demselben Patienten zeigt eine fokale Mehrspeicherung und spricht damit gegen den Erhalt der Komponenten.

wahrscheinlich. In diesem Fall sollten die Prothesenteile wohl entfernt werden.

Behandlungsoptionen

Bei einer septischen Knieendoprothese stehen mindestens sieben Behandlungsoptionen zur Verfügung. Allen gemeinsam ist die 4–6-wöchige intravenöse Gabe von Antibiotika. Die erste Option ist die geschlossene Wundversorgung mit wiederholter Aspiration oder arthroskopischer Lavage. Die zweite Option besteht aus offenem Débridement mit Synovektomie, Erhalt der Prothese bzw. (bei modularem Implantat) Austausch der betroffenen Prothesenkomponente. Die dritte Option umfasst Débridement, Synovektomie und sofortigen Prothesenwechsel, die vierte Débridement, Synovektomie und verzögerten Prothesenwechsel, die fünfte Débridement, Synovektomie und permanente Resektionsarthroplastik. Die sechste Option besteht aus Débridement, Synovektomie und Arthrodese. Die siebte Option erfordert als lebensrettende Maßnahme bei foudroyant verlaufender Sepsis die Amputation der Gliedmaße.

Geschlossene Versorgung

Eine geschlossene Versorgung ist nur selten indiziert, unter bestimmten Umständen aber angemessen. Dies gilt in Gegenwart einer Infektion mit akuten Symptomen (24–48 h), einer intakten Wunde, eines Antibiotika-sensitiven Erregers, einer intakten Knochen-Zement-Grenzschicht und eines aufgrund von Begleiterkrankungen erhöhten Operationsrisikos. Wenn der Patient eine arthroskopische Lavage unter Lokalanästhesie toleriert, kann dies eine sinnvolle Zusatzmaßnahme darstellen.

Offene Synovektomie, Débridement und Prothesenkomponentenwechsel

Die Indikationen sind ähnlich wie bei der geschlossenen Versorgung, außer dass die Anästhesie für den Patienten ein zumutbares Risiko darstellt. Die Infektion kann auch chronisch sein, solange die Wunde intakt ist, der Erreger auf die Standardantibiose anspricht, sich die Knochen-Zement-Grenzschicht unverändert darstellt und die Knochenszintigramme keine fokale Mehranreicherung zeigen (negativer Befund).

Primärer Prothesenwechsel

Die Indikation für einen Austausch der Primärprothese kann bei einer akuten oder chronischen Infektion mit intakter Wunde und Demarkierung der Knochen-Zement-Grenzschicht bestehen. Vorzugsweise sollte es sich um einen hochsensiblen Erreger handeln, etwa die gegenüber Penicillin hoch empfindlichen Streptokokken. Mit diesem Vorgehen hatte ich in 4 Fällen Erfolg. Eine weitere Indikation wäre ein Patient mit einem hohen Operationsrisiko für multiple chirurgische Eingriffe.

Verzögerter Prothesenwechsel

Die häufigste und angemessenste Behandlung bei einer Protheseninfektion ist der verzögerte Prothesenwechsel. Die Infektion kann akut oder chronisch verlaufen, mit intakter oder sezernierender Wunde und Demarkierung der Knochen-Zement-Grenzschicht (oder positiver Knochenszintigraphie). Mit einigem Glück spricht der Erreger auf die Standardantibiose an.

Protokoll für den verzögerten Prothesenwechsel

Die Protokolle für einen verzögerten Prothesenwechsel ändern sich im Laufe der Zeit. Im Folgenden beschreibe ich ein grundlegendes Protokoll, das ich in den letzten 20 Jahren mit gutem Erfolg angewendet habe.

Das auf eine Infektion verdächtige Gelenk wird für die Zellzählung mit Differenzialzählung sowie aerobe und anaerobe Kulturen punktiert. Wie oben erwähnt, liefert die Zellzählung ausgesprochen wichtige Informationen. Serielle Zellzählungen können zudem bei der Überwachung der Therapiefortschritte helfen.

Im Anschluss an Zellzählung und Zellkultur wird eine intravenöse Therapie mit dem Antibiotikum eingeleitet, das der hinzugezogene Infektiologe als Breitspektrumantibiotikum oder als wahrscheinlich wirksamstes Antibiotikum ausgewählt hat, wenn er beispielsweise davon ausgeht, dass es sich dabei um eine von einem Harnwegsinfekt ausgehende hämatogene Infektion handelt. Wenn der Patient keine systemischen Krankheitszeichen aufweist, ist es sinnvoll, Arthrotomie und Débridement um 24–48 h aufzuschieben, um die Initialbehandlung des periartikulären Gewebes zu ermöglichen und dem Operateur die Möglichkeit zu geben, zum Zeitpunkt des Débridements gesundes von ungesundem Gewebe unterscheiden zu können. Nach 48 h liegen meist auch die endgültigen Kulturbefunde und die Informationen über die Erregerempfindlichkeiten vor, sodass auf ein wirksameres Antibiotikum umgestellt werden kann, falls anfangs ein ungeeignetes Präparat gewählt wurde.

Während der Operation wird die übliche mediale parapatellare Arthrotomie mit proximalem Quadriceps-Snip oder bei Bedarf auch einem Release durchgeführt, um die Eversion der Patella zu erleichtern. Anschließend erfolgen ein sorgfältiges Débridement und eine Synovektomie unter Entfernung der betroffenen Komponente. Knochenzementreste sind möglichst zu entfernen. Das Gelenk wird mittels pulsatiler Lavage (Jet-Lavage) mit mindestens 2 Liter Flüssigkeit gründlich gereinigt. Anschließend wird ein antibiotikabeladener Zementspacer hergestellt, um den Hohlraum auszufüllen. So werden Femur und Tibia voneinander getrennt gehalten und der Reimplantationseingriff erleichtert. Je nach Größe der Lücke zwischen Femur und Tibia werden zwei bis vier Beutel Zement angemischt. Das am häufigsten zugesetzte Antibiotikum ist Tobramycin, 600 mg pro Zementbeutel. Der Zementspacer wird bei gelöster Blutsperre eingebracht. Dadurch wird die Fixierung des Knochen-Zement-Interface absichtlich beeinträchtigt, damit sich der Spacer bei der Reimplantation leichter wieder entfernen lässt. Auf der Unterseite des Abstandhalters (Spacer) wird ein Pseudostiel geformt, der in die Tibiametaphyse eingebracht wird, damit der Spacer nicht über die Knochenperipherie hinaus wandert und womöglich zum Weichteilimpingement führt. Es muss unbedingt verhindert werden, dass sich der Spacer nach anterior ausbreitet und den Quadrizepsapparat verletzt. Nachdem der Zementbolus in die Lücke zwischen Femur und Tibia und dem Stiel in den Tibiakanal eingebracht wurde, wird das Knie distrahiert und in einem Valguswinkel von ca. 5° und einem Beugewinkel zwischen 10 und 15° gehalten. In dieser Zeit formt der Assistent den Spacer, sodass er sich der Knochenanatomie anpassen und der überschüssige Zement entfernt werden kann. Zu diesem Zeitpunkt wird auf der Vorderseite des Spacers auch eine Pseudo-Trochlea geformt, die mit der ventralen Patellaseite artikulieren kann und die Mobilität der Kniescheibe gewährleistet (▶ Abb. 14-5).

Nach der Polymerisierung des Zements werden zwei Abflussdrainagen eingelegt und durch gesonderte Inzisionen lateral nach außen geleitet. Das Knie wird in zwei Schichten verschlossen. Für beide wird monofiles Nahtmaterial verwendet. Ich bevorzuge PDS-Fäden der Stärke 1 für die Gelenkkapsel und tiefe vertikale Matratzennähte mit Nylonmaterial der Stärke 3-0 für Haut und Subkutangewebe. Um eine präzise Adaptation der Hautränder zu gewährleisten, können zwischen die Matratzennähte einige einfache Stiche gesetzt werden. Außerdem wird die Naht mit Steri-Strips verstärkt. Anschließend wird, damit der Zugang zur Wunde zu Untersuchungszwecken jederzeit gewährleistet ist, eine Immobilisationsschiene angelegt. Alternativ kann zur Stabilisierung der Extremität auch eine Art Frakturschiene verwendet werden.

Die Gabe eines geeigneten i. v. Antibiotikums wird für 6 Wochen fortgesetzt. Bei günstigem Verlauf findet die Reimplantation nach 4 Wochen statt, sodass die i. v. Antibiotikagabe nach Einbringen der neuen Prothesenkomponenten noch 2 Wochen andauert.

Manche Operateure experimentieren mit der lockeren Reimplantation einer antibiotikabeladenen Acrylprothese oder einer Metall-Kunststoff-Prothese als Spacer, die Schmerzlinderung, Stabilität und Bewegungsumfang verbessern können. Ich selbst habe mit dieser Technik keine Erfahrung.

Die Wunddrainagen werden nach 24 h entfernt, und die Inzision nach 48 h oder bei signifikant erhöhter Sekretmenge auch früher kontrolliert. Der Patient darf auf zwei Unterarmgehstützen oder mit einem Gehwagen umherlaufen, je nach Toleranz auch unter Teilbelastung. Die für die Hautnähte verwendeten Nylonfäden werden 10–14 Tage nach der Operation entfernt. Der Patient wird nach Hause entlassen. Die i. v. Antibiotikagabe muss zu Hause fortgesetzt werden, bis der Patient ca. 4 Wochen nach dem Explantationseingriff wieder zur Reimplantation aufgenommen wird. Drei oder vier Tage vor der Reimplantation wird das Knie erneut punktiert, um Zellen für eine weitere Zellzählung und Zellkultur zu gewinnen. Die Kulturen werden wegen des Antibiotikaschutzes höchstwahrscheinlich negativ sein. Fallen sie jedoch positiv aus, kann die Reimplantation selbstverständlich nicht erfolgen; stattdessen wird ein erneutes Débridement erforderlich. Bei höchstwahrscheinlich negativen Kulturen kommt der Zellzählung bei der Entscheidung über die Fortsetzung der

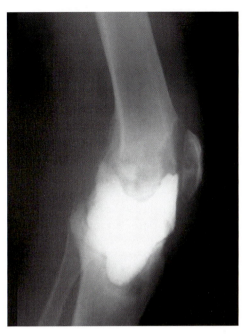

Abb. 14-5 Antibiotikabeladener Zementspacer mit Pseudo-Trochlea und Tibiazapfen.

Reimplantation eine besondere Bedeutung zu. Wenn z. B. eine initiale Zellzählung von 80 000 vor der Entfernung der Prothesenteile 3½ Wochen nach dem Eingriff auf 60 000 gesunken ist, sollte die Reimplantation nicht stattfinden, sondern das Débridement wiederholt werden. Ist die Zellzahl dagegen unter 5000 Leukozyten pro Gesichtsfeld (400fache Vergrößerung, HPF) gefallen, kann die Reimplantation stattfinden. Dabei werden aus dem Weichteilgewebe und dem Knochen neue Zellen für die Kultur gewonnen; aus dem periartikulären Gewebe werden Gefrierschnitte angefertigt und zur Bestimmung der Zellzahl eingeschickt. Sind weniger als 5 Leukozyten pro HPF nachweisbar, kann die Reimplantation durchgeführt werden. Werden mehr als 15 Leukozyten pro HPF gezählt, muss ein erneutes Débridement erwogen werden. Auch hier werden – wie beim Zementspacer – dem Knochenzement Antibiotika beigemischt. Die i. v. Antibiotikagabe wird für weitere 2 Wochen (insgesamt 6-wöchige Therapie) fortgesetzt. In einigen Fällen werden der Empfehlung des zu Rate gezogenen Infektiologen folgend für einen bestimmten Zeitraum Antibiotika zur suppressiven Therapie verabreicht. Bei manchen Patienten mit einem chronischen Infektionsherd kann es gelegentlich vorkommen, dass sie eine lebenslange Suppression benötigen, bei einem Herd im oropharyngealen Bereich etwa Penicillin VK 250 mg 2-mal/Tag.

Resektionsarthroplastik

Bei der Resektionsarthroplastik handelt es sich gewöhnlich um eine Interimsmaßnahme, wie sie weiter oben im Rahmen des verzögerten Prothesenwechsels beschrieben wurde. Nur sehr selten ist eine permanente Resektionsarthroplastik angemessen. Zum Beispiel habe ich einen Patienten, der mit einem chronisch sezernierenden Sinus und drei verschiedenen gramnegativen Erregern überwiesen wurde. In seinem Fall wurde kein Zementspacer verwendet. Das Knie wurde nach der Resektion 6 Wochen lang in einer Gipsschiene immobilisiert. Der Patient entwickelte ein stabiles, achsengerechtes Resektionsergebnis, das ein schmerzfreies Gehen unter Belastung in einem Gehwagen ermöglichte. Der schon ältere und ansonsten ans Haus gebundene Patient war mit dem Ergebnis zufrieden.

Kniearthrodese

Die Kniearthrodese bleibt gewöhnlich Patienten mit fehlgeschlagenem verzögertem Prothesenwechsel vorbehalten, vor allem wenn dieser mit einem Verlust des Streckmechanismus einhergeht. Die Techniken der Knieversteifung sind aus Verfahren wie der externen Fixation bis hin zu Plattenosteosynthese oder intramedullärer Marknagelung hervorgegangen. Dabei darf jedoch nicht vergessen werden, dass es sich dabei zwar um eine empfohlene extremitätenerhaltende Maßnahme bei fehlgeschlagenem verzögertem Prothesenwechsel handelt, diese jedoch keine Garantie für eine Infektsanierung darstellt; denn eine chronische Osteomyelitis etwa kann auch nach einer erfolgreichen Arthrodese persistieren. Aus diesem Grund zähle ich mich auch nicht zu den Befürwortern tief eingebrachter Marknägel, die nach einer Gelenkversteifung nicht mehr zugänglich sind.

Amputation

Ich hatte einen Fall, bei dem als lebensrettende Maßnahme eine Amputation durchgeführt werden musste. Bei der Patientin handelte es sich um eine dialysepflichtige Diabetikerin mit chronischer Niereninsuffizienz. Sie entwickelte eine Septikämie aus einem infizierten A-V-Shunt, die in ihre Knieprothese streute. In der Folge trat im Fuß unterhalb des betroffenen Knies eine Gangrän auf, sodass das Bein oberhalb des Knies amputiert werden musste. Die Patienten müssen darauf vorbereitet werden, dass in extrem seltenen Fällen einmal eine Amputation erforderlich werden kann.

Zusammenfassung

Eine Infektion in Verbindung mit einer Knie-TEP stellt eine verheerende Komplikation dar. Entscheidend ist, diese Komplikation zu verhüten, sodass sich eine Behandlung erübrigt. Die Inzidenz der frühen Primärinfektion sollte weniger als 0,5 % betragen. Die Inzidenz der späten hämatogenen Infektion liegt nach 10-jährigen Verlaufskontrollen bei etwa 1 %. In meiner Praxis liegt die Inzidenz der Frühinfektion nach über 4000 Primärarthroplastiken derzeit bei null. Ich führe das auf das Zusammenspiel von glücklichem Geschick und der Umsetzung der in diesem Kapitel beschriebenen Maßnahmen zurück. Meine persönliche Inzidenzrate hämatogener Spätinfektionen nach 3000 konsekutiven Primär-TEPs und einer im Durchschnitt 10-jährigen Nachbeobachtung liegt bei 0,5 %. Die meisten der betroffenen Patienten leiden an rheumatoider Arthritis und irgendeinem Immundefekt. Zu den Quellen der hämatogenen Infektion gehören Pneumonien, Harnwegsinfektionen, infizierte Fußulzera, Zahninfektionen und Divertikulitiden. Es sind mindestens 7 Behandlungsoptionen verfügbar, die alle eine 6-wöchige i. v. Antibiotikagabe einschließen.

15 Problemvermeidung und Problemlösung in der Knie-Totalendoprothetik

Sowohl bei der Routine-TKA als auch bei weniger regelrechtem Operationsverlauf können zahlreiche Probleme oder „Pannen" auftreten, von denen ich in diesem Kapitel einige ansprechen und potenzielle Lösungen vorstellen möchte.

15.1 Wahl der richtigen Inzision

Wundnekrosen nach TKA können sich als kleine Unannehmlichkeit oder als größere Katastrophe erweisen, die zu einer Sekundärinfektion und potenziell zum Prothesenverlust führen kann. Eine Nekrose tritt am ehesten bei einem Knie mit alten Narben von früheren Inzisionen auf. Der Operateur muss diese alten Schnitte im Bereich des Knies unbedingt berücksichtigen und für die Arthroplastik den richtigen Zugang wählen. Anders als bei der Hüfte toleriert das Knie keine Parallelschnitte oder Querinzisionen (▶ Abb. 15-1). Die ideale Schnittführung bei einem Knie ohne frühere Operation verläuft vertikal und vergleichsweise geradlinig (s. Kap. 4). Ich bevorzuge eine Inzision, die ca. 15 cm lang ist, in der Femurschaftmitte beginnt, das mediale Drittel der Patella kreuzt und knapp medial der Tuberositas tibiae endet. Zu Beginn der 1970er Jahre wählte man als Routinezugang einen parapatellaren, um den medialen Patellarand verlaufenden Hautschnitt, durch den ein lateral gestielter Hautlappen entstand. Bei einigen Patienten kam es an der Spitze dieses Hautlappens zu Nekrosen, was uns dazu veranlasste, diesen Schnitt gerade auszuführen. Die Gefäßversorgung der Haut über dem Knie scheint bei medial gestielten Hautlappen sehr viel toleranter zu sein als bei lateral gestielten. Am anfälligsten für Nekrosen ist ein Knie mit einem früheren langen Lateralschnitt, bei dem parallel dazu eine stärker medial orientierte Inzision angelegt wird (▶ Abb. 15-2).

Wenn eine parallele Schnittführung nicht zu umgehen ist, sollte der Operateur eine möglichst breite Brücke zwischen den beiden Inzisionen anlegen, oder er sollte den lateralen Schnitt verwenden und für eine mediale Arthrotomie einen medial gestielten Hautlappen abheben. Bei einem arthrotisch veränderten Kniegelenk mit Valgusfehlstellung bestünde eine ausgezeichnete Indikation für eine laterale Arthrotomie, bei der die Patella nach medial evertiert wird.[1]

Generell sollte der Operateur bei Vorhandensein früherer Inzisionen den am weitesten lateral lokalisierten akzeptablen Schnitt oder die frischeste erfolgreich verheilte Inzision verwenden. In unklaren Fällen kann eine „Schein"- oder „verzögerte" Schnitttechnik erwogen werden. Die „Schein"-Inzision wurde von meinem Partner F. Ewald empfohlen. Bei dieser Technik wird der Hautschnitt gesetzt und der Hautlappen zur Vorbereitung der Arthrotomie mobilisiert. Wurde der Eingriff in Blutsperre durchgeführt,

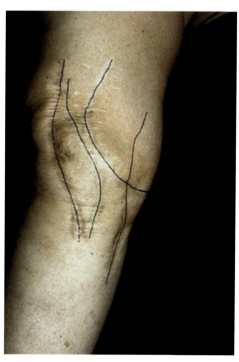

Abb. 15-1 Vom Knie werden mehrere parallel oder quer verlaufende Inzisionen meist nicht toleriert.

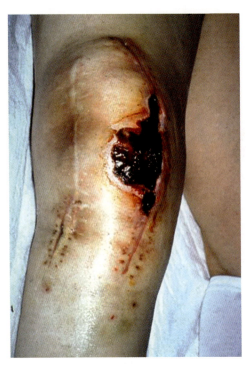

Abb. 15-2 Hautnekrose nach einer medialen, parallel zu einem früheren Lateralschnitt verlaufenden Inzision.

wird die Manschette gelöst oder geöffnet. Die medialen und lateralen Hautränder werden sorgfältig auf eine aktive Blutung untersucht. Bei ungewissem Blutfluss wird der Eingriff abgebrochen und ein plastischer Chirurg konsultiert.

Befürworter der „verzögerten" Schnitttechnik war J. Insall. Dabei legte der Operateur den Hautschnitt an und hob die Hautlappen in Vorbereitung auf die Arthrotomie ab; anschließend wurde die Wunde ungeachtet ihres klinischen Erscheinungsbildes verschlossen. Davon ausgehend, dass sich keine Hautnekrose entwickeln würde, wurde die Kniearthroplastik über denselben Zugang 4–6 Wochen später durchgeführt. Man ging davon aus, dass mit dieser Methode nicht nur die Vitalität des Hautlappens geprüft, sondern infolge des Heilungsprozesses auch die Bildung von Kollateralgefäßen gefördert wurde.

Bei fest anhaftendem Haut- und Subkutangewebe wurden Gewebeexpander empfohlen.[2] Ich selbst habe diese Technik lediglich bei einem einzigen Patienten angewendet, hier aber mit ausgezeichnetem Ergebnis.

Die Abbildungen 15-3a–f zeigen schematisch die am häufigsten zu beobachtenden früheren Inzisionen am Knie (rot markiert); in Grün dargestellt ist jeweils der Zugang, den ich im jeweiligen Fall wählen würde.

15.2 Behandlung von Hautnekrosen

Wenn Nekrosen auftreten, ist es meiner Meinung nach extrem wichtig, die Haut möglichst lange verschlossen zu halten und die Heilung der Kapselnaht zu ermöglichen. Um dies zu erreichen, setze ich alle Bewegungsübungen ab und immobilisiere das Knie in einer leicht zu entfernenden Schiene, damit die Wunde täglich inspiziert werden kann. Bleibt die Wunde 10 Tage lang vollständig trocken, ordne ich die Fortsetzung der Bewegungsübungen an und beurteile das Ausmaß der Nekrose, das sich mittlerweile vollständig darstellen sollte. Wenn die Sekretion aus dem Nekrosebereich nicht abnimmt und innerhalb von wenigen Tagen nach der Operation nicht sistiert, wird zwecks sofortiger Intervention ein plastischer Chirurg hinzugezogen.

Zur Behandlung von Hautnekrosen nach TKA stehen mehrere Optionen zur Verfügung. Ein kleiner, trockener Nekrosebereich wird unbehandelt belassen, damit sich unter dem Schorf Granulationsgewebe ausbilden kann. Wenn dieser Bereich relativ klein und die Haut dehnbar ist, kann er exzidiert und primär verschlossen werden.

Nach Verschluss der Gelenkkapsel kann der betroffene Bereich ebenfalls exzidiert und mit einem Spalthauttransplantat versorgt werden. Wenn es sich um ausgedehntere Nekrosen handelt und das Gelenk unverschlossen oder freigelegt ist, muss gegebenenfalls eine Gastroknemius-Lappenplastik mit anschließender Spalthautplastik durchgeführt werden.

Zweimal habe ich eine Situation erlebt, in der ein durch eine signifikante Hautnekrose verursachtes Problem durch eine Patellektomie behoben werden konnte. In beiden Fällen handelte es sich um Patienten mit einer schweren präoperativen Deformität, bei denen ein ausgedehntes laterales Release mit Opferung der lateralen Kniegefäße durchgeführt worden war. Beide Male zeigte eine Knochenszintigraphie keine Anreicherung in der Patella, was auf ihre Avaskularität schließen ließ.[3] Da die Patella immer dicker ist als 2 cm, erzeugt man durch die Resektion der Patella möglicherweise genügend Laxität in Kapsel und Haut, um – wie in diesen beiden Fällen auch – einen Primärverschluss der beiden Schichten zu ermöglichen.

15.3 Wunddrainage

Ein anhaltender Sekretabfluss nach TKA sollte nicht hingenommen werden. Am zweiten postoperativen Tag wechsle ich den Operationsverband. Bei einer sezernierenden Wunde untersuche ich die Hautnähte gründlich auf Lücken. Liegen solche vor, wird die Haut mit Povidon-Jod und Alkohol gereinigt; anschließend wird entlang den Nahträndern Benzoin aufgetragen und die Wunde mit Steri-Strips erneut verschlossen. Möglicherweise muss dieses Manöver noch 1 oder 2 Tage lang wiederholt werden. Die Flexionsübungen werden ausgesetzt, bis die Wunde 24 h lang trocken ist. Bei weiterhin persistierender Sekretion sollte meines Erachtens eine aggressivere Behandlung eingeleitet und der Patient zum leichten Débridement, zur Wundspülung und zum primären Wundverschluss erneut in den OP verbracht werden.

Um sicherzugehen, dass die vermehrte Sekretion nicht Zeichen einer tiefen Wundinfektion ist, wird das Kniegelenk an einer weiter entfernt liegenden Stelle punktiert. Die Flüssigkeit wird zur Zellzählung, Differenzialzellzählung sowie aeroben und anaeroben Kultur ins Labor geschickt. Dann wird eine orale Antibioti-

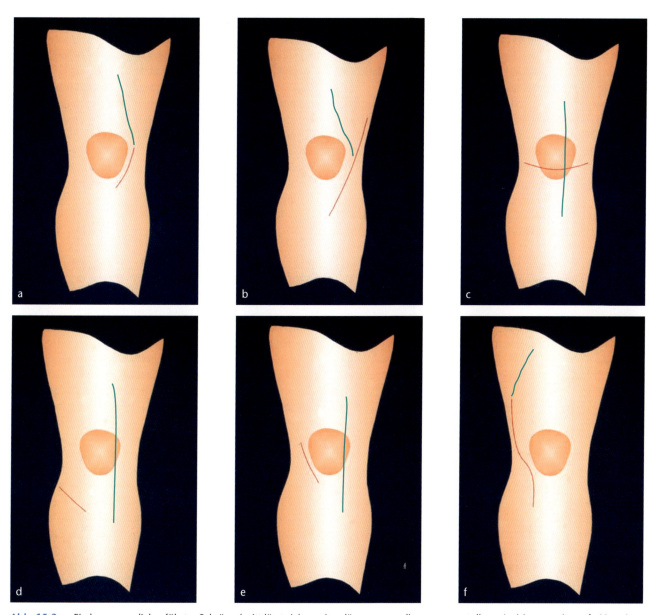

Abb. 15-3 a. Ein kurzer medial geführter Schrägschnitt lässt sich zu einer längeren medianen parapatellaren Inzision erweitern. **b.** Von einer früheren langen medialen Schräginzision wird nur die distale Hälfte verwendet. **c.** Alte Querinzisionen können in der Regel ignoriert werden. **d.** Ein früherer kurzer Schrägschnitt (Coventry-Schnitt) kann im Allgemeinen ignoriert werden. **e.** Nach einer früheren kurzen schräg geführten lateralen Arthrotomie sollte die Inzision zur Verbreiterung der Hautbrücke nach medial verlagert werden. **f.** Ein früherer langer lateraler parapatellarer Zugang muss respektiert und verwendet werden.

kaprophylaxe eingeleitet; meist verwende ich ein Cephalosporin der 2. Generation (500 mg, 4-mal/Tag). Kniewunden verschließe ich stets mit Nahtmaterial aus Nylon (s. Kap. 4). Im OP wird das Knie steril präpariert und abgedeckt. Im Drainagebereich werden zwei oder drei Nähte gelöst und Zellen der Subkutis für eine Kultur gewonnen. Die Wunde wird gründlich gespült; der Primärverschluss erfolgt durch unterbrochene vertikale Matratzennähte mit Nylonmaterial der Stärke 3-0. Bei Bedarf müssen die Epithelränder durch Entfernung von 1 oder 2 mm Gewebe aufgefrischt werden. Der Eingriff wird unter Lokalanästhesie mit 1% Lidocain durchgeführt. Die Flexionsübungen werden für 1 oder 2 Tage ausgesetzt, bis sich die Wunde sichtbar geschlossen hat.

15.4 Vorgehen bei übermäßiger Wundsekretion aus Redondrainagen

Unstimmigkeit besteht hinsichtlich der Frage, ob das Knie nach TKA drainiert werden sollte oder nicht. Ich gehöre nach wie vor zu den Befürwortern der Niedrigvakuumdrainage in den ersten 24 h nach der Operation, um die Wundschwellung gering zu halten. Die veröffentlichten Studien, deren Ergebnissen zufolge das Einlegen von Drainagen womöglich unnötig ist, stützen sich nur auf wenige hundert Fälle. Es ist meine feste Überzeugung, dass sich in 1000 oder noch mehr Fällen eine seltene Komplikation entwickelt, die durch den Verzicht auf die Wunddrainage bedingt ist, und dass die Sanierung der Wunde dann deutlich höhere Kosten verursacht, als entstanden wären, wenn alle 1000 Patienten eine Drainage erhalten hätten.

Manchmal wird berichtet, dass es bei Verwendung von Drainagen in den ersten paar Stunden nach der Operation zu einer übermäßigen Ableitung von Wundsekret kommt. Für diesen Fall habe ich einen einfachen Behandlungsalgorithmus entwickelt, der gut zu funktionieren scheint. Wir alle haben schon beobachten können, dass das Knie beim Öffnen der Blutsperre in Beugung weniger stark blutet als in Streckstellung. Ist die Sekretfördermenge zu groß, beuge ich also das Knie des Patienten für 30 min; danach nimmt die Drainagemenge normalerweise ab. Wenn diese Methode versagt oder für den Patienten zu schmerzhaft ist, klemme ich die Saugdrainage für 30 min ab. Wenn auch dies nicht ausreicht, wird der Drainageschlauch im Wechsel mehrfach abgeklemmt und wieder geöffnet. In extrem seltenen Fällen mit persistierender Wundsekretion entferne ich die Drainage und lege einen mittelstarken Druckverband an. Persistierende Blutungen können natürlich durch eine latente Blutungsstörung bedingt oder durch die Art der prophylaktischen Antikoagulation hervorgerufen sein; diese Möglichkeiten sind zu überprüfen.

15.5 Versorgung großer Hämatome

Ein großes Hämatom, das sich nach Implantation einer Knieendoprothese entwickelt, kann ausgesprochen schmerzhaft sein, die postoperative Rehabilitation behindern und, wenn es nicht sachgerecht versorgt wird, zu einer signifikanten Morbidität führen. Der Schlüssel zur erfolgreichen Auflösung eines Hämatoms ist eine störungsfreie Wundheilung ohne übermäßige Wundsekretion oder neurovaskuläre Beeinträchtigungen. Die Koagulationsparameter sollten überprüft werden, wenn Warfarin zur TVT-Prophylaxe gegeben wird und für die Gerinnungsstörung verantwortlich ist. Das häufigste Szenario ist der sehr alte, gegenüber dieser Medikation empfindliche Patient. Meinen eigenen Patienten gebe ich niedermolekulares Heparin wegen seiner hohen Wundblutungsinzidenz nur selten zur Antikoagulation.

Bei Entwicklung eines signifikanten Hämatoms sollte das Knie zumindest für die ersten 24 h immobilisiert und Eis angewendet werden. Die Wunde ist täglich zu inspizieren. Wenn die Wundheilung störungsfrei verläuft und keine neurovaskuläre Störung oder kein Kompartmentsyndrom auftritt, werden die Flexionsübungen nach einigen Tagen behutsam und langsam wieder aufgenommen. Manche dieser Patienten fallen in die seltene Kategorie derjenigen, die später eine Manipulation benötigen, die einer allzu aggressiven und zu Wundheilungsstörungen führenden frühzeitigen Physiotherapie jedoch vorzuziehen ist.

Eine Ausräumung des Hämatoms wird nur selten erforderlich. Diese Indikation besteht nur bei schwer beherrschbaren Schmerzen, Verlust der Wundintegrität, neurovaskulären Ausfällen und Vorliegen eines Kompartmentsyndroms. Die Punktion eines Wundhämatoms habe ich noch nie durchgeführt, obwohl auch diese Maßnahme einen vernünftigen konservativen Initialversuch zur Entlastung eines extrem schmerzhaften Knies darstellt. Wenn die aktive Behandlung eines Hämatoms erforderlich wird, bedeutet dies meiner Meinung nach fast immer die Rückkehr in den OP, um das Hämatom auszuräumen, die Wunde zu spülen, die Blutung wenn möglich zu stillen und einen primären Wundverschluss durchzuführen. Auch wenn ich selbst diese Form der Behandlung in meiner langjährigen Praxis noch nicht vornehmen musste, empfehle ich sie bei entsprechender Indikation. Vielleicht hat die Tatsache, dass ich postoperativ generell Drainagen in die Wunde einlege, das Auftreten dieser Komplikation miminiert.

15.6 Behandlung von Patellarsehnenausrissen

In erster Linie ist es wichtig, eine Avulsion der Patellarsehne zu verhindern. Glücklicherweise habe ich persönlich keine Erfahrungen mit dieser Komplikation machen müssen, bin aber darauf vorbereitet, eine solche bei Bedarf zu behandeln. Prophylaxe bedeutet, das Problem vorherzusehen und bei der Exposition des Gelenks zwei relevante Vorsichtsmaßnahmen zu ergreifen, und zwar erstens die frühzeitige Durchführung eines Quadrizeps-Release in Form eines umgekehrten V („quadriceps turndown") oder eines Quadriceps Snip[4,5] und zweitens das Einbringen eines glatten Stiftes ($^1/_8$ Zoll; ca. 3 mm) in die Tuberositas tibiae, um die Ausbreitung eines potenziellen Sehnenausrisses zu verhindern (s. Abb. 10-2).

Lässt sich der Ausriss der Patellarsehne so nicht verhindern, bieten sich mehrere Behandlungsoptionen an. Zum einen sollte der Operateur bei der initialen Darstellung des Gelenks an den Erhalt eines intakten medialen Kapselstreifens an der Tibia gedacht haben, der an seinem tibialen Ansatz gut verankert sein sollte. Durch eine Seit-zu-Seit-Naht der Sehne an diese intakte mediale Kapsel kann die Integrität des distalen Quadrizepsapparates wiederhergestellt werden. Die Sehnenreparatur müsste dann durch eine Verankerung an der ursprünglichen Ansatzstelle der Sehne an der Tuberositas tibiae gesichert werden. Erweist sich diese Maßnahme als nicht ausreichend, kann man in einem dritten Schritt die Semitendinosussehne unter Erhalt ihres tibialen Ansatzes entnehmen, sie auf der medialen Seite der Sehne zum unteren Patellapol hoch und dann auf der lateralen Seite wieder zur Tuberositas tibiae hinunter führen. Die rekonstruktiv versorgte Sehne sollte mindestens 4 Wochen geschont werden. Die Integrität der reparierten Sehne sollte durch Beugung des Knies gegen die Schwerkraft getestet und der Flexionsgrad, der nicht zu ihrer Überlastung führt, dokumentiert werden. Die postoperative Flexion wird dabei für volle 4 Wochen auf 10° unter dem notierten Wert limitiert. Auch wenn isometrische Quadrizepsübungen erlaubt sind, sollte der Patient während dieser Zeit bei seinen Übungen auf das Anheben des geraden Beines oder das aktive Strecken des Knies aus der Beugestellung verzichten.

Die Spätversorgung einer Patellarsehnenruptur umfasst die Rekonstruktion mittels Semitendinosussehne oder allogenem

Transplantat. Ich selbst habe die Patella/Patellarsehne/Tuberositas-Technik schon mit einigem Erfolg angewendet, bevorzuge aber die Rekonstruktion mittels Achillessehnengraft, bei der ein kleines, am Transplantat belassenes Stück vom Kalkaneus am medialen Anteil der Tuberositas fixiert und das Achillessehnengraft über Patellarsehne und Patella an die Quadrizepssehne genäht wird. Rekonstruktionen mit einem allogenen Transplantat müssen möglichst „passgenau" sein und in Streckstellung mindestens 6 Wochen lang immobilisiert werden.

15.7 Vermeidung von Verletzungen des medialen Kollateralbandes

Am verletzungsgefährdetsten ist das mediale Kollateralband während der Darstellung der proximalen medialen Kapsel, der Exzision der posterioren Hälfte des Innenmeniskus, der Resektion an den distalen und dorsalen Kondylen und der proximalen medialen Tibiaresektion.

Bei der Entwicklung der proximalen medialen Tibiamanschette ist es wichtig, die Klinge des Skalpells tangential zum Tibiaknochen zu führen. Andernfalls läuft man Gefahr, mit einer winklig angesetzten Klinge die Fasern des tiefen medialen Kollateralbandes versehentlich zu durchtrennen.

Eine zweite Gefahrenquelle stellen die abschließenden Schritte der medialen Meniskektomie dar (▶ Abb. 15-4). Wenn nämlich das mediale Meniskusdrittel gefasst und nach lateral in den Gelenkraum gezogen wird, um die Meniskektomie zu komplettieren, kann dabei das mediale Kollateralband mitgezogen werden. Wenn der Operateur den Übergang zwischen Meniskusrand und Kollateralband nicht sorgfältig identifiziert, kann ein Tangentialriss entstehen.

Ein dritter kritischer Zeitpunkt ist die Präparation des Femurs, insbesondere die Durchführung der Resektionen an der Kondylenrückseite. Manchmal unterschätzt der Operateur, um wie viel ein rotierendes Sägeblatt von der geplanten Schnittführung abweichen oder dass die Säge nach medial abrutschen kann, wenn sie auf sklerotischen Knochen trifft. Einen Schutz kann ein mindestens 1,5 cm breiter Retraktor bieten, der genau in Höhe der dorsalen Femurresektion positioniert wird (▶ Abb. 15-5). Ein Assistent, der den Retraktor hält, kann dem Operateur mitteilen, wann er die Vibrationen des Sägeblatts am Retraktor spürt.

Eine letzte kritische Situation stellt die proximale Tibiaresektion auf der medialen Seite dar. Das mediale Plateau ist bei einem Varusknie immer sklerotisch, und oftmals rutscht das Sägeblatt von diesem harten Knochen ab. Genau wie bei der Zurichtung des Femurs sollte zum Schutz des Ligaments in Höhe der Tibiaresektionsfläche auch hier ein Langenbeck-Haken platziert werden (▶ Abb. 15-6).

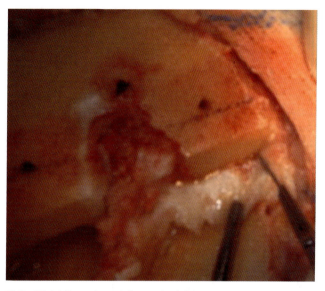

Abb. 15-4 Wenn das mittlere Drittel des Innenmeniskus exzidiert wird, kann es zur Verletzung des medialen Kollateralbandes kommen.

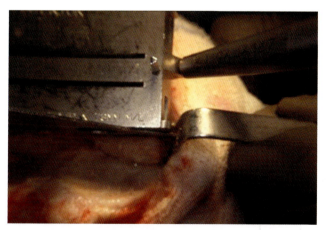

Abb. 15-5 Wenn die Resektion des dorsalen Femurkondylus mit einer Säge erfolgt, sollte das mediale Kollateralband durch einen Langenbeck-Haken geschützt werden.

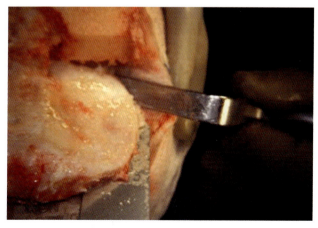

Abb. 15-6 Das mediale Kollateralband sollte auch während der Resektion des medialen Tibiaplateaus geschützt werden.

15.8 Versorgung von Verletzungen des medialen Kollateralbandes

Im Idealfall wird die Verletzung vor der Durchführung der Knochenresektionen entdeckt. In diesem Fall sollten die Schnitte sehr sparsam ausgeführt werden, damit die Spannung der intakt gebliebenen Teile des Ligaments durch ein dickeres Inlay hergestellt werden kann. Auch der Valguswinkel sollte verringert werden, um die Beinachse insgesamt in anatomischer Valgusstellung von ≤ 3° auszurichten und dadurch die Belastung auf dem verbliebenen medialen Kollateralband bzw. auf dem operativ versorgten Band zu minimieren. Die Primärversorgung der (wenn möglich anatomisch) geschnittenen Sehnenenden erfolgt nach der von Krackow empfohlenen Technik.[6] Das hintere Kreuzband wird wegen seiner medial stabilisierenden Kräfte möglichst geschont. Die Reparatur sollte bei einliegendem Tibia-Probeinlay vorgenommen werden, das 2 mm dünner sein sollte als das endgültige Implantat. Postoperativ wird die Sehnenreparatur 6 Wochen lang durch eine stabilisierende Orthese geschützt. Neben Beweglichkeitsübungen sind auch Übungen zur Stärkung des Quadrizepsapparates erlaubt. Bei sehr alten Patienten (und ganz bestimmt bei den über 80-Jährigen) würde ich die Implantation einer gekoppelten Total-Condylar-III-Prothese erwägen, um die Sehne intern zu armieren und sie dauerhaft zu schützen.

15.9 Impingement der Popliteussehne: Vermeidung und Lösung

Zu einer Einklemmung der Popliteussehne kann es kommen, wenn die Sehne über einem verbliebenen lateralen Osteophyten oder einem prominenten metallenen dorsalen Femurkondylus subluxiert (▶ Abb. 15-7).[7]
Die Subluxation ereignet sich gewöhnlich zwischen 40 und 90° Flexion und ist intraoperativ möglicherweise nicht zu erkennen, wenn nicht bei verschlossener Kapsel ein entsprechender Test durchgeführt wird. Das liegt daran, dass die Tibia durch die Eversion des Quadrizepsapparates in Flexion künstlich außenrotiert und eine Einklemmung dadurch vermieden wird. Sie manifestiert sich mit einem hör- und sichtbaren metallischen Klicken während der passiven Beugung des Knies, dessen Ursache möglicherweise nicht unmittelbar feststellbar ist. Die Diagnose kann durch Palpation der Ansatzstelle der Popliteussehne am Femur in Flexion und Tasten der Subluxation gestellt werden. Das Problem wird durch ein Release der Popliteussehne von ihrer femoralen Ansatzstelle behoben. Tritt das Problem erst in der postoperativen Phase zu Tage, bietet sich ein arthroskopisches Release der Sehne an.
Um das Popliteussyndrom von vornherein zu vermeiden, sind zwei Maßnahmen denkbar. Zum einen können störende Osteophyten oder von der Prothese nicht überdeckter lateraler Knochen nach der Femurresektion mit einem geraden Meißel abgetragen werden (s. Kap. 4). Zum anderen sollte man keine hinsichtlich ihrer mediolateralen Dimension zu große Femurkomponente verwenden. Dieses Problem kommt eher bei Frauen vor, da das weibliche Femur in der mediolateralen (M/L-)Abmessung im Verhältnis zu seiner anteroposterioren (A/P-)Dimension eher größer ist als das männliche Femur (▶ Abb. 15-8 und 15-9).[8] Gelegentlich kann dies dazu führen, dass die korrekt dimensionierte A/P-Abmessung in der mediolateralen Dimension zu breit ist, sodass eine kleinere Femurkomponente gewählt werden muss (siehe unten).

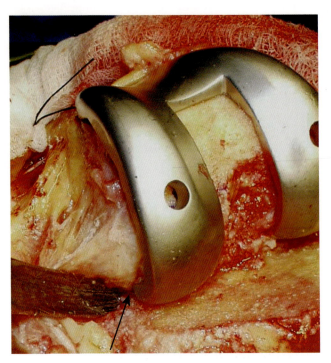

Abb. 15-7 Die Popliteussehne kann an einer überstehenden dorsalen Metallkondyle der Femurkomponente eingeklemmt werden.

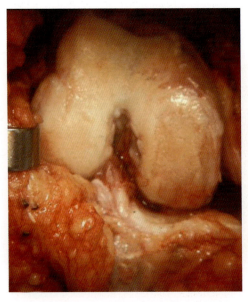

Abb. 15-8 Das weibliche Femur ist eher höher als breit.

Wahl der richtigen Femurgröße 15.10

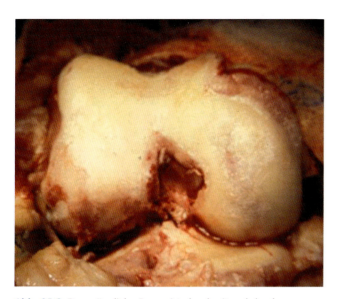

Abb. 15-9 Das männliche Femur ist eher breiter als hoch.

Und noch ein abschließendes Wort zur Popliteussehne: Zuweilen reseziere ich diese Sehne, wenn sie groß und im posterioren Anteil des lateralen Kompartiments subluxiert ist. Gewöhnlich reicht eine tangentiale anstelle einer kompletten Resektion aus, um die Sehne zu reduzieren und damit die Gefahr eines Impingements zu bannen (▶ Abb. 15-10).

15.10 Wahl der richtigen Femurgröße

Femurkomponenten sind in unterschiedlichen Größen und Formen erhältlich, da zwischen der männlichen und der weiblichen Anatomie intrinsische Unterschiede bestehen. Ferner habe ich die Erfahrung gemacht, dass das Femur bei Asiaten in seiner M/L-Abmessung im Verhältnis zur A/P-Dimension meist größer ist. Wenn man sich zwischen zwei Größen entscheiden muss, sollte man die kleinere Größe wählen, um eine „Überfüllung" des Gelenkraums zu vermeiden. Eine mit der ventralen Kortikalis nicht bündig abschließende Trochleawange mindert die Exkursion des Quadrizepsapparates. Dasselbe gilt auch für Metallkondylen, die auf einer der Seiten über den Knochen stehen und Kapselbeschwerden verursachen können.

Grundsätzlich hat der Operateur bei der Entscheidung zwischen zwei Femurgrößen zwei Optionen. Zum einen kann er die Größe der Femurkomponente mit anteriorer Referenz bestimmen. Dabei geht er bei seiner Messung von der ventralen Kortikalis aus und nimmt dabei in Kauf, dass er an der Kondylenrückseite mehr Knochen abtragen muss als anatomisch erforderlich.

Eine effektive Möglichkeit zur Verkleinerung der Femurkomponente durch anteriore Referenzierung ist, die Bohrlöcher für die A/P-Resektionslehre der größeren Größe zu identifizieren und dann aber den Schnittblock der kleineren Größe auf diese Bohrlöcher aufzusetzen. Im Prinzip können die A/P-Schnitte bei den meisten Prothesensystemen so um eine halbe Größe verändert werden; der Unterschied zwischen zwei Größen beträgt bei der Mehrzahl der Modelle in der A/P-Dimension 4–5 mm. Die Veränderung um eine halbe Größe erfordert damit eine zusätzliche Resektion von ca. 2 mm beim anterioren Schnitt und 2 mm mehr bei der anatomischen dorsalen Kondylenresektion.

Die wichtigste Konsequenz aus der anterioren Referenzierung ist wohl die vermehrte Resektion an der Rückseite der Kondylen, die in einem weiteren Beugespalt resultiert. Um die Flexionsstabilität wiederherzustellen, bedarf es eines dickeren Polyethylen-Inlays. Das dickere Polyethylen-Inlay wiederum verlangt distal einen erhöhten Knochenabtrag, um die volle passive Streckung zu gewährleisten. Im Endeffekt wird die Gelenklinie dadurch sowohl in Beuge- als auch in Streckstellung um ca. 2 mm angehoben. Dies hat einen geringfügigen Einfluss auf die Kinematik des Kniegelenks, da die Elevation der Gelenklinie eine gewisse Instabilität in mittlerer Beugestellung nach sich zieht. Meist ist ein Unterschied von 2 mm klinisch aber nicht relevant.

Eine zweite Option bei der Entscheidung zwischen zwei Größen besteht darin, den distalen Femurschnitt in leichter Flexion auszuführen. Bei den meisten Systemen weicht die Trochleawange

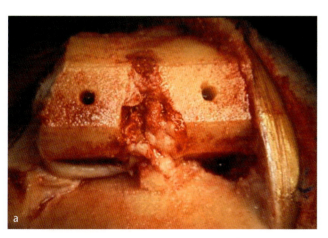 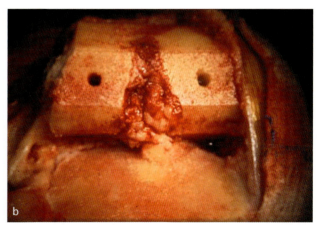

Abb. 15-10 a. Diese Popliteussehne ist sehr dick und prominent und könnte im lateralen Gelenkraum einklemmen. b. Eine Tangentialresektion der Popliteussehne beugt einem potenziellen Impingement vor.

bereits um ca. 3° von der Neutralstellung der dorsalen Kondylen ab. Erhöht man den Flexionsgrad des distalen Schnitts um weitere 3°, beträgt die Abweichung 6°. Dadurch kann eine kleinere Femurkomponente eingesetzt werden, ohne dass dies die Gelenklinie und den Knochenabtrag an der Kondylenrückseite beeinflusst.

Eine so ausgerichtete Trochlea vermeidet die ansonsten mögliche Einkerbung der ventralen Kortikalis. Ich verwende eine spezielle Resektionslehre für die distalen Kondylenschnitte, die auf die Bohrlöcher für die reguläre Sägelehre passt und mir diese Option gestattet (▶ Abb. 15-11).

Die Ausführung des Femurschnitts in leichter Flexion hat keine unerwünschten Konsequenzen, es sei denn, dass die artikulierenden Flächen von Femur und Tibia keine Hyperextension gestatten, ohne gleichzeitig ein Impingement oder den Verlust des Metall-Kunststoff-Kontakts zu verursachen. Die meisten HKB-erhaltenden Systeme erlauben eine mehr als ausreichende Hyperextension des Gelenks (▶ Abb. 15-12); bei dem von mir verwendeten System sind es mindestens 30°. HKB-substituierende Designs mit einem stabilisierenden Zapfen dagegen tolerieren weniger Hyperextension zwischen den artikulierenden Gelenkflächen. Manche Prothesendesigns sehen gar keine Hyperextension vor, während andere bis zu 10 oder 12° zulassen. Der Operateur sollte diesen Wert bei dem von ihm benutzten System kennen. Wenn die Endoprothese beispielsweise nur 5° Hyperextension gestattet, bevor es zu einer Einklemmung am Zapfen kommt, ist die Kombination von 3° Femurflexion und einem dorsalen Slope der Tibia von 5° nicht möglich. Die Folgen wären Schäden durch die Einklemmung des Zapfens sowie ein verstärkter Abrieb an Zapfen und Inlay-Rückseite (s. Kap. 2).

Zusammenfassung

Während der Implantation einer Knie-Totalendoprothese und in der unmittelbar postoperativen Phase können zahlreiche Komplikationen auftreten, von denen die häufigsten in diesem Kapitel vorgestellt wurden.

Literatur

1. Keblish PA: The lateral approach for total knee arthroplasty. J Knee Surg 2003; 16: 62–68.
2. Manifold SG, Cushner FD, Craig-Scott S, Scott WN: Long-term results of total knee arthroplasty after the use of soft tissue expanders. Clin Orthop 2000; 380: 133–139.
3. Wetzner SM, Bezreh JS, Scott RD, et al.: Bone scanning in the assessment of patellar viability following knee replacement. Clin Orthop 1985; 199: 215–219.
4. Garvin KL, Scuderi G, Insall JN: Evolution of the quadriceps snip. Clin Orthop 1995; 321: 131–137.
5. Scott RD, Siliski JM: The use of a modified V-Y quadricepsplasty during total knee replacement to gain exposure and improve flexion in the ankylosed knee. Orthopedics 1986; 8: 45–48.
6. Krackow KA, Thomas SC, Jones LC: Ligament-tendon fixation: analysis of a new stitch and comparison with standard techniques. Orthopedics 1988; 11: 909–917.
7. Barnes CL, Scott RD: Popliteus tendon dysfunction following total knee arthroplasty. J Arthroplasty 1995; 10: 543–545.
8. Chin KR, Dalury DF, Zurakowski D, Scott RD: Intraoperative measurements of male and female distal femurs during primary total knee arthroplasty. J Knee Surg 2002; 15: 213–217.

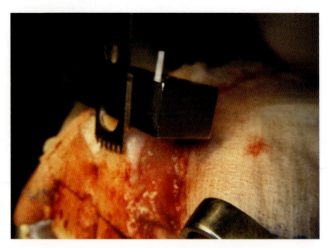

Abb. 15-11 Mit einer speziellen Sägelehre für die Nachresektion am distalen Femur kann die Resektion mit einigen Grad Flexion ausgeführt werden.

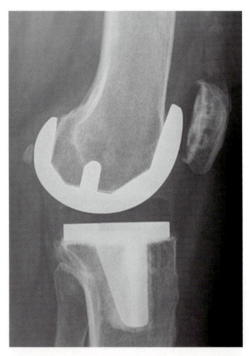

Abb. 15-12 Wenn das Femur in Flexion reseziert wird, müssen die artikulierenden Flächen der Prothesen ohne ernstere Folgen überstreckt werden können.

16
Revisionseingriffe nach TKA

Die spezifische Inzidenz von und die Gründe für Revisionseingriffe nach totaler Kniegelenkarthroplastik (TKA) ändern sich mit der Zeit. In den Anfangsjahren der Scharnier- und Schlittenprothesen wurden Reoperationen am häufigsten wegen Prothesenlockerung, Knieinstabilität und Sepsis erforderlich. Vor 15–20 Jahren waren dann patellofemorale Komplikationen für bis zu 50% der Revisionseingriffe verantwortlich.[1] Mit verbesserten Prothesendesigns und besseren Operationstechniken wurden Reoperationen allerdings seltener. Heutzutage ist der Polyethylenabrieb die führende Revisionsursache, während Prothesenlockerung, Instabilität und patellofemorale Probleme selten geworden sind.

In diesem Kapitel wollen wir uns mit der Inzidenz und den Ursachen für Reoperationen bei 2000 konsekutiven kreuzbanderhaltenden primären Knie-Totalendoprothesen (TEP) befassen, die im Mittel 11 Jahre nachbeobachtet wurden. Einige Ursachen sind offensichtlich prothesenspezifischer Natur. Dessen ungeachtet kann ich aufgrund meines Erfahrungsschatzes einen Überblick über die Komplikationen geben, mit denen man in der Kniegelenkarthroplastik heutzutage am ehesten rechnen muss.

16.1 Lockerung der Femurkomponente

Als wir die ersten Erfahrungen mit der endoprothetischen Versorgung dieser 2000 konsekutiven Kniegelenke machten, erfreute sich die Hybridfixation großer Beliebtheit.[2] 786 Femurkomponenten wurden zementfrei implantiert, während man 1214 zementiert einbrachte. Bei den zementfrei verankerten Komponenten kam es nur in einem Fall zu einer klinischen Lockerung. Die betroffene Patientin hatte ein dysplastisches Femur mit einer zusätzlichen Valgusstellung der Tibia von 5°, die auf ihren Röntgenteilaufnahmen nicht sichtbar war (▶ Abb. 16-1a).
Die mechanische Beinachse der Patientin wies also eine um 5° stärkere Valgusabweichung auf, als in der Teilaufnahme zu erkennen war. Im Laufe von 4 Jahren kam es zu einer Lockerung und einem Einsinken der Femurkomponente in Valgusstellung. Die Patientin benötigte einen Revisionseingriff, bei dem eine Femurkomponente mit längerem Stiel in 5° Varus implantiert wurde, um die metaphysäre Fehlstellung auszugleichen (▶ Abb. 16-1b). Ironischerweise war das kontralaterale Knie dieser Patientin in unserer Untersuchungsserie einer der beiden Fälle, in denen sich die zementierten Komponenten gelockert hatten; hier wurde dieselbe Behandlung durch eine Femurkomponente mit langem Stiel in Varusposition erforderlich. Die zementfrei implantierte Femurkomponente versagte nach 4 Jahren, die zementierte dagegen lockerte sich nach 15 Jahren. Dieser Zeitunterschied reflektiert womöglich die Wahrscheinlichkeit, dass eine zementierte Femurkomponente auf unerwünschte Krafteinwirkungen auf die Verankerungszone toleranter reagiert als eine zementfrei verankerte Komponente.

16.2 Bruch der Femurkomponente

Eine interessante Komplikation, die in der frühen Serie zementfreier Femurkomponenten zu beobachten war, ist das Auftreten einer Stressfraktur der Metallkondylen. Auch wenn es sich dabei um eine gewissermaßen prothesenspezifische Komplikation handelte, wurden auch für andere Modelle Frakturen mitgeteilt.[3] Unter den 786 zementfreien porös beschichteten Komponenten waren 7 solcher Fälle zu finden. Bis auf einen traten alle bei aktiven Männern mit einem Körpergewicht zwischen 90 und 140 kg auf und betrafen die größeren Prothesengrößen. Alle Frakturen traten in ansonsten gut verankerten Komponenten am Übergang zwischen der distalen medialen Kondyle und der posterioren medialen Schrägfläche auf (▶ Abb. 16-2). Eine Ausnahme stellte eine Patientin mit einer Fraktur an der anterioren medialen Schrägfläche dar. Alle Patienten stellten sich mit einem beschleunigten medialen Polyethylenverschleiß vor, der durch den Abrieb an der rauen Kante der Bruchlinie bedingt war. Die Fraktur war präoperativ in den meisten Fällen übersehen worden und retrospektiv nur auf einigen seitlichen Röntgenaufnahmen sichtbar.

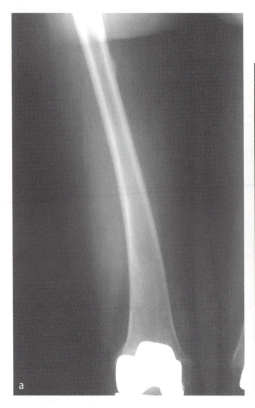
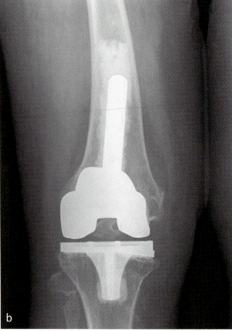

Abb. 16-1 a. Femurschaft mit signifikanter Valguskrümmung der Metaphyse, die auf den Standard-Röntgenaufnahmen nicht zu sehen ist. Durch Einsinken des Implantats unter Verstärkung der Valgusfehlstellung kam es zum Versagen der Femurkomponente. **b.** Durch Verwendung eines Stiels mit 5° Varus zum Ausgleich der 10°-Valgusfehlstellung des Femurschaftes konnte das Implantat beim Revisionseingriff erhalten werden.

Die Untersuchung aller sieben explantierten Komponenten ergab, dass die Stressfraktur von der porösen Oberfläche auf der Innenseite der Komponente ausging. Das würde bedeuten, dass die zum Bruch führende Kraft auf eine bei Belastung des Knochens auftretende Ausdehnung der dorsalen Kondyle von der Trochlea weg zurückzuführen war. Im Gegensatz dazu kann es zu einer Kompression der dorsalen Kondyle kommen, die bei der Lockerung der Femurkomponente eine Rolle spielt, wenn der

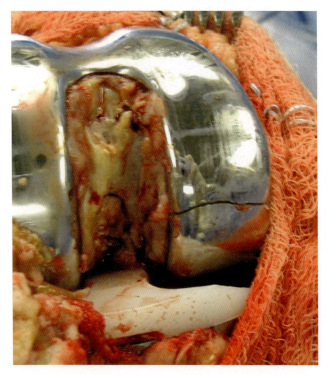
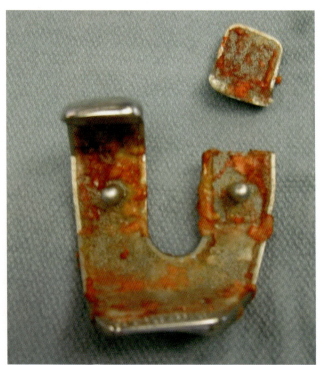

Abb. 16-2 Bruch der Femurkomponente.

Patient eine Treppe hochsteigt oder von einem Stuhl aufsteht.[4] Bei den zementierten Komponenten traten keine Frakturen auf. Nachdem die in dieser Serie verwendeten Femurkomponenten modifiziert und an den Schrägflächen verstärkt worden waren, traten keine Brüche mehr auf.

16.3 Lockerung der Tibiakomponente

Auch die Lockerung der Tibiakomponente war (in der Gruppe der zementierten Komponenten) ein seltenes Ereignis. Von den 2000 konsekutiven Knieendoprothesen wurden nur 38 Tibiakomponenten (ca. 2 % der Patienten) zementfrei implantiert und in keinem Fall mit zusätzlichen Schrauben fixiert. Bei diesen 38 Knieprothesen kam es in drei Fällen zu einer Lockerung (Inzidenz 8 %). 87 Kniegelenke wurden nach dem sog. Hybridverfahren implantiert. Bei diesen Knien wurde das Plateau zementiert, nicht aber der Tibiakiel. Zu einer Lockerung kam es in einem dieser 87 Knie. Anfangs übte die Hybridtechnik zur Verankerung der Tibiakomponente als knochensparendes Verfahren einen gewissen Reiz aus. Bei 1875 vollzementierten Tibiaplateaus kam es nur in einem Fall zu einer Lockerung, und mehrere Studien mit Langzeitnachbeobachtung haben für die „Hybrid"-Komponenten eine erhöhte Inzidenz von Aufhellungslinien *(radiolucent lines)* oder Lockerungen nachgewiesen.[5] Mittlerweile verankern die meisten Operateure alle Tibiakomponenten vollständig in Zementtechnik.

Die Befürworter des zementlosen Verfahrens bevorzugen die Tibiaverankerung mit zusätzlicher Schraubenfixation und haben damit Erfolg. Langfristig gesehen gibt diese Methode allerdings wegen der potenziellen Schraubenmigration Anlass zu Bedenken, da über einen längeren Zeitraum normalerweise ein Einsinken des Tibiaplateaus zu beobachten ist. Eine solche Migration würde dazu führen, dass gut verankerte Schrauben die Unterseite des Polyethylen-Inlays allmählich penetrieren; durch die Schraubenlöcher im Plateau könnten Abriebpartikel in den Knochen übertreten und nachfolgend zur Osteolyse führen. Für beide Komplikationen sind in der Literatur Beispiele beschrieben.[6]

16.4 Metallverstärkung der Patellakomponente

Als man Ende der 1970er und Anfang der 1980er Jahre dazu überging, die Tibiakomponente auf der Unterseite durch eine metallene Plattform zu verstärken, führten ähnliche Überlegungen auch zur Metallverstärkung der Patellakomponente. Diese Metallunterlegung sollte das Polyethylen-Inlay verstärken und die auf die Verankerungsfläche einwirkenden Punktbelastungen verringern. Ferner ermöglichte dies auch die Verwendung poröser Oberflächen zum besseren Einwachsen des Knochens, was wiederum die zementfreie Verankerung ermöglichte. Mitte der 1980er Jahre erschienen Mitteilungen über ein Versagen der metallverstärkten Patellakomponenten, die bei den frühen Modellen auf einen beschleunigten Polyethylenabrieb zurückzuführen waren.[7] Rückblickend musste eingeräumt werden, dass die Metallverstärkung die Dicke der Polyethylenscheibe so stark verringerte, dass es bei asymmetrischer Patellaführung – üblicherweise bei lateraler Verkippung – zu einem beschleunigten Abrieb kam. In dieser Untersuchungsserie kam es in 7 von 87 Fällen, in denen eine metallverstärkte Patellakomponente implantiert worden war, zu einem Versagen infolge von Verschleiß. Die meisten Operateure verzichten heute daher auf metallverstärkte Patellakomponenten, außer bei den Modellen mit beweglichem Gleitlager, für die keine so hohe Versagerrate berichtet wurde.[8]

16.5 Voll-Polyethylen-Patellakomponenten

Seit Mitte der 1980er Jahre gelten die vollständig aus Polyethylen bestehenden Patellakomponenten („All-Poly-Patellae") mit 3 Verankerungszapfen als State-of-the-art. Von den 1723 All-Poly-Patellakomponenten in dieser Serie musste keine wegen Verschleiß oder Patellainstabilität ausgetauscht werden. Drei traumatische Frakturen waren zu verzeichnen, die jedoch alle konservativ behandelt wurden und nicht operationspflichtig waren.

Eine geringe Anzahl von Ausrissfrakturen wurde beobachtet, in die im Allgemeinen einige Millimeter des oberen Patellapols einbezogen waren (▶ Abb. 16-3). Meistens handelte es sich dabei aber um Zufallsbefunde bei der routinemäßigen Nachuntersuchung. Gelegentlich traten während etwa 6 Wochen Symptome auf; in dieser Zeit wurde den Patienten geraten, starke Belastungen des

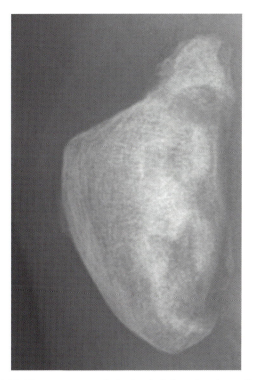

Abb. 16-3 Eine asymptomatische Ausrissfraktur des oberen Patellapols.

patellofemoralen Gelenks zu vermeiden (z. B. Treppaufgehen und Aufstehen aus dem Sitzen ohne Armunterstützung).
Insgesamt wurden vier Reoperationen wegen patellarer Komplikationen durchgeführt. Anlass war in drei Fällen der Verschleiß der drei Verankerungszapfen eines frühen Prothesenmodells. Die Komplikation wurde durch Verstärkung des Übergangs zwischen Zapfen und Patellakomponente beseitigt. Als Komplikationsursache spielten aber auch abnorme Scherkräfte infolge einer Dysbalance des Quadrizepsapparates eine Rolle. Aufgrund der Konformität der Gelenkflächen würde die Patella in der Trochlearinne gehalten werden, während die Dysbalance der Weichteilstrukturen eine Lateralisierung der Patella nach sich ziehen würde.
Anlass für den vierten Revisionseingriff bei einer zementiert verankerten All-Poly-Patella mit drei Zapfen war der seltene Fall einer Patellalockerung. Bei diesem Patienten war ein laterales Retinakulum-Release durchgeführt worden, und die Untersuchung der knöchernen Patella bei der Reoperation ließ Zeichen einer Osteonekrose erkennen, die möglicherweise zur Lockerung der Patella beigetragen hatte.

16.6 Verzicht auf den Ersatz der Patellarückfläche

Bei 2000 konsekutiven primären TKA war die Patellarückfläche in 175 Fällen nicht ersetzt worden. In dieser Untersuchungsreihe bestanden spezifische Indikationen für den Verzicht auf den Patellarückflächenersatz.[9, 10] Nach einer mittleren Nachbeobachtung von 15 Jahren wurde bei vier der so versorgten Patienten 1, 5, 10 bzw. 12 Jahre nach der Erstarthroplastik ein sekundärer Oberflächenersatz notwendig. Nur bei zwei der vier Patienten ließ sich nach dem Eingriff eine vollständige Schmerzlinderung erzielen, was die Tatsache unterstreicht, dass auch die nicht ersetzte Patellarückfläche einen Revisionseingriff nach sich ziehen kann, auch wenn sie selbst nicht die Ursache der Dauerbeschwerden ist.
Da bei zementiert verankerten All-Poly-Patellae mit drei Zapfen Komplikationen des Rückflächenersatzes so selten sind, kommt für die meisten Operateure der Verzicht auf den Patellarückflächenersatz mittlerweile nur noch bei jungen, aktiven, männlichen Arthrosepatienten, die spezifische Auswahlkriterien erfüllen, und nur nach einem ausführlichen Gespräch über die Vor- und Nachteile eines solchen Vorgehens in Betracht. Allerdings gibt es auch hier regionale und individuelle Ausnahmefälle, in denen generell auf den Patellarückflächenersatz verzichtet wird.

16.7 Verschleiß des Polyethylen-Inlays

Polyethylenabrieb ist mittlerweile der häufigste Grund für eine Wechseloperation nach TKA. In dieser Serie von 2000 konsekutiven Knien mit einer mittleren Nachbeobachtung von 11 Jahren haben Verschleißkomplikationen bei 47 Knien eine Reoperation erforderlich gemacht. Das ergibt nach 11 Jahren eine Inzidenz von 2,3 % oder etwas über 0,2 % pro Nachbeobachtungsjahr. 29 der Implantate zeigten Verschleißerscheinungen mit Synovialitis und Osteolyse. Bei 11 Patienten ging der Implantatverschleiß mit einer Synovialitis allein einher. In 7 Fällen verlief der Implantatverschleiß symptomlos; er wurde bei routinemäßigen Kontrolluntersuchungen nachgewiesen und das Implantat innerhalb eines Jahres nach der Diagnose elektiv ausgetauscht. In zwei Fällen wurde eine Restvarusstellung mit einem individuell angefertigten schrägen Gleitlager korrigiert, um die Achsausrichtung zu modifizieren. Bei dem einen Gleitlager betrug der Winkel 3°, beim anderen 5° (▶ Abb. 16-4).
Osteolysen waren in den während der 1980er Jahre implantierten Knieprothesen extrem selten zu beobachten. Ihre Inzidenz begann in den frühen 1990er Jahren langsam zu steigen, erlebte 1995 einen Gipfel und nahm dann wieder ab. Die Gründe dafür sind unklar. Höchstwahrscheinlich sind mehrere Faktoren verantwortlich, darunter eine stärkere Oberflächenkongruenz, Oxidation infolge von γ-Bestrahlung an Luft, Veränderung der Polyethylenharze u. a.

16.8 Verschiedene Gründe für einen Revisionseingriff

Rezidivierender Hämarthros

Rezidivierende Hämarthrosen gehören zu den ungewöhnlichen Komplikationen. In 4 Fällen von insgesamt 2000 Knien wurde deshalb eine offene Synovektomie erforderlich. Zusätzlich traten verschiedentlich akute Spätblutungen auf, die allerdings keinen operativen Eingriff erforderten.[11]

Rezidivierende rheumatoide Synovialitis

Auch bei der rezidivierenden rheumatoiden Synovialitis handelt es sich um eine seltene Komplikation; dokumentiert sind 4 Fälle nach TKA mit Patellarückflächenersatz. In diesen 4 Fällen musste eine Infektion ausgeschlossen werden, da ihre klinischen Symptome dem Bild einer hämatogenen Infektion häufig ähneln. Die medikamentöse Behandlung eines rheumatischen Schubs kann die Synovialitis lindern. Gelegentlich ist auch eine Steroidinjektion angemessen. In einigen wenigen Fällen kann eine offene Synovektomie erforderlich werden, die bei den 3 Patienten, bei denen sie durchgeführt wurde, zur Heilung führte.

Einsteifung des Gelenks und Indikation zum arthroskopischen Release

Dieser spezifische Reoperationsbedarf entspringt dem Wunsch, das postoperative Bewegungsausmaß in einer ausgewählten Gruppe von Patienten zu verbessern, bei denen der Zeitpunkt, zu dem eine geschlossene Manipulation noch wirksam gewesen wäre, verpasst wurde. In unserem Untersuchungskollektiv von 2000 Knien fanden sich 5 solcher Fälle. Bei 4 der 5 Patienten konnte durch diese Maßnahme eine ausreichende Flexion bzw.

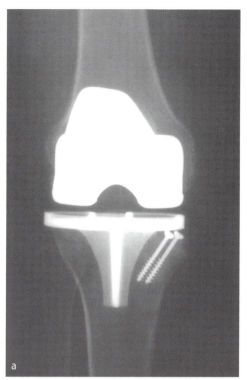
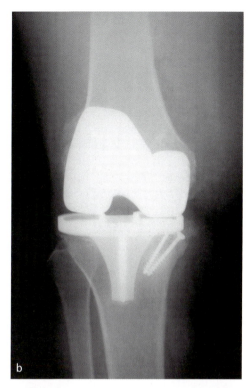
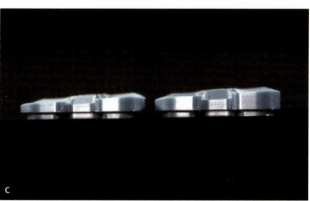
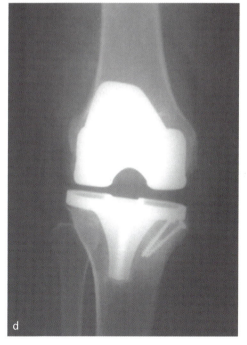

Abb. 16-4 a. Postoperative Korrektur einer schweren Varusdeformität mit zementfrei verankerter Tibiakomponente und allogenem Knochenblock zur Rekonstruktion eines Defekts am medialen Tibiaplateau. b. Asymptomatischer Polyethylenabrieb 8 Jahre nach der Primäroperation mit Einsinken der Tibiakomponente in Varusstellung. c. Schräge Probegleitlager mit einem Winkel von 5°. d. Postoperative Korrektur durch Austausch des konventionellen gegen ein schräges Tibia-Inlay.

Extension erzielt und erhalten werden, sodass sie diesen Eingriff als Erfolg werteten.

Instabilität nach TKA

Bei 6 Knien wurde infolge einer spät einsetzenden Knieinstabilität ein chirurgischer Eingriff erforderlich. Drei Fälle waren mit einem Trauma assoziiert, und 3 entwickelten sich über viele Monate schleichend. Bei den 3 Traumafällen handelte es sich um Stürze. Zwei der Patienten befanden sich im Zustand nach Patellektomie mit persistierender Quadrizepsschwäche und Episoden von Gangunsicherheit durch „*Giving way*"-Phänomene. Die dritte Patientin wies eine durch Syringomyelie bedingte Muskelschwäche und Dysbalance auf. Alle 3 Fälle wurden mit dickeren Inlays behandelt. Bei der Patientin mit Syringomyelie kam es zu einer Progredienz der neurologischen Ausfälle und zu wiederholten Stürzen; am Ende war sie auf einen Rollstuhl angewiesen. Die beiden patellektomierten Knie wurden durch dickere Inlays stabilisiert; in einem Fall wurde allerdings ein Austausch der Femurkomponente gegen eine posterior stabilisierte Prothese erforderlich.

Bei den 3 atraumatischen Fällen handelte es sich um präoperative Varusknie, die aufgrund einer Seitenbandinstabilität wieder in Varusstellung gerieten. In allen 3 Knien war hinsichtlich der mechanischen Achse eine leichte Unterkorrektur erfolgt; und sehr wahrscheinlich war eine gewisse Instabilität des Seitenbandapparates verblieben, die sich in Verbindung mit dem Varusrezidiv weiter verschlechterte. Behandelt wurden diese Fälle mit dickeren Inlays und einem medialen Release zur Verbesserung der Bandstabilität (▶ Abb. 16-5).

Ganglionzysten

Zwei Patienten benötigten eine Reoperation zur Exzision einer vom tibiofibularen Gelenk ausgehenden Ganglionzyste.[12] Keine der beiden Zysten schien direkt mit dem Kniegelenk zu kommunizieren. Eine der Zysten führte temporär zu einer symptomatischen Kompression des N. peronaeus. Die Ursache der Zysten wurde durch Injektion von Methylenblau in die Masse und Rückverfolgung des Farbstoffs in das tibiofibulare Gelenk identifiziert. Zur Exzision wurde eine Knochenzange verwendet; in keinem Fall war es nach 4 bzw. 8 Jahren zu einem Rezidiv gekommen. Bei einem dritten Patienten wurde die Exzision einer Poplitealzyste unter Beteiligung der Bursa semimembranosa erforderlich.

Zusammenfassung

Tabelle 16-1 enthält alle Operationen, die im Zusammenhang mit diesen 2000 konsekutiven Knien durchgeführt wurden (mittlere Nachbeobachtung: 11 Jahre; Bereich 3–19 Jahre). Zu diesem Zeitpunkt waren 116 Revisionen mit einer Inzidenz von 5,8% nach einem mittleren Beobachtungszeitraum von 11 Jahren bzw. von ca. 0,5% pro Jahr dokumentiert worden. Häufigste Ursache der Revisionseingriffe war mit 47 Reoperationen die Abnutzung des Implantats (2,3% nach 11 Jahren), die für insgesamt 40% der Eingriffe verantwortlich war. Die zweithäufigste Ursache waren hämatogene Infektionen; insgesamt wurden 16 Fälle erfasst, die von entfernten Foci ausgingen. Frühe Primärinfektionen kamen in dieser Untersuchungsserie nicht vor. Andere Gründe für eine Reoperation waren mit absteigender Häufigkeit: Verschleiß der metallverstärkten Patellakomponente und Bruch der Femurkomponente (7 Fälle); Steifheit, die eine arthroskopische Manipulation erforderlich machte (5 Fälle); rezidivierender Hämarthros, rezidivierende rheumatoide Synovialitis und Schmerzhaftigkeit einer nicht ersetzten Patella (je 4 Fälle) sowie Lockerung der zementfrei verankerten Tibiakomponente, Abnutzung der Verankerungszapfen der Patellakomponente, traumatische Instabilität, atraumatische Seitenbandinstabilität und Ganglionzyste (je 3 Fälle). In 2 Fällen kam es zur Lockerung einer zementierten und in einem Fall zur Lockerung einer zementfrei verankerten Femurkomponente; ferner waren eine lockere zementierte und eine lockere halbzementierte (Hybridmodell) Tibiakomponente, eine traumatische Tibiafraktur mit Beteiligung der Tibiakomponente und ein Fall von Patellalockerung in Verbindung mit Osteonekrose aufgetreten.

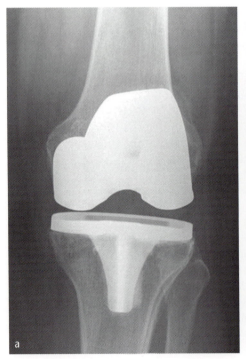
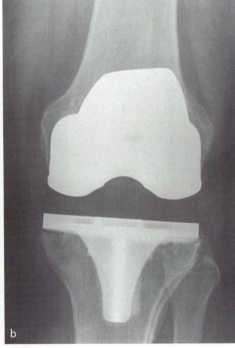

Abb. 16-5 a. Varusrezidiv mit sekundärer lateraler Instabilität. **b.** Eine Stabilisierung wurde durch ein dickeres Inlay und ein mediales Release zur Balancierung der laxen Seitenbänder erreicht.

Zusammenfassung

Tabelle 16-1 116 Gründe für eine Reoperation bei 2000 Knien bei einer mittleren Nachbeobachtungsdauer von 1 Jahr

- PE-Abrieb des Tibiainlays (47)
- Verschleiß des Tibiainlays mit Lyse (die meisten wurden 1995 implantiert) (29)
- Symptomloser Verschleiß des Tibiainlays (7)
- Hämatogene Infektionen (16)
- PE-Verschleiß der metallverstärkten Patella (7)
- Bruch der Femurkomponente (7)
- Kontraktur mit notwendigem arthroskopischem Release (5)
- Rezidivierender Hämarthros (4)
- Rezidivierende rheumatoide Synovialitis (4)
- Schmerzhaftigkeit bei nicht ersetzter Patella (4)
- Lockerung der zementfrei implantierten Tibiakomponente (3)
- Traumatische Seitenbandinstabilität (3)
- Atraumatische Seitenbandlaxität (3)
- Ganglionzysten (3)
- Abscherung der Patellazapfen (3)
- Lockerung der zementierten Femurkomponente (2)
- Lockerung der zementfrei implantierten Femurkomponente (1)
- Lockerung der Tibia bei teilzementierter (Hybrid-)Fixation (1)
- Traumatische Tibiafraktur (1)
- Patellalockerung (in Verbindung mit avaskulärer Nekrose) (1)

Eine Überprüfung der Gründe für eine Reoperation zeigt, dass zementierte und zementfrei verankerte Femurkomponenten, zementierte Tibiakomponenten und zementierte Voll-Polyethylen-Patellakomponenten mit drei Zapfen ausgezeichnete Standzeiten aufweisen. Ein erhöhtes Maß an Aufmerksamkeit verlangen die metallverstärkten Patella- und die zementfrei verankerten Tibiakomponenten sowie die Polyethylen-Inlays. Zwei davon – die metallverstärkte Patella- und die zementfreie Tibiakomponente – werden in den meisten Häusern heute nicht mehr eingesetzt. Somit bleibt das tibiale Polyethylen-Inlay der einzige signifikante Faktor, der besonderer Aufmerksamkeit bedarf. Dieses Problem wird unterschiedlich angegangen, darunter durch vermehrten Einsatz von Prothesenmodellen mit mobilem Gleitlager, die für eine hohe Konformität auf der Oberseite des Inlays sorgen, ohne dass übermäßiger Druck auf die Kontaktfläche zwischen Inlay und Plattform übertragen wird. Manche Operateure verwenden häufiger auch nichtmodulare metallverstärkte oder vollständig aus Polyethylen bestehende Tibiakomponenten, um der Gefahr des rückseitigen Abriebs vorzubeugen. Und schließlich sind alle Hersteller um eine bessere Qualität und Verarbeitung des verwendeten Polyethylens und der modularen Verriegelungsmechanismen bemüht, um die Leistungsfähigkeit des Polyethylens zu optimieren.

Alles in allem zeichnet sich die TKA durch eine hohe initiale Erfolgsrate aus. Bei einer Reoperationsrate von ca. 1 % pro Jahr während der ersten 15 Jahre können die Patienten 1 Jahr nach der Operation in bis zu 99 % der Fälle von einem Behandlungserfolg ausgehen.

Dieses Kapitel stellt eine modifizierte Version des folgenden Beitrags dar: Scott RD, Re-operation after total knee arthroplasty. In Bono JV, Scott RD (eds), Revision Total Knee Arthroplasty. New York, Springer Verlag, 2005, S. 3–9.

Literatur

1. Brick GW, Scott RD: The patellofemoral component of total knee arthroplasty. Clin Orthop 1988; 231: 163–178.
2. Wright JR, Lima JRN, Scott RD, Thornhill T: Two to four year results of posterior cruciate sparing condylar total knee arthroplasty with an uncemented femoral component. Clin Orthop 1990; 260: 80–86.
3. Whiteside LA, Fosco DR, Brooks JG Jr: Fracture of the femoral component in cementless total knee arthroplasty. Clin Orthop 1993; 286: 160–167.
4. King TV, Scott RD: Femoral component loosening in total knee arthroplasty. Clin Orthop 1985; 194: 285–290.
5. Schai PA, Thornhill TS, Scott RD: Total knee arthroplasty with the PFC System. J Bone Joint Surg Br 1998; 80: 850–858.
6. Berger RA, Lyon JH, Jacobs JJ, et al.: Problems with cementless total knee arthroplasty at 11 years follow-up. Clin Orthop 2001; 392: 196–207.
7. Bayley JC, Scott RD, Ewald FC, Holmes GB: Failure of the metal-backed patellar component after total knee replacement. J Bone Joint Surg Am 1988; 70: 668–674.
8. Buechel FF, Rosa RA, Pappas MJ: A metal-backed rotating-bearing patella prosthesis to lower contact stress: an 11-year clinical study. Clin Orthop 1989; 248: 34–49.
9. Levitsky KA, Harris W, McManus J, Scott RD: Total knee arthroplasty without patellar resurfacing. Clin Orthop 1993; 286: 116–121.
10. Kim BS, Reitman RD, Schai PA, Scott RD: Selective patellar non-resurfacing in total knee arthroplasty. Clin Orthop 1999; 367: 81–88.
11. Kindsfater K, Scott RD: Recurrent hemarthrosis after total knee arthroplasty. J Arthroplasty 1995; 10 Suppl: S 52–S 55.
12. Gibbon AJ, Wardell SR, Scott RD: Synovial cyst of the proximal tibiofibular joint with peroneal nerve compression after total knee arthroplasty. J Arthroplasty 1999; 14: 766–768.

17
Unikompartimenteller Kniegelenkersatz

Theoretisch ist die unikompartimentelle Kniegelenkarthroplastik (UKA) bei ausgewählten Arthrosepatienten eine attraktive Alternative zur Umstellungsosteotomie und Knie-Totalendoprothese (TKA). Zu den Vorteilen der UKA gegenüber der Umstellungsosteotomie gehören ein besserer Anfangserfolg, weniger Frühkomplikationen, längere Standzeiten, eine bessere kosmetische Beinachse, ein leichterer Wechsel zur TKA und die Möglichkeit eines bilateralen Eingriffs noch am selben Tag. Der spätere Wechsel von einer Umstellungsosteotomie auf eine TKA wird potenziell durch viele Faktoren kompliziert (s. Kap. 10).

Zu den Vorteilen der UKA gegenüber der TKA zählt der Erhalt beider Kreuzbänder, der in einer physiologischeren Kniekinematik und potenziell höheren Leistungsfähigkeit resultiert. Die Knochensubstanz im gegenüberliegenden und im patellofemoralen Gelenkanteil bleibt erhalten, was den Wechsel zu einer TKA gegebenenfalls erleichtert. In den aus unserem Haus stammenden Mitteilungen konnte anfangs nicht bestätigt werden, dass es sich bei der Wechseloperation nach UKA unbedingt um einen leichten Eingriff handelt.[1] Ein späterer Bericht ergab jedoch, dass ein Wechsel unproblematisch war, wenn die UKA konservativ durchgeführt worden war, und die gleichen Ergebnisse erbrachte wie eine Primär-TKA.[2] Potenzielle Probleme bei Revisionseingriffen in Verbindung mit Umstellungsosteotomien, TKA und UKA sind Tabelle 17-1 zu entnehmen. Das einzige mögliche Revisionsproblem bei der UKA sollte eine Insuffizienz des medialen Tibiaplateaus sein. Die Behandlung erfolgt in diesem Fall mit einem Knochentransplantat oder durch einen verstärkenden Metallkeil (s. Kap. 12).

Ungeachtet dieser Argumente gehört die UKA seit ihrer Einführung in den frühen 1970er Jahren zu den umstrittenen Maßnahmen. Die ersten Berichte über die UKA zur Behandlung von Arthritiden des medialen Kompartiments waren entmutigend.[3, 4] Ein paar Jahre später konnte ich zusammen mit R. Santore günstigere Ergebnisse für unikondyläre Prothesen veröffentlichen.[5] Wir untersuchten 100 Knie; die Verlaufsbeobachtung lag zwischen 2 und 6 Jahren. Es mussten drei Reoperationen vorgenommen werden; die Inzidenz von Revisionseingriffen betrug in dieser kurzen Nachbeobachtungsperiode grob gerechnet 1% pro Jahr. Die durchschnittliche Flexion lag bei 114°, war also signifikant besser als in allen der damals veröffentlichten Berichte über bikompartimentelle Arthroplastiken. Als dieselbe Serie nach 5–9 Jahren (Mittelwert 7 Jahre) untersucht wurde, war es zu sieben Revisionen gekommen, wobei die Revisionsrate auch hier wieder bei 1% pro Jahr lag.[6] Auch die Erfahrungen mit bikondylären Knieendoprothesen ergaben damals für den gleichen Nachbeobachtungszeitraum eine Revisionsrate von jährlich 1%.[7] Angesichts dieser Ergebnisse nahm unsere Begeisterung für die Ar-

Tabelle 17-1 Revisionsprobleme bei Osteotomie-, TKA - und UKA-Wechseloperationen

	Tibiaosteotomie	TKA	UKA
Nicht verwendbare frühere Inzision	+	–	–
Schlecht zugängliche frühere Metallimplantate	+	–	–
Verzerrung des Gelenklinienwinkels	+/–	+/–	–
Fehlverheilung (Malunion)	+/–	–	–
Pseudarthrose (Nonunion)	+/–	–	–
Patellatiefstand (Patella baja)	+/–	+/–	–
Offset des Tibiaschafts	+/–	–	–
Femurknochendefekt	–	+	–
Patellaknochendefekt	–	+	–
Insuffizienz des lateralen Tibiaknochens	+/–	+	–
Insuffizienz des medialen Tibiaknochens	+/–	+	+/–

throplastik allmählich zu. Uns erschien die Durchführung dieses Eingriffs dann als sinnvoll, wenn das Kniegelenk für die Arthroplastik eröffnet war und der Patient die Kriterien für die UKA erfüllte. Bis zu Beginn der 1980er Jahre unterzogen sich ca. 10 % meiner Arthrosepatienten solch einem unikompartimentellen Gelenkersatz.

Als Gründe für ein UKA-Versagen lassen sich Mängel hinsichtlich Patientenselektion, Prothesendesign und Operationstechnik anführen. Wir haben die Erfahrung gemacht, dass Patienten mit Arthritis im lateralen Gelenkanteil und einem laxen medialen Seitenband durch eine unikompartimentelle Intervention nicht stabilisiert werden konnten (▶ Abb. 17-1). Ferner konnten wir bei adipösen Patienten ein Prothesenversagen beobachten, das auf eine Lockerung entweder der Tibia- oder der Femurkomponente zurückzuführen war. In einigen Fällen war die Lockerung der Femurkomponente durch ein Einsinken in den subchondralen Knochen bedingt (▶ Abb. 17-2). Beim normalen Gehen auf der Ebene wirken auf das Knie Kräfte ein, die etwa dem 3fachen des Körpergewichts entsprechen. Diese Kraft wird im Idealfall gleichmäßig auf das mediale und laterale Kompartiment über die gesamte, von jedem Kompartiment bereitgestellte Oberfläche verteilt. Die Belastung (Pound-Force pro Quadratinch [psi]) nimmt zu, wenn ein größeres Gewicht vorliegt und von den Prothesenkomponenten eine geringere Fläche abgedeckt wird. Die vergleichsweise geringe Größe der frühen UKA-Komponenten machte sie bei korpulenteren Patienten deshalb anfälliger für eine Lockerung.

Um dieses Problem zu beheben, änderten Peter Walker und ich das Design der unikondylären Prothese; so entstand 1981 das unikompartimentelle Brigham-Knie (▶ Abb. 17-3). Die Femurkomponente wurde um 5 mm verbreitert, damit sie den subchondralen Knochen stärker überdecken und einem Einsinken damit besser widerstehen konnte. Bei der Tibiaprothese handelte es sich um eine nichtmodulare, metallverstärkte Komponente mit einer Gesamtdicke ab 6 mm (▶ Abb. 17-4). Das Gelenk hatte ein *Flat-on-flat*-Design, um den Druck auf die Polyethylenschicht zu mindern und den Oberflächenkontakt zu erhöhen. Im Laufe der nächsten 8 oder 9 Jahre haben wir ausschließlich diesen Prothesentyp implantiert. Aufgrund der spezifischen Eigenschaften dieses Designs in Verbindung mit der entsprechenden Operationstechnik haben wir eine Menge über die unikompartimentelle Arthroplastik gelernt.[8]

Da es sich um ein Gelenk mit *Flat-on-flat*-Profil handelte, wurde schnell deutlich, dass eine ungenaue Operationstechnik unverzeihlich war. Waren die artikulierenden Flächen der Komponenten unter Gewichtsbelastung nicht parallel ausgerichtet, kam es zu einer Kantenbelastung, die den Polyethylenabrieb beschleunigte (▶ Abb. 17-5). Ferner mussten wir lernen, dass die Beurteilung der mediolateralen und rotatorischen Kongruenz zwischen den Komponenten nicht am gebeugten, sondern am gestreckten Knie erfolgen musste. Beim klassischen medianen parapatellaren Zugang mit Eversion der Patella wird die Tibia – bedingt durch den Zug des evertierten M. quadriceps – in Flexion künstlich nach außen rotiert. Normalerweise neigt die Tibia in Beugung

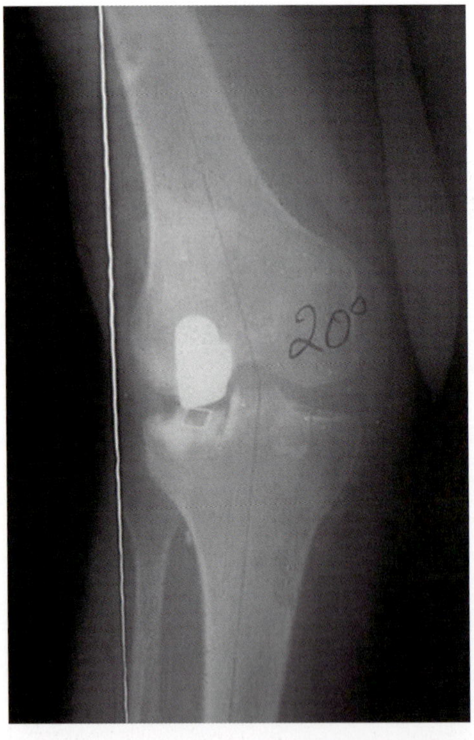

Abb. 17-1 Bei diesem Patienten mit schwerer Valgusdeformität und übermäßiger Laxität des medialen Kollateralbandes konnte die Stabilität des Gelenks durch eine UKA nicht wiederhergestellt werden.

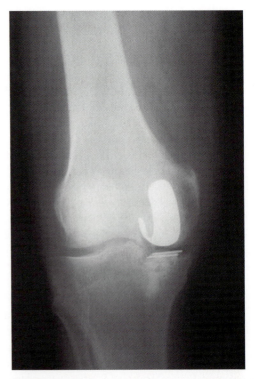

Abb. 17-2 Einsinken der Femurkomponente in den Schaft bei einem korpulenten Patienten.

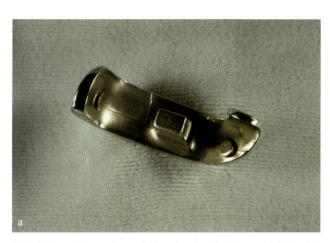 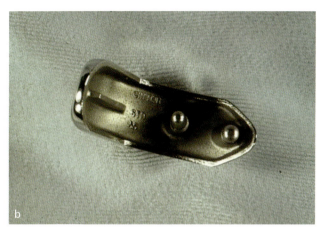

Abb. 17-3 **a.** Wegen ihrer relativ schmalen Kufe bestand die Gefahr, dass die unikondyläre Femurkomponente in den Schaft einsank. **b.** Das Brigham-Knie war 5 mm breiter, sodass es den subchondralen Knochen besser überdecken konnte und damit besser vor einem Einsinken geschützt war.

natürlich zur Innenrotation. Wird die Kongruenz der Komponenten in Flexion beurteilt, entsteht ein ungenauer Eindruck von der Komponentenkongruenz, wenn der M. quadriceps reloziert und das Gelenk in Extension belastet wird.

Am häufigsten waren die Fehlschläge in dieser Zeit auf Verschleiß, Lockerung und Degeneration des kontralateralen Kompartiments zurückzuführen. Die *Flat-on-flat*-Modelle machten das Problem der Kantenbelastung als eine Ursache des Verschleißes besonders deutlich. Das spezifische Design der nichtmodularen metallverstärkten Tibiakomponente des Brigham-Knies zeigte auch, wie wichtig ein ausreichend starkes Polyethylen-Inlay im Artikulationsbereich war. Die 6 mm starke Brigham-Tibiakomponente bestand aus einer 2 mm dicken Titanverstärkung und einem 4 mm dicken Polyethylen-Gleitlager. Die Verbindung zwischen der Polyethylenschicht und der Metallscheibe war so ausgelegt, dass volle 4 mm in den mittleren 60 % des Gelenks, aber nur 2 mm Polyethylen in den anterioren und posterioren 20 % der Komponente gewährleistet waren. Auch

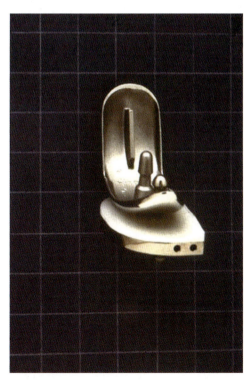 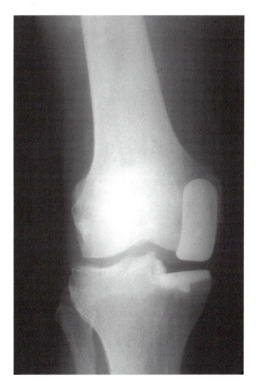

Abb. 17-4 Bei der 6 mm dicken metallverstärkten Tibiakomponente des Brigham-Knies war die Polyethylenschicht in Teilen der artikulierenden Fläche nur 2 mm dick.

Abb. 17-5 Eine mangelhafte Operationstechnik kann bei einem Gelenk mit *Flat-on-flat*-Design zur Kantenbelastung führen.

wenn die meisten dieser 6-mm-Komponenten mindestens 6 oder 7 Jahre nach der Implantation überlebten,[9] begann sich am Ende der ersten Dekade bei einer signifikanten Anzahl von Inlays ein Verschleiß bemerkbar zu machen (▶ Abb. 17-6). Diese Komplikation trat auf, wenn das Gelenkmuster der Prothese das präoperative Gelenkmuster des arthritischen Knies widerspiegelte. Wie von White und Kollegen beschrieben[10], handelt es sich in den meisten Fällen um ein anteromediales Verschleißmuster. Ein solches Abriebmuster entsteht durch die Artikulation der Femurkomponente mit der Tibiazone, in der die Polyethylenschicht nur 2 mm stark ist, bzw. oftmals auch mit dem Bereich am rechtwinkligen Übergang zwischen der 2- und 4-mm-Polyethylenschicht.[11]

Mittlerweile wissen wir, dass alle UKA-Prothesen mit fixiertem Gleitlager (Fixed-bearing-Prothesen) dieses Verschleißmuster aufweisen. Versuche, dieses Problem dadurch zu beheben, dass Fixed-bearing-Prothesen mit einer besseren Gelenkkongruenz *(conforming designs)* entwickelt wurden, schlugen fehl, weil aufgrund der stärkeren mechanischen Kopplung zu viel Kraft auf die Verankerungszone übertragen wurde. Fehlschläge waren sowohl auf der femoralen als auch auf der tibialen Seite zu beobachten, und die Inzidenz von tibialen Aufhellungssäumen im Röntgenbild war bei den Prothesen mit einer stärkeren Gelenkkongruenz erhöht.[12] Wenn zur Vermeidung eines oberseitigen Abriebs ein kongruentes Inlay verwendet wird, dann muss eine Prothese mit beweglichem Gleitlager (Mobile-bearing-Design) ausgewählt werden, um den unerwünschten Effekten der stärkeren Kopplung auf die Verankerungszone entgegenzuwirken.[13]

Ein zweiter Grund für das Versagen der heutzutage implantierten UKA-Prothesen ist die Degeneration des Gegenkompartiments. Dabei handelt es sich meist um eine Spätkomplikation, die – wenn keine Überkorrektur vorgenommen wurde – nach dem ersten Jahrzehnt auftritt (▶ Abb. 17-7). Die ideale Achsenkorrektur nach medialem unikompartimentellem Ersatz liegt wahrscheinlich zwischen 2 und 5° Valgus. Varusfehlstellungen infolge einer unikompartimentellen medialen Arthritis lassen sich am besten durch Abtragung der peripheren Osteophyten an Femur und Tibia korrigieren, d.h. der osteophytären Anbauten im Bereich des medialen Kollateralbandes und der medialen Gelenkkapsel (▶ Abb. 17-8). Normalerweise lässt sich nach dem Abtragen der Osteophyten eine adäquate passive Korrektur der Fehlstellung erzielen (s. Kap. 18).

17.1 Klassische Auswahlkriterien

1989 berichteten S. Kozinn und ich über den idealen Kandidaten für die unikompartimentelle Arthroplastik. Zu den Kriterien gehörten ein älterer Patient, eine nicht entzündliche Arthrose, eine Abweichung von der mechanischen Achse < 10° Varus oder < 5° Valgus, ein intaktes vorderes Kreuzband (LCA) ohne mediolaterale Subluxation, eine Beugekontraktur < 15°, Körpergewicht < 80–90 kg und nicht mehr als zweit- oder drittgradige patellofemorale Veränderungen.[14] Mehrere Jahre später stellten Stern und Kollegen bei der Untersuchung ihrer Arthrosepatienten fest, dass 6% alle diese Selektionskriterien erfüllten.[15] Damit überein-

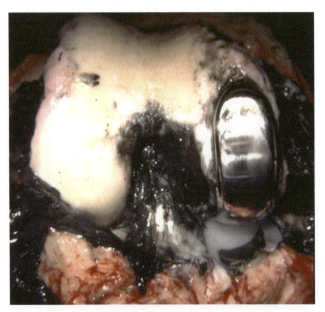

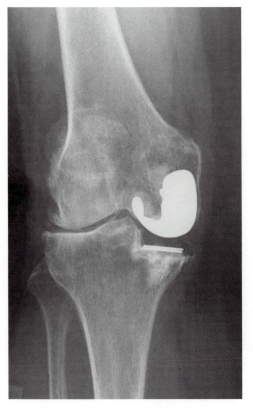

Abb. 17-6 (oben) Verschleiß einer 6 mm starken unikompartimentellen zementierten Brigham-Prothese.

Abb. 17-7 (rechts) Sekundäre Degeneration des lateralen Gelenkanteils 24 Jahre nach dem Indexeingriff.

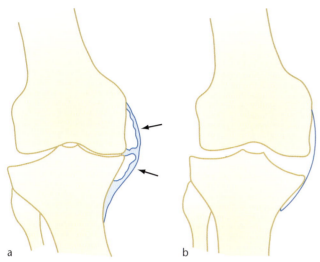

Abb. 17-8 a. Periphere Osteophyten heben das mediale Kollateralband und die mediale Kapsel zeltförmig an. b. Die passive Korrektur der Deformität gelingt durch Resektion der peripheren Osteophyten.

stimmend erhielten ca. 6% der damals insgesamt endoprothetisch versorgten Patienten einen unikompartimentellen Ersatz. Dieser Prozentsatz ist bis zur Einführung der minimal invasiven Operationstechnik zu Beginn des 21. Jahrhunderts relativ stabil geblieben. Die Begeisterung für dieses Verfahren nahm rasch zu, und zwar etwa bis zu dem Punkt, als sich die Perspektive bezüglich der Indikationen für diesen Eingriff allmählich verlor.

Meine eigene Einstellung dazu änderte sich, als wir die in der Mitte der 1970er Jahre implantierten unikompartimentellen Prothesen nach zwei Jahrzehnten untersuchten.[6] Obwohl die Reoperationsrate im ersten Jahrzehnt pro Nachbeobachtungsjahr um ca. 1% stieg, schien die Notwendigkeit von Revisionseingriffen im Vergleich zum bikompartimentellen Ersatz im zweiten Jahrzehnt stärker anzuwachsen. Dies ließ bei mir Zweifel daran aufkommen, ob die Durchführung einer UKA bei Patienten mit einer Lebenserwartung von ca. 15–20 Jahren ratsam war. Statistisch gesehen wäre die Wahrscheinlichkeit, dass im weiteren Verlauf ihres Lebens eine Reoperation nötig wird, bei Patienten mit einer TKA anstelle einer UKA größer. Von dieser Überlegung ausgehend begann ich, meine UKA-Kandidaten in zwei Kategorien einzuteilen. In die erste Gruppe gehörte der Patient mittleren Alters, vor allem weiblichen Geschlechts; die zweite Kategorie repräsentierte die Gruppe der 80-jährigen Patienten. Von da an betrachtete ich bei Patienten mittleren Alters diesen Eingriff als die erste Arthroplastik, die ihnen eine Prothesenstandzeit von 10 oder mehr Jahren bescheren und den problemlosen Wechsel auf eine TKA gestatten würde, sollte ein solcher später unausweichlich werden. Der Gewinn für diese Patienten läge in einem hohen Anfangserfolg, wenigen Frühkomplikationen im Vergleich zur hohen Tibiaosteotomie (HTO), einem im Vergleich zur HTO akzeptablen kosmetischen Ergebnis, im Vergleich zur TKA im Erhalt beider Kreuzbänder und einer verglichen mit HTO und TKA leichteren Revision.

Die Vorteile für die Gruppe der 80-jährigen Patienten bestünden in einer rascheren Genesung, einem geringeren Blutverlust und einer niedrigeren Morbidität. Die Vorteile für das Gesundheitssystem lägen in den mit diesem Eingriff verbundenen geringeren Kosten. Angesichts der Lebenserwartung und des Aktivitätsgrades der Achtzigjährigen würde man davon ausgehen können, dass eine Revision nach einer UKA unwahrscheinlich wäre.

Mit einem unikompartimentellen Kniegelenkersatz bei Patienten unter 60 Jahren haben wir nur wenige Erfahrungen gemacht.[12] Die Untersuchung mit 2–6-jähriger Nachbeobachtung umfasste nur 28 Knie. 90% zeigten gute bis ausgezeichnete Ergebnisse; bei zwei korpulenten, körperlich aktiven Männern wurde allerdings infolge einer Lockerung der Femurkomponente ein Revisionseingriff erforderlich. Diese Serie entstammte einer Zeit, als wir Modelle mit kongruenter femorotibialer Geometrie verwendeten, von der wir mittlerweile wissen, dass sie die Verankerungszone einer zu hohen Belastung aussetzt. Das mit diesem Prothesendesign verbundene Problem mindert die Signifikanz dieser Untersuchungsserie.

17.2 Minimal invasive UKA

Während ich an diesem Buch schreibe, geht der Trend aufgrund der minimal invasiven Operationstechniken wieder stärker in Richtung UKA.[16] Die Vorteile dieser Technik umfassen eine kürzere Krankenhausverweildauer bei rascherer Genesung und schnellerer Wiederaufnahme von Berufstätigkeit und Freizeitaktivitäten. Das lässt die potenziellen UKA-Indikationen für alle Patienten von der mittleren Altersgruppe an aufwärts in einem neuen Licht erscheinen. Zu den Nachteilen der minimal invasiven UKA zählt an erster Stelle die Tatsache, dass es sich um eine sehr anspruchsvolle Operationstechnik handelt. Technische Fehler bei der Implantation treten bei begrenztem Operationsfeld häufiger auf und führen zu einer höheren Inzidenz von Früh- und Spätversagen. Rein intuitiv würde ich meinen, dass diese Fehler bei ungeübten Operateuren häufiger vorkommen. Persönlich bevorzuge ich beim unikompartimentellen Gelenkersatz eine – wie in Kapitel 18 erläutert – „mäßig invasive" Technik.

17.3 Knieteilprothesen aus Metall

Knieteilprothesen aus Metall stehen seit mehr als 50 Jahren in Form der McKeever- oder McIntosh-Prothese zur Verfügung (▶ Abb. 17-9). Ich selbst kann auf eine 30-jährige Erfahrung mit der selektiven Anwendung der McKeever-Technik zurückblicken[17-19], die mit der sog. UniSpacer-Technik wieder aufgenommen wurde.[20] Meinen Erfahrungen zufolge sind Knieteilprothesen aus Metall bei ca. 1% meiner Patienten indiziert. Die Indikation besteht bei Patienten, bei denen normalerweise eine Osteotomie erwogen würde, das Gegenkompartiment aber bereits Frühstadien der Erkrankung zeigt oder ein geringes Bewegungsausmaß vorliegt, das durch eine Osteotomie nicht ver-

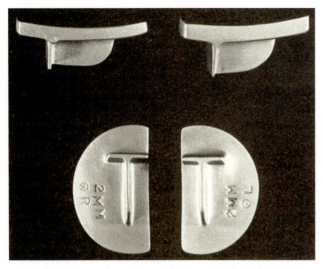

Abb. 17-9 Metallkomponenten der McKeever-Teilprothese.

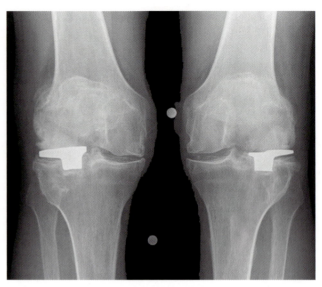

Abb. 17-10 Zehn Jahre nach bilateraler McKeever-Arthroplastik spielte dieser Patient noch immer Eishockey.

bessert werden könnte. Ferner müsste der Patient als zu jung, zu schwer oder zu aktiv für einen Gelenkersatz mit einer Metall-Kunststoff-Prothese eingestuft werden.[19] Als Vorteil der Metallprothese gilt die knochensparende Technik, die den problemlosen Wechsel auf jeden anderen Prothesentyp gestattet. Ferner toleriert sie auch körperliche Aktivität. In einem Review von 24 meiner Patienten, die zum Zeitpunkt der Arthroplastik unter 60 Jahre alt waren, ergab sich nach mindestens 12 Jahren Nachbeobachtung, dass die Hälfte der Knie nach durchschnittlich 17 Jahren noch gut funktionierte. Sowohl die Knie-Scores der Knee Society als auch die Funktionsscores[21] lagen im Bereich von 90 Punkten. Ein Patient spielte 10 Jahre nach der bilateralen Implantation einer McKeever-Prothese zweimal wöchentlich Eishockey (▶ Abb. 17-10). Eine zweite Patientin mit einer solchen Prothese fuhr als Mitglied einer Skirettungsmannschaft in einem Winterurlaubsort 10 Jahre lang täglich Ski; der Wechsel auf eine unikompartimentelle Metall-Kunststoff-Prothese gelang nach 10 Jahren mühelos, und auch zehn Jahre nach dem Revisionseingriff war sie noch eine aktive Skifahrerin.

Zusammenfassung

Bei ausgewählten Arthrosepatienten stellt die UKA eine attraktive Alternative zur Umstellungsosteotomie oder TKA dar. Meinen Schätzungen zufolge können etwa 10–15 % der Patienten als ausgezeichnete Kandidaten für dieses Verfahren gelten. Dank minimal invasiver Operationstechniken wird dieser Eingriff mittlerweile mit zunehmender Häufigkeit in allen Altersgruppen durchgeführt. Bis jetzt liegt keine Veröffentlichung mit Peer-Review-Verfahren vor, die die Anwendung der minimal invasiven UKA beim jungen Patienten stützt.[22,23] Die Zukunft wird uns bessere Operationstechniken und Prothesendesigns bescheren, mit denen sich die durch Verschleiß bedingten Spätkomplikationen minimieren lassen. Mobile-bearing-Prothesen zeigen hinsichtlich der Verbesserung der Standzeiten durch Minderung von Verschleißkomplikationen vielversprechende Ergebnisse, doch die nach den gegenwärtigen Bestimmungen der FDA für die Tibiakomponente vorgeschriebene Kompositdicke schließt – zumindest auf der tibialen Seite – ihre Verwendung aus.

Literatur

1. Barrett WP, Scott RD: Revision of failed unicondylar unicompartmental knee arthroplasty. J Bone Joint Surg Am 1987; 69: 1328–1335.
2. Levine WN, Ozuna RM, Scott RD, Thornhill TS: Conversion of failed modern unicompartmental arthroplasty to total knee arthroplasty. J Arthroplasty 1996; 11: 797–801.
3. Insall J, Walker P: Unicondylar knee replacement. Clin Orthop 1976; 120: 83–85.
4. Laskin RS: Unicompartmental tibiofemoral resurfacing arthroplasty. J Bone Joint Surg Am 1978; 60: 182–185.
5. Scott RD, Santore RF: Unicondylar unicompartmental knee replacement in osteoarthritis. J Bone Joint Surg Am 1981; 63: 536–544.
6. Scott RD, Cobb AG, McQueary FG, Thornhill TS: Unicompartmental knee arthroplasty eight to twelve year follow-up evaluation with survivorship analysis. Clin Orthop 1991; 271: 96–100.
7. Insall JN, Hood RW, Flawn LB, Sullivan DJ: The total condylar knee prosthesis in gonarthrosis: a five- to nine-year follow-up of the first one hundred consecutive replacements. J Bone Joint Surg Am 1983; 65: 619–628.
8. Scott RD: Robert Brigham unicondylar knee surgical technique. Techniques Orthop 1990; 5: 15–23.
9. Kozinn S, Marx C, Scott RD: Unicompartmental knee arthroplasty: a 4.5 to 6 year follow-up study with a metal-

backed tibial component. J Arthroplasty 1989;4 Suppl: S1–S10.
10. White SH, Ludkowski PF, Goodfellow JW: Anteromedial osteoarthritis of the knee. J Bone Joint Surg Br 1991; 73: 582–586.
11. McCallum JD, Scott RD: Duplication of medial erosion in unicompartmental knee arthroplasties. J Bone Joint Surg Br 1995; 77: 726–728.
12. Schai PA, Suh JT, Thornhill TS, Scott RD: Unicompartmental knee arthroplasty in middle-aged patients. J Arthroplasty 1998;13:365–372.
13. Goodfellow J, O'Connor J, Murray DW: The Oxford meniscal unicompartmental knee. J Knee Surg 2002; 15 (4): 240–246.
14. Kozinn SC, Scott RD: Unicondylar knee arthroplasty: current concepts review. J Bone Joint Surg Am 1989; 71: 145–150.
15. Stern SH, Becker MW, Insall JN: Unicondylar knee arthroplasty: an evaluation of selection criteria. Clin Orthop 1993; 286: 143–148.
16. Repicci JA, Hartman JF: Minimally invasive unicondylar knee arthroplasty for the treatment of unicompartmental osteoarthritis: an outpatient arthritic bypass procedure. Orthop Clin North Am 2004; 35: 201–216.
17. Scott RD: The mini incision uni: more for less? Orthopedics 2004; 27: 483.
18. Scott RD, Joyce MJ, Ewald FC, Thomas WH: McKeever metallic hemiarthroplasty of the knee in unicompartmental degenerative arthritis. J Bone Joint Surg Am 1985; 57: 203–207.
19. Scott RD: The UniSpacer. Clin Orthop 2003; 416: 164–166.
20. Hallock RH, Fell BM: Unicompartmental tibial hemiarthroplasty: early results of the UniSpacer knee. Clin Orthop 2003; 416: 154–163.
21. Insall JN, Dorr LD, Scott RD, Scott WN: Rationale of the Knee Society rating system. Clin Orthop 1989; 248: 13–14.
22. Deshmukh RV, Scott RD: Unicompartmental knee arthroplasty: long-term results. Clin Orthop 2001; 392: 272–278.
23. Deshmukh RV, Scott RD: Unicompartmental knee arthroplasty for young patients. Clin Orthop 2002; 404: 108–112.

18
Operationstechnik beim unikompartimentellen Kniegelenkersatz

Vor der Durchführung einer unikompartimentellen Kniegelenkarthroplastik (UKA) muss der Operateur bei der Arthrotomie entscheiden, ob der Patient für diese Form des Gelenkersatzes geeignet ist. Beide Kreuzbänder sollten intakt sein; gelegentlich ist – wenn bestimmte Kriterien erfüllt sind – aber auch ein insuffizientes vorderes Kreuzband (VKB) akzeptabel. Zu diesen Kriterien gehört ein auf die vorderen zwei Drittel des Tibiaplateaus beschränktes tibiales Verschleißmuster. Ein posteriores Verschleißmuster stellt eine nicht akzeptable Schwäche des VKB dar. Ferner sollte keine signifikante Subluxation des mediolateralen tibiofemoralen Gelenkanteils erkennbar sein. Und schließlich sollte, wenn ein Knie mit VKB-Schwäche durch eine UKA versorgt wird, die Tibiaresektion nur mit geringer oder gar keiner dorsalen Neigung geführt werden, damit kein posteriores Abriebmuster entsteht.

Das kontralaterale Kompartiment sollte höchstens erstgradige Veränderungen[1] aufweisen, im patellofemoralen Gelenkteil sind drittgradige Veränderungen zulässig. Sklerosierter Knochen stellt für einen solchen Eingriff wahrscheinlich eine Kontraindikation dar. Weitere Kontraindikationen sind eine signifikante inflammatorische Synovialitis sowie eine Kristallkrankheit in Form von Gicht oder Pseudogicht.

Die im Folgenden beschriebene Technik ist, was die UKA betrifft, so allgemein wie möglich gehalten. Alle Prothesendesigns weisen natürlich bezüglich Achsausrichtung, Resektionslehren und Verankerungsmethoden (z. B. Konus oder Finnen) ihre eigenen Besonderheiten auf.

18.1 Grundprinzipien

Ein signifikanter Vorteil der UKA ist ihre potenziell minimal invasive Operationstechnik, denn beide Kreuzbänder, das Gegenkompartment und die patellofemorale Artikulation bleiben erhalten. Bei einem konservativen Prothesendesign und Operationsverfahren kann auch der Knochen in dem mit einem Oberflächenersatz zu versorgenden Kompartiment erhalten bleiben.

Mein Ziel ist es, eine unikompartimentelle Prothese so vorzubereiten, dass bei späteren Revisionseingriffen keine Augmentationsmaßnahmen erforderlich sind. Die einzig mögliche Schwachstelle könnte sich tibiaseitig beim Ersatz des medialen Gelenkkompartiments infolge eines Absinkens der Tibiakomponente ergeben. Glücklicherweise sind Osteolysen, die zu einer Beeinträchtigung der Knochensubstanz führen, bei der UKA extrem selten. Meine Grundprinzipien bei der Implantation unikompartimenteller Endoprothesen lauten:

- Sparsame Schnittführung nach der „Tibia-zuerst"-Methode
- Beurteilung des resultierenden Streck- und Beugespalts
- Balancierung des Streck- und Beugespalts
- Distale Femurresektion in der korrekten Ausrichtung und in angemessenem Umfang
- Größenbestimmung der Femurkomponente und Ausrichtung relativ zur Tibia in 90°-Beugung
- Endbearbeitung des Femurs
- Größenbestimmung, Ausrichtung und Endbearbeitung der Tibia
- Bestätigung der Beinachsen- und Prothesenausrichtung mit Probeimplantation der endgültigen Komponenten
- Implantation der endgültigen Prothesenkomponenten

18.2 Präoperative Planung

Um eine sparsame Präparation nach dem „Tibia-zuerst"-Prinzip durchzuführen, sollten zur Planung der Resektionshöhen die präoperativen a. p. Röntgenaufnahmen herangezogen werden. Auf dem Röntgenbild wird eine Schnittlinie in einem Winkel von 90° zur Längsachse der Tibia eingezeichnet (▶ Abb. 18-1). Auf der Lateralseite wird die Resektionshöhe auf 8–10 mm unterhalb der Gelenklinie festgelegt. Unabhängig davon, ob der mediale oder der laterale Gelenkanteil ersetzt wird, sollte die Höhe des initialen Tibiaschnittes nicht unterhalb dieser Linie liegen. Beim Ersatz des medialen Kompartiments beginnt die Resektion dort,

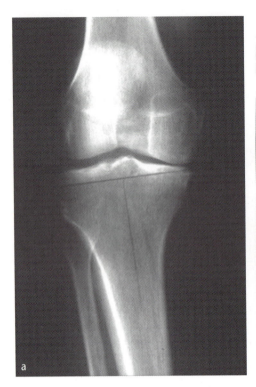
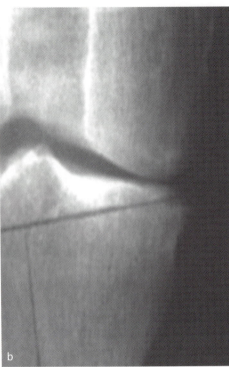

Abb. 18-1 **a.** Zur präoperativen Planung des Kniegelenkersatzes gehört das Einzeichnen einer sparsamen Resektionslinie auf dem Röntgenbild. **b.** Sparsamer initialer Schnitt am medialen Tibiaplateau.

wo diese Linie den am weitesten peripher liegenden Anteil des Tibiaplateaus schneidet. Bei den meisten Knien werden 0–2 mm osteotomiert. Diese Resektionshöhe ist sinnvoll, da jeder Millimeter, um den die Gelenklinie gegenüber der Peripherie des Plateaus angehoben wird, 1° Korrektur erzielt. Mit einer peripheren Resektion von 0 und Verwendung einer 7-mm-Tibiakomponente erreicht man also ca. 7° Korrektur. Bei einem typischen UKA-Kandidaten mit anatomischer Varusstellung von 3° wäre das Resultat demzufolge eine anatomische Valgusstellung von 4° (▶ Abb. 18-2).

18.3 Operative Darstellung des Kniegelenks

Traditionell erreichte man die Exposition des gesamten Kniegelenks für eine UKA auf der medialen Seite standardmäßig durch eine mediane parapatellare Arthrotomie mit vollständiger Eversion der Patella. Besondere Vorsicht galt dabei dem Vorderhorn des Außenmeniskus. Dieser Zugang ermöglichte dem Operateur eine komplette Übersicht über das Kniegelenk, sodass er intraoperativ entscheiden konnte, ob der Patient als Kandidat für eine UKA in Frage kam.

Sehr populär ist beim unikondylären Ersatz heutzutage die minimal invasive Operationstechnik.[2] Die kürzeren Inzisionen verkürzen den Krankenhausaufenthalt und die Genesungsphase, sind aber auch mit manchen Nachteilen verbunden.[3] Aufgrund der begrenzten Exposition kann das Gegenkompartment nicht vollständig beurteilt werden. Nicht möglich ist außerdem die sorgfältige Beurteilung der Komponentenausrichtung. Daraus könnten eine Fehlpositionierung der Komponenten und eine erhöhte Inzidenz sowohl eines frühen als auch eines späten Operationsversagens resultieren. Außerdem bestehen Bedenken, dass

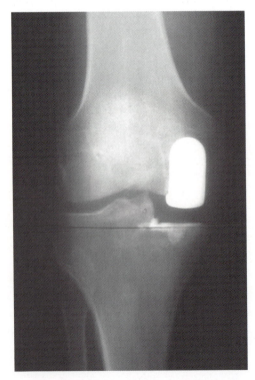

Abb. 18-2 Die postoperative Korrektur in Grad (°) kann an der erforderlichen Stärke des Polyethylen-Inlays (in mm) abgeschätzt werden.

Operative Darstellung des Kniegelenks 18.3

die für eine adäquate Darstellung erforderliche Dehnung der Haut zu einer erhöhten Inzidenz von Wundheilungsstörungen und nachfolgenden Infektionen führt. Meiner Meinung nach ist die mit der minimal invasiven UKA assoziierte schnellere Genesung weniger auf die kürzere Inzision als vielmehr auf den Umgang mit dem Quadrizepsapparat zurückzuführen. Wenn die Patella statt evertiert nach lateral subluxiert wird, ist eine raschere Rehabilitation möglich.

Ich verwende eine kürzere Hautinzision als üblich (ca. 10–12 cm Länge) und beginne die Eröffnung des Gelenks ca. 1 cm über dem oberen Patellapol. Die Arthrotomie endet distal im mittleren Anteil der Tuberositas tibiae. Eine adäquate Inspektion des Gelenks wird durch eine 30–40°-Beugung des Knies und die manuelle Subluxation der Patella gewährleistet. Durch digitale Palpation kann auf der Oberfläche der Patella sklerosierter Knochen aufgespürt werden. Die laterale Subluxation der Patella kann während des Eingriffs durch Verankerung eines Retraktors (z. B. Hohmann-Haken) in der interkondylären Notch beibehalten werden (▶ Abb. 18-3).

Beim Ersatz des lateralen Gelenkanteils bevorzugen viele Operateure eine kurze laterale Arthrotomie. Meine Bedenken gegenüber diesem Vorgehen gründen darauf, dass ein konventioneller lateraler parapatellarer Zugang zum Knie nötig werden würde, wenn der UKA-Plan zugunsten einer TKA aufgegeben werden müsste. Bei einem Valguskie, bei dem der laterale Gelenkanteil zu ersetzen ist, bevorzuge ich daher den medianen parapatellaren Standardzugang. Weil die Arthrotomie bis an das Vorderhorn des Innenmeniskus heranreicht, wird die Dissektion an der Außenseite anterior zum Kreuzband geführt, um eine Schädigung des Innenmeniskus zu vermeiden (▶ Abb. 18-4). Die Patella wird evertiert und das Knie flektiert. Vom Fettkörper am vorderen Anteil der Tibia wird so viel wie für den Tibiaschnitt nötig abpräpariert. Um einen Hohmann-Haken zu platzieren, wird in der mittleren Koronarebene des lateralen Plateaus knapp neben dem Außenmeniskus ein Schnitt gesetzt. Während des gesamten Eingriffs werden Subkutangewebe und mediales Kompartiment durch feuchte Wundabdecktücher geschützt.

Weitere Schritte der Gelenkdarstellung

Vor der Durchführung der Knochenschnitte sollten die Anatomie bestimmt und Maßnahmen zum Schutz vor einer Verletzung des medialen Kollateralbandes ergriffen werden. Zunächst wird das vordere Drittel des Innenmeniskus exzidiert. Dadurch wird der Zugangspunkt zwischen den tiefen Schichten des lateralen Seitenbandes und dem proximalen Tibiaplateau festgelegt. In dieser Höhe wird tangential zum Plateau ein gebogenes, 1 cm breites Osteotom angesetzt – die eine Hälfte oberhalb, die andere unterhalb des Plateaus – und am Plateaurand entlang bis zur Höhe der Bursa semimembranosa mit einem Hammer eingeschlagen. Dadurch wird der Zugang für die Einführung eines Retraktors geschaffen, der das mediale Kollateralband während der Tibiapräparation schützt.

Wie oben angemerkt, wird ein gebogener Wundspreizer (z. B. ein Hohmann-Haken) mit der Spitze in der interkondylären Notch und dem Schild gegen den medialen Patellarand platziert, wodurch die Patella nach lateral subluxiert wird, um den gesamten medialen Femurkondylus adäquat darstellen zu können. Gelingt die Darstellung auf diese Weise nicht, kann die Arthrotomie nach proximal um etwa 1 cm erweitert werden. Anschließend werden die medialen und lateralen Osteophyten abgetragen, um den tatsächlichen Durchmesser der Kondyle in mediolateraler Richtung definieren zu können. Die Abtragung der interkondylären Osteophyten verhindert ihre potenzielle Einklemmung an der Emi-

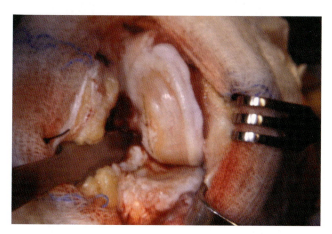

Abb. 18-3 (oben) Eine ausgezeichnete Exposition des Kniegelenks gelingt durch eine kurze Arthrotomie und die laterale Subluxation der Patella.

Abb. 18-4 (rechts) Beim Ersatz des lateralen Kompartiments gewährleistet eine mediale Arthrotomie eine ausgezeichnete Übersicht über das Gelenk; das Vorderhorn des Innenmeniskus bleibt dabei erhalten.

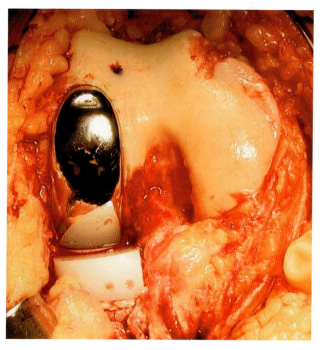

nentia intercondylaris und schafft einen Zugang für die Resektion der Gelenkfläche entlang dem Tibiahöcker. Eine Resektion der medialen Osteophyten entlastet das mediale Kreuzband und ermöglicht eine passive Fehlstellungskorrektur.[4]

Das Knorpel-Knochen-Verschleißmuster an Femur und Tibia wird mit einem Stift oder Elektrokauter markiert. Diese Markierung dient als erste Orientierungshilfe für die korrekte Rotationsausrichtung der femoralen und tibialen Prothesenkomponenten (▶ Abb. 18-5). Die endgültige Rotationsausrichtung wird im Verlauf der Knochenpräparation bestätigt.

18.4 Präparation der Tibia

Hier beschreibe ich die Technik für eine Tibiakomponente vom „Onlay"-Typ. Die Vorbereitungen für eine Inlay-Technik folgen denselben allgemeinen Prinzipien.

Zur Ausrichtung der Tibiakomponente wird eine externe Ausrichtlehre verwendet, wobei sich die Resektionshöhe nach der präoperativen Röntgenplanung für eine sparsame Schnittführung richtet (s. Abb. 18-1). Die Varus-Valgus-Ausrichtung sollte mehr oder weniger senkrecht zur Längsachse der Tibia erfolgen und der dorsale Neigungswinkel des Tibiaplateaus *(posterior slope)* zunächst zwischen 3° und 5° liegen. Eine Ausnahme stellt der seltene Fall eines Knies mit insuffizientem vorderem Kreuzband dar, bei dem der dorsale Slope auf 0–3° begrenzt wird.

Wird die externe Ausrichthilfe mit einem Fixierstift stabilisiert, empfehle ich die Verwendung eines zentralen Stiftes. Periphere Stifte, die zu nahe an die mediale Kortikalis gelangen, wie auch

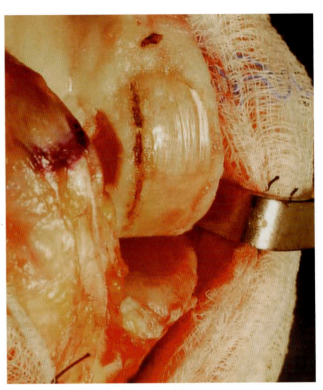

Abb. 18-5 Das chondroossäre Verschleißmuster ist ein guter Anhaltspunkt für die Festlegung der Rotationsausrichtung der Prothesenkomponenten.

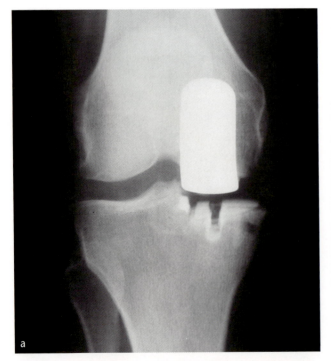
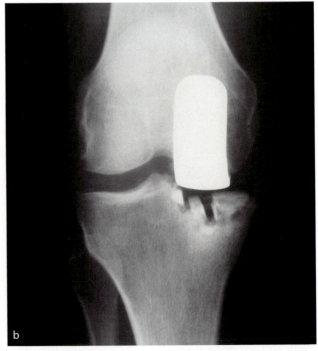

Abb. 18-6 a. Ein peripheres Stiftloch zur Fixierung des Ausrichtinstruments stellt einen sog. „stress riser" dar. **b.** In der Folge kann durch das Stiftloch eine Stressfraktur entstehen.

Techniken, bei denen mehr als ein Stabilisierungsstift benutzt wird, sind mit postoperativen Stressfrakturen assoziiert (▶ Abb. 18-6).[5] Wichtig ist bei diesem Schnitt die Verwendung eines schmalen oszillierenden Sägeblatts, um eine Unterschneidung der Eminentia intercondylaris oder eine Verletzung des medialen Weichteilgewebes zu vermeiden.

Des Weiteren kann das Gewebe auf der medialen Seite dadurch geschützt werden, dass ein 1,5 cm breiter Haken in die Gewebeebene eingebracht wird, die bei der initialen Gelenkdarstellung durch das gebogene, 1 cm breite Osteotom geschaffen wurde (▶ Abb. 18-7). Nach Beendigung des horizontalen Knochenschnitts wird mit einer Stichsäge entlang der Eminentia intercondylaris ein vertikaler Schnitt gesetzt, der parallel zum chondroossären Abriebmuster der Tibia verläuft. Durch Exzision der Osteophyten am medialen Femur wird ein Zugang für die Säge gelegt (▶ Abb. 18-8). Die laterale Begrenzung des Schnittes beginnt in der Mitte des aufsteigenden Schenkels der medialen tibialen Eminenz. Das tibiale Knochenresektat lässt sich bei gestrecktem Knie leichter entfernen als in Beugung, da posterior sowohl an Femur als auch an Tibia gewöhnlich Knorpel haften bleibt. Es kann in Kniebeugung mit einer Kocher-Klemme gefasst und dann bei gestrecktem Knie herausgezogen werden. Gewöhnlich weist das Resektat ein anteriores und mediales Abriebmuster auf (▶ Abb. 18-9). Bei nunmehr gestrecktem Knie wird die dünnste tibiale Testkomponente in den durch die Tibiaresektion geschaffenen Spalt eingebracht (▶ Abb. 18-10). Hat die Tibiakomponente die richtige Dicke, sollte die volle Extension des Knies möglich sein und die Beinachse 2–5° Valgus betragen. Das Knie sollte unter Valgusstress stabil sein. Auf der medialen Seite darf der Spalt unter Valgusstress 1 oder 2 mm aufklappen, bei nachlassender Belastung aber nicht so weit geöffnet bleiben. Bei Unterkorrektur oder Instabilität der medialen Strukturen muss ein dickeres Probeimplantat ausprobiert werden. Alternativ kann

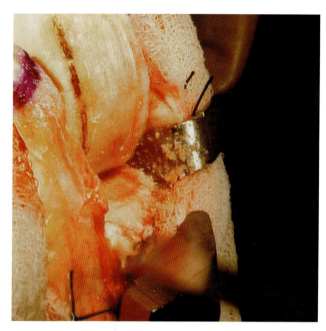

Abb. 18-7 Ein richtig positionierter Haken schützt das mediale Kollateralband vor der zur proximalen Tibiaresektion benutzten Säge.

vom distalen Femur weniger reseziert werden als anatomisch eigentlich vorgesehen, um den Streckspalt zu verkleinern. Die Entscheidung für eine dieser beiden Alternativen hängt vom jeweiligen Beugespalt ab. Wenn z. B. sowohl Streck- als auch Beugespalt noch zu weit sind, bietet sich ein dickeres Tibia-Inlay an. Ist der Streckspalt zu weit, der Beugespalt dagegen balanciert, empfehle ich den verringerten Knochenabtrag am distalen Femur.

Nach Festlegung des Streckspaltes wird dieselbe Tibiakomponente auch in Flexion ausprobiert. Bei diesem Test sollte der mediale

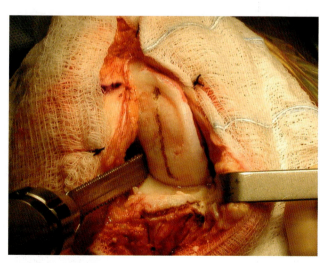

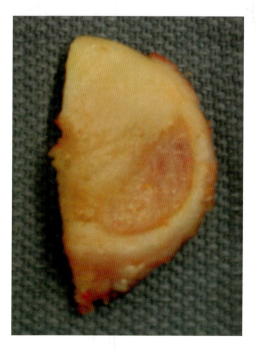

Abb. 18-8 (oben) Für den vertikalen Schnitt in das Tibiaplateau wird eine Stichsäge verwendet.

Abb. 18-9 (rechts) Das typische Verschleißmuster in einem Varusknie mit unikompartimenteller Erkrankung liegt anterior und medial.

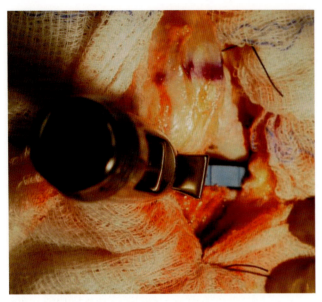

Abb. 18-10 Bei gestrecktem Knie wird eine tibiale Probekomponente auf ihre Achsausrichtung und Stabilität geprüft.

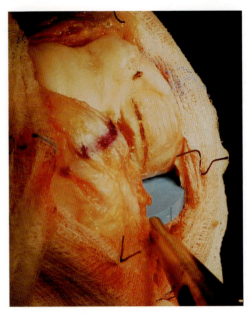

Abb. 18-11 Dieselbe tibiale Probekomponente wird nun auch in Flexion geprüft.

Retraktor gelockert werden, weil sonst ein falscher Eindruck von Straffheit entstehen könnte. Im Idealfall gleitet die passende Probekomponente beim Test auf Extensionsstabilität in 90°-Beugung problemlos unter dem dorsalen Kondylenabschnitt hindurch (▶ Abb. 18-11). Eine in Flexion etwas zu geringe Spannung ist besser als eine zu starke. Um die Beugespannung bei einem gegebenen Tibia-Inlay zu verringern, wird das Probe-Inlay bis zum Kontakt mit dem dorsalen Kondylenabschnitt in den Beugespalt gedrückt (▶ Abb. 18-12). Dann wird parallel zur Oberseite des Implantats eine Linie gezogen, um Winkel und Umfang des zur Vergrößerung des Beugespalts erforderlichen Knochenabtrags anzuzeigen. Die Resektion selbst kann mit einer schmalen oszillierenden Säge durchgeführt werden. Meist müssen 1 oder 2 mm entfernt werden, hauptsächlich handelt es sich dabei um Restknorpel an der Rückseite der Kondyle.

Sind sowohl Beuge- als auch Streckspalt zu eng, kann der Knochenabtrag an der Tibia etwas erhöht werden; allerdings sollte der Operateur tibiaseitig dabei möglichst konservativ vorgehen. Ist der Beugespalt ausgeglichen, der Streckspalt dagegen zu eng, kann der Operateur vom distalen Femur etwas mehr Knochen abtragen als anatomisch nötig; der Knochenabtrag richtet sich nach der Dicke der Femurkomponente. Ist der Spalt in Flexion balanciert, in Extension dagegen zu weit, wird weniger abgetragen, als es der Dicke der femoralen Komponente entspräche.

18.5 Distale Femurresektion

Die Resektion des distalen Femurs lässt sich durch intra- oder extramedulläre Ausrichtung kontrollieren. Der Vorteil der intramedullären Ausrichtung ist ihre Genauigkeit; als nachteilig gilt die Invasivität dieses Verfahrens. Derzeit ziehe ich die extramedulläre Ausrichtung vor (siehe unten). Unabhängig von der Technik besteht das Ziel darin, eine der Stärke der femoralen Metallkomponente entsprechende Menge Knochen abzutragen, um die femorale Gelenklinie möglichst zu rekonstruieren. Der ideale Resektionswinkel liegt wahrscheinlich bei etwa 5° Valgus. Die Fehlertoleranz bei der Abweichung von diesem Winkel richtet sich nach der Kongruenz der femoralen und tibialen Ge-

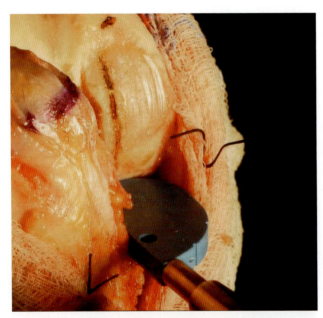

Abb. 18-12 Ist der Beugespalt zu eng, wird die tibiale Probekomponente gegen die posteriore Kondyle gedrückt, um festzustellen, wie viel Restknorpel entfernt werden muss, um einen ausgeglichenen Beuge- und Streckspalt zu erzeugen.

lenkflächen in der Koronarebene. Ein Gelenk mit *Round-on-round*-Design verzeiht jede Abweichung *(forgiving design)*. Das *Flat-on-flat*-Prinzip verlangt absolute Genauigkeit in der koronaren Ebene, um jegliche Kantenbelastung des Gelenks zu vermeiden. Die meisten Gelenke sind Varianten einer *Round-on-flat*-Artikulation, bei denen die Höhe der Fehlertoleranz und die Größe der Kontaktfläche vom Unterschied im Krümmungsradius zwischen dem einen und dem anderen Gelenk abhängen.

Femurausrichtung mit intramedullärem Führungssystem

Der Markkanal wird ähnlich wie beim totalen Kniegelenkersatz eröffnet. Der Zugang erfolgt ca. 1 cm oberhalb vom Ansatz des hinteren Kreuzbandes (HKB) in der interkondylären Notch. Häufig weicht man davon um einige Millimeter nach medial ab. Bei minimal invasiven Operationstechniken kann der intramedulläre Stab zur Retraktion der Patella benutzt werden.

Femurausrichtung mit extramedullärem Führungssystem

Die Varus-Valgus-Ausrichtung der femoralen Komponente wird an der zuvor durchgeführten Tibiaresektion referenziert. Der Ausrichtstab ist mit einem rechtwinkligen Distanzblock versehen, welcher der Dicke des Tibia-Inlays entspricht, das zur Stabilisierung des Knies in Extension ausgewählt wurde. Der Ausrichtstab wird – in Abhängigkeit von dem bei der Tibiaresektion gewählten dorsalen Slope – bei einer Kniebeugung zwischen 5 und 15° eingebracht. Bei der Fixierung des Ausrichtstabes sollte eine Überstreckung des Knies vermieden werden, weil es sonst durch die Resektion zu einer übermäßigen Extension der femoralen Komponente kommen kann (▶ Abb. 18-13). Eine leichte Flexion kann als vorteilhaft angesehen werden, da sie den Metall-Kunststoff-Kontakt in endgradiger Kniebeugung verstärkt. Aus Stabilitätsgründen wird der Ausrichtstab mit zwei Fixier-Pins am Femur befestigt. Manche Operateure ziehen es vor, die Resektion bei gebeugtem Knie vorzunehmen. Ein Sägeschlitz an der Resektionslehre sorgt dafür, dass am distalen Kondylus genau so viel reseziert wird, dass mit der Femurkomponente die femorale Gelenklinie wiederhergestellt wird.

Auf die femoralen Fixier-Pins kann auch ein Distanzblockadapter aufgesetzt werden, mit dem sich die Resektionshöhe proximal oder distal um 2 mm anpassen lässt, je nachdem, ob der Extensionsspalt vergrößert oder verkleinert werden muss.

Ich ziehe es vor, die Resektion des distalen Femurs in Flexion vorzunehmen, um den Schnittverlauf besser überblicken zu können. Bei dem von mir verwendeten Prothesensystem muss dazu die ursprünglich bei gestrecktem Knie montierte Resektionslehre, bevor das Knie in Beugung gebracht wird, von den Pins abgenommen und danach erneut aufgesetzt werden. Geschieht dies nicht, kann der Distanzblock des Ausrichtsystems das Knie aufreißen und möglicherweise zum Ausriss des vorderen Kreuzbandes führen.

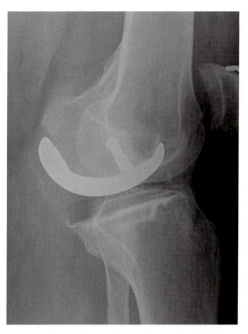

Abb. 18-13 Wenn sich die Femurresektion am Tibiaschnitt orientiert, führt ein zu großer dorsaler Neigungswinkel des Tibiaplateaus zu einer in Hyperextension stehenden Femurresektionsebene.

18.6 Dimensionierung der Femurkomponente

Bei den meisten UKA-Systemen kann jede Femurgröße mit jeder Tibiagröße artikulieren. Deshalb können ihre Größen unabhängig voneinander ausgewählt werden. Die Größe wird durch die anteroposteriore Dimension der Femurkondylen bestimmt. Bei Ersatz des medialen Gelenkanteils bevorzuge ich die größtmögliche Implantatgröße, die anterior nicht übersteht und in Flexion nicht zur Einklemmung der Patella führt. Der Grund dafür ist, dass die größere Größe den femoralen Knochen besser überdeckt. Zum einen steht dadurch für die Verankerung eine größere Oberfläche zur Verfügung, zum anderen wird das Risiko eines Absinkens oder einer Lockerung des Femurimplantats gering halten. Die anatomische Landmarke für die Vorderkante der Femurkomponente ist manchmal als Übergang zwischen intaktem Trochleaknorpel und sklerosiertem Knochen am distalen Femurkondylus erkennbar (▶ Abb. 18-14).

In Zweifelsfällen kann diese Landmarke dadurch bestimmt werden, dass die vermutete Stelle markiert und das Knie anschließend in volle Extension gebracht wird, um zu prüfen, ob zwischen der femoralen und der tibialen Komponente in dieser Stellung ein ausreichender Metall-Kunststoff-Kontakt besteht. Nahezu alle Schablonen zur Bestimmung der Größe des Femurimplantats sind auf die Kondylenrückseite referenziert, wobei der anteriore Anteil der Lehre die Vorderkante der eigentlichen Femurkomponente nachahmt.

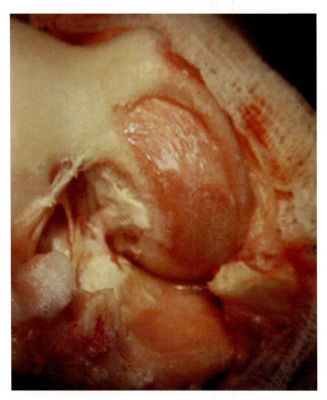

Abb. 18-14 Die Vorderkante der Femurkomponente reicht üblicherweise bis zum Übergang zwischen sklerosiertem Knochen und Trochleaknorpel.

18.7 Rotationsausrichtung der Femurkomponente

Meist gibt das chondroossäre Abriebmuster des Patientenknies Aufschluss über die korrekte Rotationsausrichtung der Femurkomponente. Des Weiteren kann man sich an der Achse orientieren, die bei 90°-Beugung des Knies senkrecht zur Varus-Valgus-Ausrichtung der Tibiakomponente verläuft. Diese Ausrichtung sorgt für ein Maximum an Kongruenz zwischen den artikulierenden Gelenkflächen in Flexion. Wie bei der Extension hängt die Fehlertoleranz von der Kongruenz der artikulierenden Gelenkflächen ab. Ähnlich wie bei der distalen Ausrichtung lässt ein nach dem *Flat-on-flat*-Prinzip konstruiertes Gelenk keine, ein *Round-on-round*-Design dagegen eine große Fehlertoleranz zu. Die meisten Systeme stellen eine Variante des *Round-on-flat*-Designs dar, bei dem die Fehlertoleranz wiederum vom Unterschied im Krümmungsradius der beiden Gelenke abhängt.
Ein weiterer entscheidender Aspekt bei der Rotation der Femurkomponente ist ihre Wirkung auf das Gleitverhalten der Komponenten in voller Extension. Bei den meisten Patienten mit einem Varusknie, die sich einem unikondylären Gelenkersatz unterziehen, zeigt sich ein anterior und peripher lokalisiertes tibiales Abriebmuster (s. Abb. 18-9). Wird die Femurkomponente in Innenrotation implantiert, gleitet ihre Vorderkante in Extension auf dem peripheren Anteil der Tibiakomponente und fördert damit

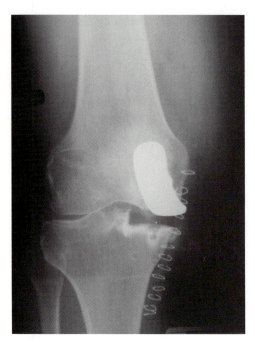

Abb. 18-15 Peripherer Lauf der Vorderkante durch Innenrotation der Femurkomponente.

möglicherweise ihre vorzeitige Abnutzung und Lockerung (▶ Abb. 18-15). Aus diesem Grund sollte der Operateur die Femurkomponente eher in leichter Außenrotation implantieren; die Vorderkante des Femurs sollte in Extension mehr lateral positioniert sein.

18.8 Mediolaterale Positionierung des Femurimplantats

Wie bereits erwähnt, ist das Abriebmuster bei früher Arthrose in einem Varusknie üblicherweise anterior und peripher lokalisiert. Um unerwünschte Wirkungen auf das Polyethylen-Inlay durch ein erneutes Auftreten dieses Abriebmusters zu vermeiden, sollte die Femurkomponente nach lateral in Richtung Kondylus versetzt werden (▶ Abb. 18-16). Das jeweils richtige Maß kann vor dem Anbringen von Fixierlöchern oder -schlitzen durch Überprüfung der mediolateralen Kongruenz zwischen der femoralen und der tibialen Komponente in voller Extension bestimmt werden.
Auch beim Ersatz des lateralen Gelenkanteils sollte die femorale Komponente nach lateral versetzt werden, allerdings aus einem etwas anderen Grund. Die Peripherie des lateralen Plateaus reicht mehrere Millimeter über den Rand der Peripherie des lateralen Femurkondylus hinaus. Die meisten Operateure neigen dazu, die Tibiakomponente bündig mit der peripheren Kortikalis auszurichten. Passiert dies auch beim Ersatz des lateralen Kompartiments, können die Gelenkflächen in Extension mediolateral nicht kongruent artikulieren, wenn die femorale Komponente nicht lateral versetzt eingebracht wird (▶ Abb. 18-17).
Alternativ kann auch eine in der M/L-Dimension größere Tibiakomponente verwendet werden; in den meisten Knien ist das Ti-

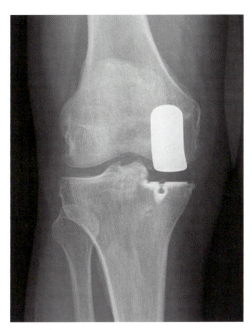

Abb. 18-16 Eine stärker lateral orientierte Positionierung des femoralen Implantats verbessert die mediolaterale Kongruenz der Komponenten.

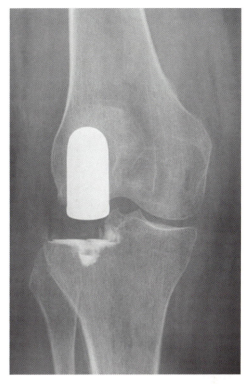

Abb. 18-17 Beim Ersatz des lateralen Gelenkkompartiments sollte auch das femorale Implantat zwecks besserer Kongruenz zwischen den Komponenten nach lateral versetzt werden.

biaplateau in der A/P-Dimension aber zu kurz, um eine größere Komponente aufnehmen zu können.

18.9 Femurendbearbeitung

Nach der Festlegung der richtigen Größe, Rotation und mediolateralen Positionierung der Femurkomponente kann nun die femorale Resektion komplettiert werden. Bei den meisten Systemen umfasst dieser Schritt die Resektion der Kondylenrückseite, einen posterioren und einen partiell anterioren Abkantschnitt. Bei anderen Techniken wird zum Vorbereiten des Prothesenbetts eine Fräse verwendet; winkelgeführte Resektionslehren sind nicht geeignet. In allen Fällen muss eine Vertiefung für die nach vorn zeigende Kante der Femurkomponente angelegt werden, um ein Einklemmen der Patella zu verhindern (▶ Abb. 18-18).

Da die Patella dazu neigt, in tiefer Flexion eher auf der äußeren Facette zu gleiten, spielt eine solche Vertiefung beim Ersatz des lateralen Gelenkanteils eine größere Rolle als bei einer medialen Arthroplastik. Um diese Einkerbung auf der lateralen Seite zu maximieren, muss der initiale distale Femurschnitt entsprechend ausgeführt werden (▶ Abb. 18-19). Zu einer Unterresektion kommt es am ehesten dann, wenn am distalen Femur infolge eines ausgeprägt posterolateralen Verschleißmusters noch Restknorpel verblieben ist oder wenn der Gelenkersatz aufgrund einer Fraktur des lateralen Tibiaplateaus erfolgt. Eine Unterdimensionierung bezüglich der A/P-Dimension der Femurkomponente ist beim Ersatz des lateralen Kompartiments auch deswegen relevant, damit ein patellares Impingement verhindert wird (▶ Abb. 18-20). Wenn man sich für die Unterdimensio-

nierung entscheidet, sollte das Gelenk immer in voller Extension geprüft werden, um sicherzustellen, dass die Metall-Kunststoff-Kontaktfläche ausreichend groß ist (▶ Abb. 18-21). Zur Endbearbeitung des Femurs gehört auch das Setzen der Löcher

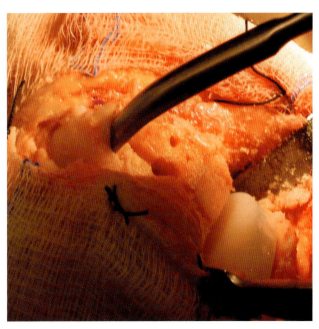

Abb. 18-18 Zur Aufnahme der nach vorn zeigenden Kante der Femurkomponente sollte eine Vertiefung angelegt werden.

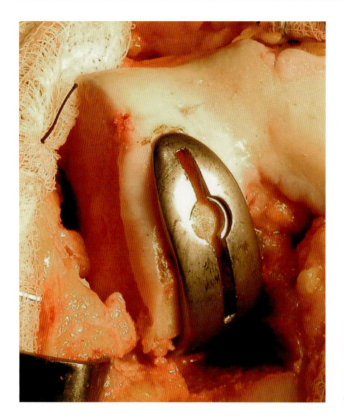

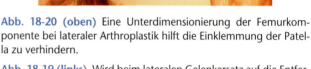

Abb. 18-20 (oben) Eine Unterdimensionierung der Femurkomponente bei lateraler Arthroplastik hilft die Einklemmung der Patella zu verhindern.

Abb. 18-19 (links) Wird beim lateralen Gelenkersatz auf die Entfernung des verbliebenen Knorpels verzichtet, kann die nach vorn zeigende Kante der Femurkomponente nicht versenkt werden.

bzw. Schlitze für die Verankerung der Fixierzapfen und -finnen; dazu können die vom Hersteller gelieferten Schablonen oder eventuell auch die Löcher bzw. Schlitze an der Probekomponente benutzt werden.

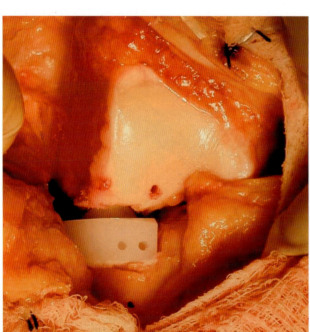

Abb. 18-21 Wenn die Wahl auf eine kleinere Femurkomponente fällt, sollten Sie sich vergewissern, dass in voller Extension ein ausreichender Metall-Kunststoff-Kontakt gewährleistet ist.

Die femorale Probekomponente wird nun auf das vorbereitete femorale Knochenlager aufgesetzt. Manche Systeme enthalten ein Klemmstück, mit dem die dorsale Kondyle gegen den dorsalen Kondylenschnitt angepresst werden kann. Für einen guten Sitz in diesem Prothesenabschnitt ist es wichtig, den Kräften entgegenzuwirken, die eine Lockerung der Femurkomponente begünstigen können. In manchen Prothesensystemen befindet sich der Zapfen parallel zur dorsalen Kondylenschnittfläche, sodass die Komponente eingepasst werden kann, ohne Druck auf den Zement ausüben zu müssen. In anderen Systemen sind die Femurzapfen schräg angesetzt, sodass die dorsale Kondyle komprimiert wird, wenn die Komponente vollständig eingesetzt ist. In Systemen, in denen der Zapfen parallel zur Kondylenrückseite angeordnet ist, kann es hilfreich sein, den Bohrer beim Bohren des Zapfenlochs nach ventral hin leicht schräg anzusetzen (▶ Abb. 18-22).

Die schräge Bohrung begünstigt eine leichte Flexion der Femurkomponente und baut Druck auf die Kondylenrückseite auf. Der Bohrer sollte allerdings niemals schräg nach dorsal angesetzt werden, da dies die Femurkomponente in Extension bringen und zum Abheben des metallenen Femurkondylus vom Knochen führen würde.

Nachdem das Femur vollständig präpariert und die Probekomponente eingepasst wurde, ist es ratsam, die Hinterkante des Metallkondylus mit einem gebogenen Osteotom ($^{1}/_{4}$ Zoll; ca. 6,5 mm) abzufahren, um eventuell verbliebene Osteophyten oder nicht von der Prothese überdeckten dorsalen Kondylenknochen zu identifizieren und zu entfernen, da sie sonst in voller Beugestellung am tibialen Polyethylen-Inlay anstoßen könnten.

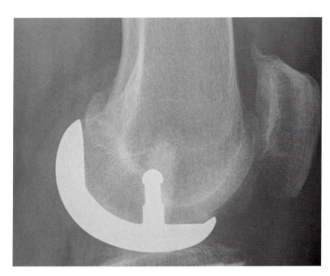

Abb. 18-22 Durch das nach ventral etwas schräg ausgeführte Bohrloch für den Femurzapfen wird Druck auf die Kondylenrückseite übertragen.

18.10 Endbearbeitung der Tibia

Nun kann die endgültige Größe der Tibiakomponente festgelegt werden. In den meisten Systemen kann die Auswahl der Tibiagröße unabhängig von der der Femurkomponente erfolgen. Ich bevorzuge die größte Größe, die posterior oder medial nicht übersteht; so werden die tibialen Schnittflächen maximal abgedeckt und Punktbelastungen, die eine Prothesenlockerung begünstigen könnten, reduziert.

Frühere Prothesendesigns waren symmetrisch, sodass sie sowohl im rechten als auch im linken Knie zum Ersatz des medialen oder des lateralen Kompartiments verwendet werden konnten. Heute sind asymmetrische Komponenten die Regel, um die tibiale Schnittfläche optimal zu überdecken. Eine asymmetrische Komponente enthält anterior und peripher auch mehr Polyethylen, um dem üblichen Verschleißmuster beim arthrotischen Varusknie entgegenzuwirken. Die endgültige mediolaterale und rotatorische Positionierung der Tibiakomponente wird durch einen Probelauf festgelegt. Die Kongruenz der Gelenkflächen sollte bei vollständig gestrecktem Knie beurteilt werden (▶ Abb. 18-23). Wie oben angemerkt, ändert sich die mediolaterale Kongruenz durch eine mediolaterale Positionierung der Femurkomponente. Tibiaseitig kann die Rotationsausrichtung dadurch verändert werden, dass man die Ausrichtung an der Eminentia intercondylaris modifiziert.

Wenn der Beugespalt zu eng ist, kommt es ventral zum Abheben der Tibiakomponente oder zum Abheben der Femurkomponente von der Schnittfläche am distalen Femurkondylus. Dieses Problem lässt sich im Allgemeinen durch eine etwas stärkere dorsale Inklination bei der Tibiaresektion lösen, solange der dorsale Slope ca. 10° insgesamt nicht überschreitet. Alternativ kann eine zu starke Kontraktion in Beugung durch die Wahl einer kleineren Femurkomponente behoben werden. Das macht zwar eine etwas umfangreichere Resektion an der Kondylenrückfläche erforderlich, führt aber zu einer Weitung des Beugespalts. Dabei muss der Operateur allerdings darauf achten, dass bei einer kleineren Komponente in voller Extension noch ein adäquater Metall-Kunststoff-Kontakt besteht. Wenn nicht, wird eine gleich große Femurkomponente nach ventral in Richtung distales Femur versetzt, indem mehr Knochen an der Kondylenrückfläche abgetragen wird und die Verankerungszapfen auf die mehr anteriore Lokalisation ausgerichtet werden.

18.11 Technische Feinheiten der Arthroplastik des lateralen Gelenkkompartiments

In meiner Praxis entfallen nur 10% der UKA, die ich jedes Jahr durchführe, auf den endoprothetischen Ersatz des lateralen Gelenkkompartiments. Diese Operation ist technisch anspruchsvoller und auch störanfälliger. Es lohnt sich daher, an dieser Stelle noch einmal einige technische Feinheiten dieses Eingriffs zu wiederholen. Meiner Ansicht nach erfolgt die Exposition des Gelenks für Arthoplastiken des lateralen Kompartiments unter Schonung des Innenmeniskus am besten durch eine mediale Arthrotomie.

Das distale Femur weist oftmals noch Restknorpel auf, der vor der Resektion am distalen Femur entfernt werden sollte, um eine Unterresektion zu vermeiden, die das Zurückgleiten der nach vorn zeigenden Kante der Femurkomponente behindern würde. Diese vermehrte distale Femurresektion verlangt nach einer sehr zurückhaltenden initialen Tibiaresektion, damit man nicht zum Einsatz einer sehr dicken Tibiakomponente gezwungen ist.

Auch die A/P-Dimension der Femurkomponente sollte kleiner gewählt werden, um auch so ein Einklemmen der Patella zu verhindern. Der Operateur sollte die Femurkomponente eher lateral und die Tibiakomponente eher medial positionieren, um zwischen den beiden Gelenkflächen ein Höchstmaß an Kongruenz zu erzielen.

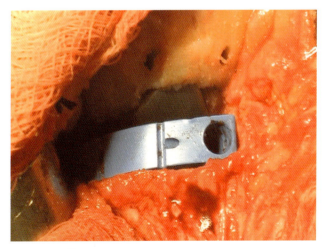

Abb. 18-23 Überzeugen Sie sich vor dem Fräsen der Verankerungslöcher oder -schlitze mit Hilfe der Probeimplantate von einer guten Kongruenz zwischen den Prothesenkomponenten.

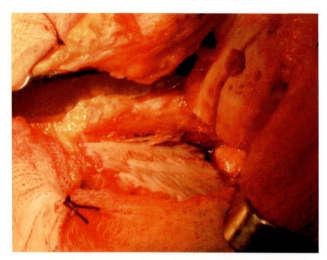

Abb. 18-24 Auf das Tibiaplateau sollte nur ein dünner Zementfilm aufgebracht werden, um das Austreten des Zements nach posterior zu verhindern.

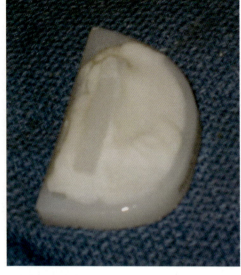

Abb. 18-25 Der restliche Zement sollte auf die Unterseite der Prothese aufgetragen werden.

18.12 Zementierung der Komponenten

Bevor die endgültigen Komponenten zementiert werden, sollten sie im Knie getestet werden, als ob es sich um Probekomponenten handelte. Ich habe mir das angewöhnt, weil die echten Komponenten mit den Zapfen oder Finnen schwieriger einzubringen sind als die zapfenfreien Probekomponenten. Es ist besser, sich mit diesem Problem auseinanderzusetzen und es zu lösen, bevor man mit dem Zementieren beginnt.

Als Erstes wird die tibiale Komponente zementiert. Alle Zapfenlöcher oder -schlitze werden unter Druck mit Zement befüllt; auf das Plateau selbst wird nur wenig oder gar kein Zement aufgebracht (▶ Abb. 18-24). Der übrige Zement wird auf die Unterseite der endgültigen Tibiakomponente aufgetragen (▶ Abb. 18-25), die so eingebracht wird, dass der erste Kontakt dorsal entsteht. Dadurch wird verhindert, dass Zement auf der Rückseite des Knies austritt, und sorgt dafür, dass der ausgetretene Zement nach vorn gedrückt wird, wenn das Knie in Extension gebracht wird und der ventrale Teil der Tibiakomponente sich setzt (▶ Abb. 18-26). In einer ähnlichen Technik wird auch die Femurkomponente zementiert. Der Zement wird auf den distalen Femurkondylus aufgetragen und unter Druck in Zapfenlöcher oder Schlitze eingebracht. Ein dünner Zementfilm wird auf die Kondylenrückseite gestrichen, damit der Zement auch dort eindringen kann; der restliche Zement wird auf die Innenseite der Femurkomponente aufgebracht (▶ Abb. 18-27). Das Knie wird langsam gestreckt, um Druck auf die Knochen-Zement-Grenzfläche auszuüben (▶ Abb. 18-28). Ausgetretener

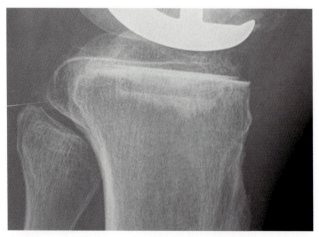

Abb. 18-26 Die Röntgenaufnahme zeigt, dass der Zement den Knochen gut penetriert, ohne posterior auszutreten.

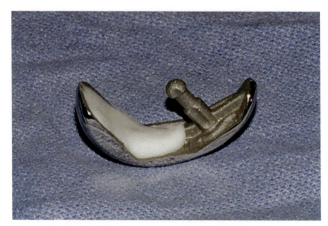

Abb. 18-27 Wie bereits für die Tibiaseite empfohlen, wird der Zement auf die Rückseite der Femurkomponente aufgebracht, um ein Austreten nach posterior zu verhindern.

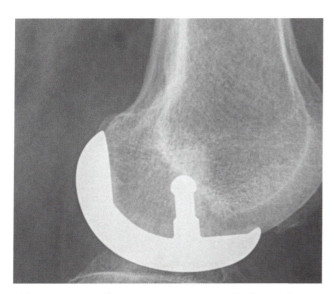

Abb. 18-28 Femorale Komponente mit gutem distalem und posteriorem Sitz.

Zement gelangt dadurch nach vorn und kann entfernt werden. Nach Erreichen der endgradigen Streckung wird das Knie in dieser Position gelagert, bis die Polymerisation vollständig abgeschlossen ist. Das Beugen und Strecken des Knies während der Polymerisation kann den Prothese-Zement- bzw. Knochen-Zement-Verbund beeinträchtigen und sollte vermieden werden. Zur Kontrolle der Polymerisation belasse ich entweder vorn auf dem Femur oder auf der Tibia etwas Zement (außerhalb des Knies härtet er gewöhnlich schneller aus).

Nach vollständiger Aushärtung des Zements wird das Knie in Beugung gebracht und die Blutsperre geöffnet. Nun wird noch überschüssiger Zement entfernt. Mit einem kleinen Rongeur fahre ich dazu an der Eminentia intercondylaris entlang, um ein etwaiges Einklemmen zwischen verbliebenem Knochen oder Osteophyten auszuschließen. Ferner sollte das Knie auch peripher auf überschüssigen Zement untersucht werden, der später womöglich abbrechen könnte.

18.13 Wundverschluss

Anschließend werden zwei kleinlumige Drainagen gelegt, die nach lateral durch separate Stichinzisionen ausgeleitet werden. Der Wundverschluss erfolgt schichtweise. Für die Gelenkkapsel benutze ich monofiles PDS-(Polydioxanon-)Nahtmaterial der Stärke 1, für die Subkutanschicht resorbierbare Fäden der Stärke 3-0 und für die unterbrochenen Hautnähte Nylonfäden der Stärke 3-0. Die Flexion des Kniegelenks wird gegen die Schwerkraft gemessen und dokumentiert. Die unmittelbar postoperative Behandlung entspricht derjenigen, die in Kapitel 4 für die totale Kniegelenkarthoplastik beschrieben wurde, außer dass die Heilung nach UKA oftmals rascher vonstatten geht.

Literatur

1. Outerbridge RE: The aetiology of chondromalacia patellae. J Bone Joint Surg 1961; 43B: 752–757.
2. Repicci JA, Hartman JF: Minimally invasive unicondylar knee arthroplasty for the treatment of unicompartmental osteoarthritis: an outpatient arthritic bypass procedure. Orthop Clin North Am 2004; 35: 201–216.
3. Scott RD: The mini incision uni: more for less? Orthopedics 2004; 27: 483.
4. Scott RD, Santore RF: Unicondylar unicompartmental knee replacement in osteoarthritis. J Bone Joint Surg Am 1981; 63: 536–544.
5. Brumby SA, Carrington R, Zayontz S, et al.: Tibial plateau stress fracture: a complication of unicompartmental knee arthroplasty using 4 guide pins. J Arthroplasty 2003; 18: 809–812.

19 Häufig gestellte Fragen zur totalen Kniegelenkendoprothetik

Zu Recht bemühen sich Patienten heute um mehr Aufklärung über ihre Operation und ihre Genesung. Oftmals beziehen sie ihre Informationen, ob nun richtige oder falsche, aus dem Internet oder von Freunden. Sie müssen über das jeweilige postoperative Protokoll ihres Chirurgen informiert und beruhigt werden, wenn während der Genesungsphase „etwas passiert".

Schon vor langer Zeit hat man an unseren Krankenhäusern Maßnahmen implementiert, die sich mit dieser Problematik auseinandersetzen. Dieser Maßnahmenkatalog beinhaltete ein präoperatives Gespräch mit dem Chirurgen sowie eine präoperative Schulung, an der die Patienten zum Zeitpunkt der Voruntersuchungen vor ihrer Aufnahme ins Krankenhaus teilnehmen konnten.

Es fehlten aber noch schriftliche Informationen, die der Patient zu Rate ziehen konnte, wenn sich vor, während und nach dem Klinikaufenthalt irgendwelche Fragen ergaben. Um diese Lücke zu schließen, erstellten G. Erens und ich eine Broschüre, die jedem Patienten ausgehändigt werden sollte, dessen Operationstermin feststand. Anfangs formulierten wir die Antworten auf jede einzelne Frage selbst. Da dieses Konzept allen Mitarbeiter des Endoprothetik-Teams interessant erschien, wurde die Broschüre für jedermanns Gebrauch modifiziert.[1] So wurde etwa ein Haftungsausschluss angefügt, um die Patienten daran zu erinnern, dass die Broschüre lediglich allgemeine Informationen enthält und dass sie sich bei Fragen oder Sorgen immer an den behandelnden Arzt wenden sollten.

19.1 Verschiedene Kategorien von Fragen

Die Fragen von Patienten wurden gesammelt und den drei Kategorien „präoperativ, perioperativ und postoperativ" zugeordnet. Die perioperativen Fragen wurden eingeteilt in solche, die sich im Krankenhaus ergeben können, und solche, die wahrscheinlich eher kurz nach der Entlassung aufkommen.

Speziell aufgegriffen wurden ferner drei häufig geäußerte Sorgen der Patienten, nämlich das Auftreten von Depression, Schlaflosigkeit und Obstipation.

Manche Probleme, die üblicherweise nach der Implantation einer Knieendoprothese auftreten, können zur Beunruhigung der Patienten führen, wenn ihnen nicht klar ist, dass ihre Symptome im Bereich des Normalen liegen. Zu diesen Problemen gehören: ein intermittierend auftretendes klickendes Geräusch im Knieinnern, ein Taubheitsgefühl im Außenbereich des Knies, nach Belastung und abends auftretende Schwellung, Wärmegefühl im Kniebereich und tastbare Nähte unter der Haut, die erst sichtbar werden, wenn die Schwellung abzuklingen beginnt.

Während der Genesungsphase können sich aber auch beunruhigende Ereignisse einstellen, die definitiv nicht normal sind und einen sofortigen Arztbesuch erforderlich machen; dazu zählen zunehmende Röte im Bereich der Wunde, zunehmende Schmerzen und Schwellung, Fieber > 38,5 °C, jedwede Wundsekretion, Wadenschwellung oder Wadenschmerz, Sprunggelenkschwellung, die über Nacht nicht abnimmt oder abklingt, sowie Zahnfleischbluten, blutiger Stuhl oder Urin.

19.2 Die Antworten

Unten finden Sie mögliche Antworten auf häufig gestellte Fragen, die aber nicht als endgültige Antworten, sondern als Leitfaden zu verstehen sind, den die einzelnen Operateure an ihre eigenen Praxisroutinen anpassen können.

Präoperativ auftretende Fragen

F: Wie groß sind die Erfolgschancen?

A: „Erfolg" sollte nicht anhand eines quantitativen Knie-Scores gemessen werden, sondern vielmehr an der positiven Beantwortung der folgenden drei Fragen:
- Sind Sie froh, dass Sie sich haben operieren lassen?
- Hat die Operation Ihre Erwartungen erfüllt?

19 Häufig gestellte Fragen zur totalen Kniegelenkendoprothetik

■ Würden Sie sich der Operation noch einmal unterziehen?
Etwa 98 % der Patienten beantworten alle drei Fragen nach 1 Jahr mit „Ja".

F: Wie lange dauert die Genesungsphase?

A: Bei jedem Patienten dauert die Genesung von einer Operation unterschiedlich lange. Um längere Gehstrecken bewältigen zu können, sind die Patienten nach der Operation in den meisten Fällen für 1 Monat auf die Benutzung eines Gehwagens (Rollator) oder von Gehstützen („Krücken") angewiesen. Anschließend dürfen Sie mehrere Wochen lang außer Haus einen Handstock benutzen; im Haus ist keine Stütze erforderlich. Sie werden Ihre normale Funktionsfähigkeit allmählich wiedergewinnen und schließlich keine Stützhilfen mehr benötigen. In der Regel dauert diese Phase ca. 3 Monate, manchmal aber auch länger.

F: Werde ich in eine Rehabilitationseinrichtung oder nach Hause entlassen?

A: Das hängt davon ab. Viele Patienten können nach ihrer Operation nach Hause entlassen werden. Womöglich begeben Sie sich aber auch in eine Rehabilitationseinrichtung, um die Fertigkeiten zu erlangen, die Sie für eine sichere Rückkehr nach Hause benötigen. Bei dieser Entscheidung müssen viele Faktoren berücksichtigt werden, so etwa die Anwesenheit von Angehörigen oder Freunden, die Sie bei Ihren täglichen Aktivitäten unterstützen können, Ihr häusliches Umfeld und Sicherheitsüberlegungen, Ihre postoperative körperliche Belastbarkeit, die von einem Physiotherapeuten im Krankenhaus beurteilt wird, sowie die Gesamtbeurteilung durch das Sie betreuende Krankenhausteam.

F: Wann kann ich wieder Auto fahren?

A: Wenn Ihr rechtes Knie operiert wurde, sollten Sie mindestens 1 Monat lang nicht Auto fahren. Nach 1 Monat können Sie wieder damit beginnen, sobald Sie sich dabei wohlfühlen. Wurde Ihr linkes Knie operiert, können Sie wieder Auto fahren, sobald Sie sich dazu in der Lage sehen, wenn Sie ein Auto mit Automatikschaltung fahren. Sie sollten nicht Auto fahren, wenn Sie Narkotika einnehmen. Manche Operateure erlauben ihren Patienten das Autofahren erst wieder nach der 4–6 Wochen nach dem Eingriff stattfindenden Kontrolluntersuchung. Klären Sie diese Frage mit Ihrem Operateur ab.

F: Wann kann ich wieder auf Reisen gehen?

A: Sobald Sie sich dazu in der Lage fühlen. Empfohlen wird, dass Sie bei längeren Reisen mindestens einmal pro Stunde aufstehen und sich dehnen oder herumlaufen. Das ist wichtig, um der Entstehung von Thrombosen vorzubeugen.

F: Wann kann ich wieder arbeiten?

A: Das hängt von Ihrem Beruf ab. Wenn Sie in erster Linie eine sitzende Tätigkeit ausüben, können Sie die Arbeit nach ca. 1 Monat wieder aufnehmen. Ist Ihre Arbeit anstrengender, dauert es möglicherweise bis zu 3 Monaten, bevor Sie wieder voll einsatzfähig sind. Manchmal geht es schneller, in anderen Fällen dauert es länger.

F: Welche Aktivitäten sind nach der Operation gestattet?

A: Je nachdem, wie Sie sich fühlen, können Sie die meisten Ihrer Aktivitäten wieder aufnehmen, etwa Spazierengehen, Gartenarbeit und Golfspielen. Zu den Aktivitäten, die Ihnen am besten bei der Wiedergewinnung von Beweglichkeit und Stärke helfen, gehören Schwimmen und stationäres Fahrradfahren. Vermeiden sollten Sie starke Belastungen wie Laufen und Springen sowie anstrengende Sportarten wie Einzeltennis oder Squash.

F: Wie lange wird mein künstliches Kniegelenk halten?

A: Das ist von Patient zu Patient verschieden. Für jedes Jahr nach Ihrem Kniegelenkersatz beträgt die Wahrscheinlichkeit einer erneuten Operation 1 %. Zehn Jahre nach der Operation liegt die postoperative Erfolgsrate ohne weiteren Eingriff damit bei 90 %.

Perioperativ (im Krankenhaus) auftretende Fragen

F: Wann kann ich wieder duschen bzw. wann darf die Naht feucht werden?

A: Drei Tage nach der Operation können Sie wieder duschen, wenn keine Drainage mehr liegt. Versuchen Sie die Wunde anfangs mit einer Plastiktüte oder Plastikfolie trocken zu halten. Wenn sie trotzdem nass wird, tupfen Sie sie vorsichtig trocken.

F: Wann kann ich mein Knie wieder ganz ins Wasser tauchen, z. B. in der Badewanne oder im Schwimmbad?

A: Zwei Wochen nach der Operation können Sie Ihr Knie wieder ganz ins Wasser tauchen, wenn die Wunde dann vollständig verheilt ist und die Fäden 3 oder 4 Tage vorher gezogen wurden.

F: Wann sollte ich den Knie-Immobilizer (Immobilisationsschiene) tragen? Wann kann ich sie ablegen?

A: Die ersten paar Tage nach der Operation wird diese Schiene im Allgemeinen nachts oder beim Umhergehen getragen, bis Sie in der Lage sind, das gestreckte Bein eigenständig anzuheben. Die meisten Patienten legen die Orthese (Schiene) etwa eine Woche nach der Operation ab; ganz nach Wunsch können Sie die Schiene nachts aber auch noch weiter tragen, wenn Sie sich damit wohler fühlen.

F: Wie oft sollte ich die CPM-Schiene benutzen?

A: Wenn Sie eine motorisierte Bewegungsschiene (CPM-Schiene) erhalten haben, beginnen Sie mit den Übungen wahrscheinlich schon kurz nach der Operation und wenden sie täglich insgesamt ca. 8 Stunden lang an. Der Beugungsgrad wird allmählich gesteigert. Die Übungspläne sind von Patient zu Patient aber verschieden.

F: Wie lange muss der Wundverband getragen werden?

A: Ein Wundverband wird für etwa 1 Woche angelegt und täglich durch einen neuen, trockenen Sterilverband ersetzt. Manchmal wird er auch noch länger getragen, um die Wunde vor Reizungen durch Kleidung oder die Knieorthese zu schützen.

F: Wann werden die Fäden (oder Klammern) entfernt?

A: Die Fäden werden ca. 10 Tage nach der Operation entfernt. Dies kann, falls Sie zu Hause sind, während eines Hausbesuchs durch eine Krankenschwester geschehen oder während eines Reha-Aufenthalts durch einen Mitarbeiter der Rehabilitationseinrichtung. Manche Nähte lösen sich von selbst auf und müssen nicht entfernt werden.

Perioperativ (außerhalb des Krankenhauses) auftretende Fragen

F: Wie lange muss ich Schmerzmittel einnehmen?

A: Es ist nicht ungewöhnlich, wenn Sie etwa 3 Monate lang eine Schmerzmedikation benötigen. Anfangs wird ein starkes Schmerzmittel (etwa ein Narkotikum) erforderlich sein. Die meisten Patienten können die starken Schmerzmittel aber nach etwa 1 Monat absetzen und auf ein frei verkäufliches Arzneimittel wie Paracetamol oder Ibuprofen umgestellt werden.

F: Wie lange muss ich blutverdünnende Medikamente einnehmen?

A: Es gibt verschiedene Möglichkeiten, darunter Tabletten und Injektionen, die helfen, Ihr Blut zu verdünnen und einer Phlebitis (Venenentzündung) und Thrombose vorzubeugen. Ihr Operateur wird eine Therapie wählen, die sich nach Ihrer Krankengeschichte und eventuell nach dem Ergebnis von Untersuchungen richten wird, die vor Ihrer Entlassung aus dem Krankenhaus durchgeführt werden.

F: Darf ich während der Genesungsphase Alkohol trinken?

A: Wenn Sie zur Blutverdünnung Warfarin (Coumadin®) einnehmen, sollten Sie auf Alkohol verzichten, weil Alkohol die Wirkung dieses Medikaments beeinflusst. Und auch wenn Sie Narkotika einnehmen, sollten Sie Alkohol vermeiden. Davon abgesehen können Sie nach eigenem Ermessen Alkohol in Maßen zu sich nehmen.

F: Wie lange sollte ich Eisenersatzpräparate einnehmen?

A: Nach einer Operation reicht die 4-wöchige Einnahme von Eisenpräparaten gewöhnlich aus. Diese Supplemente helfen Ihrem Körper, seine Eisenspeicher wieder aufzufüllen und Ihr Blutbild zu verbessern.

F: Welche Haltungen sind während der Genesungsphase gut und welche sind schlecht für mein Knie?

A: Sie sollten täglich eine gewisse Zeit an der Beugung und Streckung Ihres Knies arbeiten. Es hat sich bewährt, die Positionen alle 15–30 min zu verändern. Legen Sie möglichst kein Kissen bzw. keine Rolle unter Ihr Knie. Eine Rolle unter dem Sprunggelenk dagegen hilft die Streckung zu verbessern und einer Kontraktur vorzubeugen.

F: Sollte ich das Knie kühlen oder wärmen?

A: Anfang sind Eispackungen am besten geeignet, um die Schwellung zu lindern. Nach einigen Wochen können Sie auch die Anwendung von Wärme ausprobieren und sich dann für die Maßnahme entscheiden, die Ihnen am angenehmsten ist.

F: Wie lange sollte ich Kompressionsstrümpfe tragen?

A: Wenn Sie wieder zu Hause sind, können Sie versuchen, ohne die Strümpfe auszukommen, und beobachten, ob Ihre Knöchel dabei anschwellen oder nicht. Wenn ja, sollten Sie die Strümpfe tagsüber tragen, bis die Schwellung wieder auf das Maß zurückgegangen ist, das vor der Operation normal für Sie war. Auch einige Monate nach der Operation sollten Sie die Strümpfe immer dann tragen, wenn Sie mit dem Auto oder Flugzeug verreisen.

F: Kann ich Treppen steigen?

A: Ja. Anfangs werden Sie beim Aufwärtsgehen zuerst das nicht operierte und beim Abwärtsgehen zuerst das operierte Bein aufsetzen. Wenn Ihre Muskeln wieder stärker werden und sich Ihre Beweglichkeit verbessert, werden Sie das Treppensteigen wieder halbwegs normal bewältigen können – gewöhnlich wird dies nach etwa einem Monat der Fall sein.

19 Häufig gestellte Fragen zur totalen Kniegelenkendoprothetik

F: Brauche ich eine Physiotherapie?

A: Ja. Der Physiotherapeut spielt bei Ihrer Genesung eine sehr wichtige Rolle. Kurz nach der Operation und während Ihres gesamten Krankenhausaufenthalts werden Sie von einem Physiotherapeuten behandelt. Wenn Sie wieder zu Hause sind, wird ein Therapeut Sie wahrscheinlich zwei- bis dreimal wöchentlich zu Hause aufsuchen, um Sie bei Ihrem Übungsprogramm zu unterstützen. Er wird Ihnen eine Reihe von Übungen beibringen, die Sie dann selbstständig und ohne Supervision absolvieren können. Dazu wird Ihnen Ihr Physiotherapeut schriftliche Anweisungen aushändigen. Gute Übungsmöglichkeiten bieten auch Schwimmen und das Fahren auf einem stationären Fahrrad. Und auch nachdem Ihr Genesungsprozess vollständig abgeschlossen ist, können Sie diese Übungen unbegrenzt fortsetzen.

F: Wann kann ich wieder Geschlechtsverkehr haben?

A: Sobald Sie sich wieder wohl fühlen.

Postoperativ auftretende Sorgen

F: Ich fühle mich niedergeschlagen. Ist das normal?

A: Depressive Gefühle nach totalem Kniegelenkersatz sind nicht ungewöhnlich. Dafür können eine Reihe von Faktoren verantwortlich sein, etwa die eingeschränkte Beweglichkeit, Beschwerden, verstärkte Abhängigkeit von Dritten und Nebenwirkungen von Medikamenten. Die depressiven Gefühle lassen im Allgemeinen nach, wenn sich Ihr Leben wieder normalisiert. Halten diese Gefühle aber an, sollten Sie Ihren Internisten aufsuchen.

F: Ich leide an Schlaflosigkeit. Ist das normal? Was kann ich dagegen tun?

A: Schlaflosigkeit ist nach totalem Kniegelenkersatz eine sehr häufige Beschwerde. Dagegen können frei verkäufliche Medikamente wie Benadryl oder Melatonin helfen. Wenn das Problem fortbesteht, ist möglicherweise die Gabe eines verschreibungspflichtigen Medikaments erforderlich.

F: Ich leide an Verstopfung. Was kann ich dagegen tun?

A: Nach einer Operation kommt es häufig zu Verstopfung (Obstipation). Dies ist durch verschiedene Faktoren bedingt und kann durch die erforderliche Einnahme von narkotischen Schmerzmitteln noch verstärkt werden. Dem Problem lässt sich am besten mit einem einfachen frei verkäuflichen Stuhlweichmacher (wie z. B. Colace) vorbeugen. In seltenen Fällen können auch einmal ein Stuhlzäpfchen oder ein Einlauf nötig werden.

Postoperativ (langfristig) auftretende Sorgen

F: Welches Maß an Beweglichkeit benötige ich?

A: Die meisten Menschen benötigen eine Kniebeugung von 70°, um auf ebener Erde normal gehen zu können, 90°, um treppauf, und 100°, um treppab zu steigen. 105° sind erforderlich, um aus einem niedrigen Sessel aufzustehen. Um effizient gehen und stehen zu können, sollte Ihr Knie etwa 10° bis zur vollen Streckung erreichen.

F: Welches Maß an Beweglichkeit kann ich von meinem Knie nach 6 Wochen und nach 1 Jahr erwarten?

A: Der Bewegungsumfang ist von Patient zu Patient verschieden und von vielen individuellen Faktoren abhängig. Ihr Bewegungspotenzial wird zum Zeitpunkt Ihrer Operation bestimmt. Der durchschnittliche Patient erreicht etwa 1 Jahr nach der Operation ca. 115° Beugung (Flexion). Manche Patienten erreichen weniger, andere deutlich mehr.

F: Ich habe das Gefühl, dass mein Bein jetzt länger ist. Ist das möglich?

A: In der Mehrzahl der Fälle bleibt Ihre Beinlänge im Wesentlichen unverändert. In einigen Fällen kann das Bein jedoch länger werden. Dies ist meist darauf zurückzuführen, dass das Knie, das vor der Operation deutlich gekrümmt war, nun viel gerader geworden ist. Zunächst kann dieses Gefühl der Verlängerung merkwürdig anmuten. Die meisten Patienten gewöhnen sich mit der Zeit aber an diesen Unterschied; gelegentlich kann jedoch in der kontralateralen Extremität eine Schuheinlage notwendig werden.

F: Kann ich mit Gewichten trainieren?

A: Generell werden in den ersten beiden Monaten nach der Operation keine Gewichte angewendet. Mit fortschreitendem Physiotherapieprogramm kann Ihr Physiotherapeut auch die Anwendung von Gewichten empfehlen; allerdings sollten Sie sich auf leichte Gewichte beschränken, mit einem ½ kg beginnen und das Gewicht auf maximal 2,5 kg steigern.

F: Löse ich die Sicherheitsmonitore am Flughafen aus? Brauche ich eine ärztliche Bescheinigung?

A: Wahrscheinlich werden Sie beim Passieren der Sicherheitskontrolle den Alarm auslösen. Ergreifen Sie die Initiative, und informieren Sie das Sicherheitspersonal schon vorab, dass Sie ein Kniegelenkimplantat haben, das höchstwahrscheinlich den Alarm auslösen wird. Tragen Sie Kleidung, die es Ihnen ermöglicht, Ihre Operationsnarbe ohne Probleme vorzuzeigen. Eine ärztliche Bescheinigung oder ein Prothesenpass nützt Ihnen beim Passieren der Sicherheitskontrollen heutzutage nichts mehr.

F: Muss ich vor einem zahnärztlichen Eingriff oder einer invasiven medizinischen Intervention Antibiotika einnehmen?

A: Ja. Sie erhalten bei Ihrem ersten Nachsorgetermin ein Schreiben, in dem dies im Einzelnen erläutert wird. Bis zu sechs Wochen nach einer kniegelenkersetzenden Operation sollten Sie jegliche professionelle Zahnreinigung sowie andere aufschiebbare Maßnahmen vermeiden.

F: Kann ich mich hinknien?

A: Nach mehreren Monaten können Sie versuchen, sich hinzuknien. Das kann zunächst schmerzhaft sein, beeinträchtigt oder schadet Ihrem künstlichen Kniegelenk jedoch nicht. Großenteils werden die Beschwerden beim Knien durch die frische Operationsnarbe und die Heilung des umgebenden Gewebes hervorgerufen. Mit der Zeit wird Ihnen das Hinknien aber leichter fallen. Verwenden Sie dabei aber immer eine Unterlage.

F: Kann ich wieder Skiabfahrtslauf betreiben?

A: Der Abfahrtslauf stellt ein Risiko dar. Das Risiko entsteht nicht durch das Skifahren selbst, sondern vielmehr durch potenzielle Verletzungen bei einem schweren Sturz oder bei der Kollision mit einem anderen Skifahrer. Schwarze Pisten sollten Sie definitiv meiden. Wenn Sie Ski fahren, denken Sie an die damit verbundenen Risiken und fahren Sie nur bei guten Bedingungen.

F: Wann sind Nachuntersuchungen bei meinem Operateur fällig?

A: Nachuntersuchungen finden meist 4–6 Wochen nach der Operation sowie nach 1, 2, 5, 7 und 10 Jahren statt. Diese Nachuntersuchungen sind wichtig, um die Verankerung der Prothese und die potenzielle Abnutzung der Kunststoffanteile des Gelenks zu überwachen.

Unsere Broschüre mit den häufig gestellten Fragen wurde von unseren Patienten und ihren Angehörigen gut aufgenommen. Darin werden wichtige Fragen beantwortet und Ängste abgebaut. Weitere inhaltliche Verbesserungen der Broschüre sind durch das ständige Feedback der Patienten gewährleistet.

Literatur

1. Scott RD, Erens GA (2004) Frequently asked questions regarding total knee arthroplasty. Orthopedics 27: 1–3.

Register

A

A/P-Resektionslehre, Positionierung 33–36
Abdeckung, sterile 25, 121
Achillessehnengraft bei Patellarsehnenausriss 133
Adipositas
    Versagen unikompartimenteller Prothesen 146
Aktivitäten nach TKA 168
Alkoholkonsum nach TKA 169
Amputation nach fehlgeschlagener Arthroplastik 128
Anästhesie
    bei rheumatoider Arthritis 102
    zur bilateralen Arthroplastik 117
ankylosierte Kniegelenke, Arthroplastik
    bei Kreuzbandersatz 15
    Darstellung des Gelenks 75–76
    Darstellung in Extension 76–77
    Freilegung in Flexion 76–78
    heterotope Ossifikation 78
Antekurvatur der Tibia
    Fehlverheilung nach Osteotomie 90–92
antibakterielle Hautreinigung, präoperative 121
Antibiotika
    bei bilateralem Gelenkersatz 118
    bei Sepsis 122, 127, 131
    Prophylaxe bei zahnärztlichen Eingriffen 124–125, 171
Antikoagulation, perioperative 98
    bei bilateraler Arthroplastik 118
    primäre Kniegelenkarthroplastik 45–46
    Therapiedauer 169
Arbeit, Wiederaufnahme nach TKA 168
Arthritis
    degenerative *siehe* Osteoarthrose 97
    rheumatoide *siehe* rheumatoide Arthritis 97
Arthrodese nach fehlgeschlagener Arthroplastik 128
Arthroplastik
    bilaterale einzeitige 117–119
    des lateralen Gelenkkompartiments 163
    Erfolg 167
Arthrotomie, parapatellare
    bei Prothesenwechsel 126
    bei unikompartimentellem Gelenkersatz 154
asymmetrische Plattform zur Tibiaausrichtung 41
asymmetrische Tibiakomponente 39
Augmentation
    modulare Keile 114
    rheumatoide Zysten 99, 106, 110–111
    Schrauben 94
Augmentation, femorale
    allogene Knochenblöcke 108
    Knochentransplantate 105–106
    Methoden 108–109
    modulare Keile 5, 108
    Valgusdeformität und 57–58
    Zement allein 105–107
    Zement plus Schrauben 105–108
Augmentation, tibiale
    allogene Knochenblöcke 113–114
    bei fehlgeschlagener Osteotomie 89
    bei Varusdeformität 50–51
    Knochentransplantate 110–111
    modulare Keile 4–5, 114
    Optionen 110
    patientenspezifische Prothesenkomponenten 115
    Zement allein 110–112
    Zement plus Schrauben 112
Augmentationskeile 114
    modulare 5
Ausrichtung
    intramedullär vs. extramedullär 38–39
Ausrichtung *siehe* Femurausrichtung, Tibiaausrichtung 67

B

Bandlaxität
    des Außenbandes bei Varusdeformität 51–52
    medial 59
    Reoperation wegen 141–142
Beinlängenunterschied nach TKA 170
Berufstätigkeit, Wiederaufnahme 168
Beugekontraktur 81–86
    Algorithmus zur Arthroplastik bei 84
    bei Knochendeformitäten 84
    bei rheumatoider Arthritis 98–99
    bilaterale 82, 84
    Dorsalneigung des Tibiaplateaus, Arthroplastik 40, 85
    intraoperative Maßnahmen 82–83
    Kapselverschluss bei Arthroplastik 85
    Kreuzbandersatz bei 15
    Osteophytenabtragung 82–83
    Patellatiefstand 84–85
    postoperative Maßnahmen 85–86
    präoperative Maßnahmen 82
    Therapieleitlinien 84
    Ursachen 81–82
    Verschluss der Gelenkkapsel 85
Beugespalt
    bei Rotationsausrichtung der Femurkomponente 31–32
    bei unikompartimentellem Gelenkersatz 163
    bei Valgusfehlstellung 59

Register

bei Varusdeformität 49–50
  Beurteilung anhand von Probekomponenten 43
Beugung
  ausreichende Knieflexion bei RA 100–101
  normale Beugefähigkeit 81, 170
  starke, bei mobilem Gleitlager 20–21
Bewegungsschiene, motorisierte siehe CPM-Schiene 86
Bewegungsumfang
  ausreichender 75
  nach TKA 170
bikompartimentelle Arthroplastik
  Erhalt des hinteren Kreuzbandes 14
  Ersatz des hinteren Kreuzbandes 14–17
  Geschichte 1–6
bikondyläre Prothese 1–2
bilaterale Kniearthroplastik 117–119
  Anästhesie 117
  Antikoagulation 118
  Belastungsstatus nach 118
  bilaterale Primär-/Revisionsoperation 119
  ein- vs. zweizeitig 117
  Hautinzisionen 118
  Indikationen 117
  Operationstechnik 118
  Patientenzufriedenheit 119
  präoperative Beratung des Patienten 118–119
Bizepssehne, Release bei Valgusdeformität 62–63
Blutsperre 26
Brigham-Knie
  Geschichte der unikompartimentellen Arthroplastik 6–7
  Tibiakomponente 147
  unikompartimentelle Prothese 146–147

C

Cephalosporine 122
  bei Sepsis 131
CPM-Schiene 46, 118
  bei Beugekontrakturen 86

D

Débridement, bei Sepsis 123, 126–127
Depression 170
Dimensionierung
  der Femurkomponente 31, 159
  der Tibiakomponente 40–41
Diskolation mobiler Gleitlager 23
distale Femurresektion 30
  bei unikompartimentellem Gelenkersatz 158–159
  bei Valgusdeformität 58
  bei Varusdeformität 49–50
  zusätzliche, bei Beugekontrakturen 83–84
dorsale Kondylenachse mit 3° Außenrotation 93
dorsale Kondylenachse zur Rotationsausrichtung der Femurkomponente 31–32
Dorsalneigung des Tibiaplateaus (posterior slope) 40, 85
Duopatellar-Prothese 1–3, 65
dynamische Instabilität, Patella-Maltracking 69
dynamische Schiene 99
dynamische Schienung bei Beugekontrakturen 82, 84, 86

E

Ein-Drittel-Regel für die Korrektur von Beugekontrakturen 84, 98
Einsteifung des Kniegelenks siehe Steifheit und ankylosierte Kniegelenke 80
Eisenersatzpräparate 169
Erfolgschancen der TKA 167
Extension
  Freilegung des ankylosierten Kniegelenks 76–77
  Manipulation zur Kontrakturbehandlung 75–80
  mediales Release bei Varusdeformität 48–49
  normale Beweglichkeit 81, 170
extramedulläre Ausrichtung
  des Femurs 159
  der Tibia 38–39

F

Fehlrotation, Kompensation durch mobile Gleitlager 20–21
Fehlverheilung nach Tibiaosteotomie 90–92
femorale Gelenklinie bei Valgusdeformität 56
Femur
  anatomische Überlegungen zur Präparation 28–29
  anteriorer Schnitt 33–34
  Defekte, Augmentationsmethoden 105–109
  distale Resektion siehe distale Resektion 33
  Endbearbeitung 35–36, 161–162
  Endbearbeitung bei UKA 161–162
  Fehlrotation und Maltracking der Patella 68
  Hypoplasie des lateralen Femurkondylus bei Valgusdeformität 57–58
  Positionierung A/P-Resektionslehre 33–36
  posteriorer Kondylenschnitt 34
  Präparation 28–33
  Schnitte 33–34
  Schrägschnitte 34
  Testkomponente 82
  Trochleaschnitt 33
  Valguswinkel 30–31
Femur-Hemiarthroplastik, Massachusetts General Hospital 1
Femurausrichtung
  intramedulläre 28
  Maltracking der Patella 67–69

Rotationsausrichtung 160
rotatorische 31–33
Femurkomponente
augmentierte 108–109
Bruch 137–139
Dimensionierung 31, 159
intramedulläre Ausrichtung 28–29
langstielige, bei rheumatoider Arthritis 101
Lockerung 137–138
mediolaterale Positionierung, UKA 160–161
Rotation bei Varusdeformität 49–50
Rotationsausrichtung 31–33, 160
Rotationsausrichtung nach fehlgeschlagener
Tibiaosteotomie 92–93
Testlauf 82, 162
valgische Fehlimplantation und
Maltracking der Patella 67
Wahl der richtigen Größe 135–136
Femurschnitte 33–34
Fettkörper
Dissektion 28
Verschluss 45
Fixed-bearing-Prothese 19
Tibiaausrichtung bei 42
fixiertes Gleitlager 6
Vorteile 19
Flexion
Freilegung des ankylosierten Kniegelenks 76–78
Flexion siehe Beugung 81
Flexionskontraktur siehe Beugekontraktur 81, 84
Frakturen
bei rheumatoider Arthritis 101
Beugekontraktur durch 84
der Femurkomponente 137–139
Patella 70–71
Verzicht auf dorsale Neigung des Tibiaplateaus 40

G

Ganglionzysten 142–143
Gastroknemius-Lappenplastik 124
Gefäßerkrankungen und Blutsperre 26
Gefäßversorgung der Patella 69–70
Gelenkkapsel
intraoperative Schutzmaßnahmen 122–123
Kapselverschluss bei Beugekontraktur 85
Lösung der, bei Beugekontrakturen 82–83
Verschluss 127
Gelenklinien
bei Valgusdeformität 56
bei zementierten Komponenten 105, 107
Valgisierung nach fehlverheilter Tibiaosteotomie 87
Varisierung nach Tibiaosteotomie 90
Veränderung nach Tibiaosteotomie 89, 92, 94
Zement plus Schraubenaugmentation 105, 107–108

Gelenkversteifung nach fehlgeschlagener
Arthroplastik 128
Genesungsphase, Dauer 168
Geschichte
bikompartimentelle Arthroplastik 6
unikompartimenteller Gelenkersatz 6–7
Geschlechtsverkehr nach TKA 170
Gewichtstraining nach TKA 170
Gleitlager, fixiertes siehe fixiertes Gleitlager 6
Gleitlager, mobiles siehe mobiles Gleitlager 6
Gonarthrose
Patellarückflächenersatz 65–67
Valgusdeformität bei 56
Größenbestimmung siehe Dimensionierung 41
Guepar-Prothese 1

H

Hämarthrosen 140, 143
Hämatome 132
Harnwegsinfektionen, präoperatives
Screening auf 121
Haut
Nekrosen 124, 130
präoperative antibakterielle Reinigung 121
Hautreinigung, präoperative antibakterielle 121
Heparin 45, 132
heterotope Ossifikation 78
Hift-and-resect-Technik bei Varusdeformität 48–49
Hinknien nach TKA 171
hinteres Kreuzband
Balancierung 11–13
Erhalt bei Varusdeformität 51–52
Erhalt siehe Kreuzbanderhalt 14
Erhalt versus Ersatz bei Valgusdeformität 63
Erhalt vs. Ersatz bei RA 102
Ersatz beim steifen Kniegelenk 77
Ersatz siehe Kreuzbandersatz 14–17
Schädigung durch Osteophyten 81, 83
Schutz 40
HKB 9
Hüftgelenk
Arthritis, Kniesteife bei 75
Hüft-TEP vor Knie-TEP 97–98
Kniemanipulation während Hüft-TEP 82
Hyperextension
Grenzen des Kreuzbandersatzes 16

I

Immobilisationsschiene 168
Impaction Grafting 99
Infektionen 39
akute 125
Diagnostik 125

Register

frühe 124
    Klassifikation 124 – 125
intramedulläre Ausrichtung
    der Tibia 38 – 39
    des Femurs 28 – 29, 159
Inzisionen 129
    bei bilateraler Arthroplastik 118
    bei unikompartimentellem Gelenkersatz 154 – 155
    Darstellung des steifen Knies 75 – 77
    Infektionskontrolle bei 122
    Komplikationen 129
    Primär-TEP 26
    Wahl der richtigen Schnitttechnik 129 – 131
    zur Osteotomie, Probleme bei
        Gelenkersatzoperationen 87

K

Kältetherapie 169
Keilaugmentation 91
Kinematic-Prothese 3 – 4, 114
Kinemax-Prothese 5
Knie-Immobilizer 168
Kniegefäße
    Schonung 69 – 70, 122 – 123
Kniegelenkarthroplastik
    Erfolg 167
Knierolle, Platzierung 25
Knieteilprothesen aus Metall 149 – 150
Knochen
    Defekte *siehe auch* Augmentation 105
    heterotope Ossifikation 78
Knochensubstanzdefekte *siehe* Augmentation 108
Knochenszintigraphie
    bei patellaren Nekrosen 124
    bei Sepsis 125
Knochentransplantate
    bei Insuffizienz des Tibiaplateaus 94
    Femurdefekte 105 – 106
    rheumatoide Zysten 99, 110 – 111
    Tibiadefekte 110
Komplikationen
    Bandlaxität 141 – 142
    bei Osteopenie 101 – 102
    Beugekontraktur 81 – 86
    Bruch der Prothesenkomponenten 137 – 139
    Einsteifung des Gelenks 68, 75 – 78, 140 – 141
    Ganglionzysten 142
    Hämarthrosen 140
    Hämatombildung 132
    Hautnekrosen 124
    Impingement der Popliteussehne 134 – 135
    Lockerung der Prothesenkomponenten 71, 137 – 139
    Nekrosen der Haut 130
    Patellarsehnenausriss 132 – 133

    patellofemorale 65 – 74, 137, 139 – 140
    schnittbedingte 129 – 131
    Sepsis 121 – 128
    Synovialitis 65, 71, 140
    Synovialitis, rheumatoide 99 – 100, 102
    Verletzungen des medialen Kollateralbandes 133
    Vermeidung von 129 – 136
    Verschleiß *siehe* Polyethylenabrieb 140
    Wunddrainage 130 – 131
Kompressionsstrümpfe 169
körperliches Training mit Gewichten 170
Kreuzband *siehe* hinteres Kreuzband,
    vorderes Kreuzband 9
Kreuzbanderhalt
    Balancierung 11 – 13
    bei Valgusdeformität 63
    Femurresektion bei 30
    Kandidaten 11
    Nachteile 13 – 14
    Probelauf bei 42 – 43
    Vorteile 10
Kreuzbandersatz
    bei Beugekontrakturen 83
    bei rheumatoider Arthritis 102
    bei Valgusdeformität 63
    Femurresektion bei 30
    Indikationen 14 – 15
    Nachteile 16 – 17
    Probelauf bei 43
kreuzförmiges Release, umgekehrtes,
    bei Valgusdeformität 59, 61 – 62

L

Lagerung des Knies, postoperative 169
laminare Luftströmung, Infektionsrate 121 – 122
laterales Gelenkkompartiment, Arthroplastik 163
laterales Kollateralband, Release bei
    Valgusdeformität 62 – 63
laterales Retinakulum, Release 122
Laxität *siehe* Bandlaxität 51
Lift-off-Test zur Balancierung des HKB 11 – 13, 42
Lig. patellofemorale, Darstellung
    und Durchtrennung 27
Ligamentum cruciatum posterior *siehe*
    hinteres Kreuzband 9
Lockerung
    Femurkomponente 137 – 138
    Patella 71
    Tibiakomponente 139

M

Manipulation
    bei Beugekontrakturen 82, 98

des steifen Kniegelenks 79–80, 140, 142
  Frakturrisiko 101
Marmor-Prothese 1–2, 6
Massachusetts General Hospital,
  Femur-Hemiarthroplastik 1–2
McKeever-Prothese, Tibia-Hemiarthroplastik 1, 4, 150
mediale parapatellare Arthrotomie 26–27
mediales Kollateralband
  Ansatzverlagerung bei Valgusdeformität 59
  Ausreißen bei RA 101
  Freilegung 48
  Release bei Restinstabilität 51
  Release bei Varusdeformität 49
  Schutz 34, 133, 155, 157
  Überdehnung bei Valgusdeformität 55, 58
  Verletzungen 133
  Vermeidung von Verletzungen 133
  Versorgung von Verletzungen 134
mediolaterale Weichteilstrukturen, Balancierung bei
  Varusdeformität 48–49
Meniskektomie 28, 133
Metallimplantate, Probleme bei Gelenk-
  ersatzoperationen 88
Metallteilprothesen 149–150
Metallverstärkung
  Nachteile 71
  Vorteile 71
MGH *siehe* Massachusetts General Hospital 1
Midvastuszugang bei parapatellarer Arthrotomie 26
mobiles Gleitlager 6
  Dislokation 23
  Nachteile 23
  Vorteile 21
modulare Tibiakeile 4
motorisierte Bewegungsschiene
  siehe CPM-Schiene 86

N

Nachuntersuchungen 46, 171
Nahtmaterial
  Entfernung 169
  Kapselverschluss 122
  Wundverschluss 45, 165
Narbengewebe, Einklemmungsbeschwerden 16, 73
Nekrose
  der Haut 124
  Behandlung 130
No-Thumb-Regel 43

O

Omnifit-Knie 5, 108
Onlay-Tibiakomponente 156–158

Operationstechniken, allgemein
  Antikoagulation *siehe* Antikoagulation,
    perioperative 45
  Beurteilung der Patellaführung 43–44
  Blutsperre 26
  distale Femurresektion 30
  Einlegen von Drainagen 44–45, 122–123, 130–131
  Einstellung der Bandspannung 42
  Einstellung des Beuge- und Streckspalts 43
  Funktionsprobe mit Probeimplantaten 42–43
  Gelenkeröffnung 26–28
  Infektionsprophylaxe 122–124
  Lagerung des Patienten 25
  mediale parapatellare Arthrotomie 26–27
  minimal invasive 154
  Nachuntersuchungen 46
  Patellaresektion 37–38
  Platzierung der Knierolle 25
  Positionierung der A/P-Resektionslehre 33–36
  Präparation der Patella 37
  Präparation der Tibia 38–39
  Präparation des Femurs 28–29
  primäre Kniegelenkarthroplastik 25–46
  Rotationsausrichtung der Tibiakomponente 41–42
  Schnittführung 26, 122
  Vorbereitung des Beines 25–26
  Wundverschluss 44–45, 122–124, 165
  Zementierung der Prothesenkomponenten 44
Ossifikation, heterotope 78
Osteoarthrose
  Arthroplastik bei Beugekontrakturen 81
  Gelenkersatz bei OA und RA 97
Osteolyse 139–140
Osteopenie bei rheumatoider Arthritis 101–102
Osteophyten
  Abtragung 28–29, 35, 48, 53
  Abtragung bei Beugekontrakturen 81–83
  am hinteren Kreuzband 10–11
  Beugekontrakturen durch 81
  Resektion bei UKA 155–157, 162, 165
Osteotomie der Tuberositas tibiae
  Beugekontrakturen durch 84
  zur Darstellung des steifen Kniegelenks 75–76
Overstuffing 76

P

parapatellare Arthrotomie 26–27
  bei Prothesenwechsel 126
  bei unikompartimentellem Gelenkersatz 154
Patella
  asymmetrische Zurichtung 68
  Bohrschablone 37
  Dicke 37, 68
  domförmig 72

Register

dynamische Instabilität 69
dysplastisch veränderte 73–74
Fraktur 70–71
Frakturrisiko bei RA 102
Führung *siehe* Patellaführung 14
Gefäßversorgung 69–70
Hochstand der 67
laterales Release 68
Lockerung 71
Luxation *siehe* Patellaluxation 15
Maltracking 67–69
metallverstärkte Komponente 139
Narbengewebe 16, 73
Patella-Clunk-Syndrom 73
Polyethylenabrieb 71–73
postoperative Fraktur 70–71
Präparation 37–38
Resektion 37–38
Rückflächenersatz bei Arthosepatienten 65–67
Rückflächenersatz bei RA 99–100
Rückflächenersatz *siehe* Patellarückflächenersatz 19
sombreroförmig (mexican hat) 72
Unterbrechung der Gefäßversorgung 69–70
Verschleiß 71–73
Verzicht auf Rückflächenersatz 65–67, 140
Voll-Polyethylen-Komponenten 139–140
zu dickes Inlay 68
Patella-Clunk-Syndrom 16, 73
 Vorbeugung 37
Patella alta 67
Patella baja/infera 75
Patellaführung
 bei Kreuzbanderhalt 14
 Beurteilung 43–44
 Kreuzbandersatz 15
 Rotation der Femurkomponente und 68
 Rule-of-no-Thumb-Test 68–69
Patellakomponente
 All-Poly-Design 4
 Ausrissfraktur 139
 domförmig 5
 sombreroförmig (mexican hat) 4
Patellaluxation
 bei Valgusdeformität 55–56
 Kreuzbandersatz bei 15
Patellarsehne
 Ausriss, Achillessehnengraft 133
 Ausriss, Verlagerung der Semitendinosussehne 132
 Behandlung von Ausrissen 132–133
 Schutz vor einem Ausreißen 88
 Verstärkungsplastik 71
Patellarückflächenersatz
 bei rheumatoider Arthritis 99–100
 Kontroversen 19

Patellatiefstand 75
 Beugekontraktur mit 84–85
 durch Elevation der Gelenklinie 105, 107
 nach Tibiaosteotomie 88
Patellektomie
 bei Nekrosen 124, 130
patellofemorales Gelenk, dysplastisches 73–74
Patientenfragen zur TKA 167–171
 perioperativ 168–170
 postoperativ 170–171
 präoperativ 167–168
PFC *siehe* Press-Fit Condylar 4
PFC-Prothese 5–6
 bikompartimentell 4–5
 unikompartimentell 7
PFC-Sigma-Knie 5, 7
Physiotherapie nach TKA 79, 170
POLO-Test zur Balancierung des HKB 11–13, 42
Polyethylenabrieb
 bei HKB-erhaltenden Prothesen 14
 bei mobil gelagerten Prothesen 21
 bei unikompartimentellen Prothesen 146–148
 Brigham-Knie 7
 Einflussfaktoren 19
 HKB-ersetzende Prothesen 16
 Kantenbelastung 147
 Patellakomponente 71–73, 140
 Reoperation wegen 141, 143
 rückseitig 19–20
Popliteussehne
 Impingement 134–135
 Release bei Valgusdeformität 62–63
posteriorer Kondylenschnitt 34
posterior slope *siehe* Dorsalneigung des Tibiaplateaus 85
postoperative Maßnahmen
 Antikoagulation *siehe* Antikoagulation 124
 Vermeidung von Infektionen 124
 Wunddrainage 44–45, 122, 127, 130–132
 zur Vermeidung von Beugekontrakturen 85–86
präoperative Maßnahmen
 Patientenfragen 167–168
 Vermeidung von Infektionen 122–123
primärer Prothesenwechsel bei Sepsis 126
Prothesenhaltbarkeit
 Patientenfragen 168
Prothesenwechsel bei Sepsis
 primärer 126
 Protokoll für verzögerten 126–127
 verzögerter 126
proximales Quadrizeps-Release zur Darstellung des steifen Kniegelenks 75
Pseudarthrose nach Tibiaosteotomie 89–90
Pull-out-Lift-off *siehe* POLO-Test 12
Pull-out-Test 12

Q

Quadriceps Snip 132
   klassisches proximales Release nach Insall 76
   umgekehrtes V 76–77
Quadriceps Turndown 132
Quadrizeps-Schnitt *siehe* Quadriceps Snip 76
Quadrizepssehne, Glättung 37

R

RA *siehe* rheumatoide Arthritis 101
Rehabilitation
   Dauer bei bilateraler Arthroplastik 118
   Protokoll 46
Reisen nach TKA 168
Release
   laterales Retinakulums 122
Reoperation *siehe* Revisionsarthroplastik 137
Resektionsarthroplastik bei Sepsis 127–128
Resektionslehren
   für die Präparation der Patella 37–38
   zur Präparation des Femurs 33–36
Restinstabilität, laterale
   Korrektur 51–52
Restvalgusstellung 67
Retropatellarersatz 65–67
Revisionsarthroplastik 137–143
   Bandlaxität nach TKA 141–142
   bilaterale 119
   Bruch der Femurkomponente 137–139
   Einsteifung des Gelenks 140–141
   Ganglionzysten 142
   Hämarthrosen 140
   Inzidenz 137
   Lockerung der Femurkomponente 137–138
   Lockerung der Tibiakomponente 139
   metallverstärkte Patellakomponenten 139
   Polyethylenabrieb 140
   Probleme 145–149
   Probleme mit Voll-Polyethylen-Patellakomponenten 139–140
   rheumatoide Synovialitis 140
   Verzicht auf Retropatellarsatz 140
Revisionsendoprothetik
   femorale Augmentationskeile 108
rheumatoide Arthritis
   Anästhesie zur Knie-TEP 102
   Antikoagulationsbedarf 98
   ausreichende Knieflexion nach Knie-TEP 100–101
   Frakturrisiko 101
   Hüft-TEP vor Knie-TEP 97–98
   Infektionsrisiko bei Knie-TEP 100
   Knie-TEP bei ipsilateraler Hüftbeteiligung bei 97–98
   Kniearthroplastik bei 97–103
   Kniemanipulation während Hüft-TEP 82
   Kreuzbanderhalt vs. Kreuzbandersatz 102
   Osteopenie bei 101–102
   rezidivierende Synovialitis nach Knie-TEP 100, 140
   rheumatoide Zysten 99
   statistische Angaben 97
   TKA und Patellarückflächenersatz 65–67, 99–100
   und Beugekontrakturen 81, 98–99
   vs. Osteoarthrose 97
Röntgenaufnahmen
   bei Sepsis 125–126
   unikompartimenteller Gelenkersatz 153–154
Rotating-platform-Prothese 21, 23
   Indikationen 23
Rotationsausrichtung
   der Femurkomponente 31–33, 160
   der Tibiakomponente 41–42
Rückflächenersatz der Patella 65–67
Rule-of-no-Thumb-Test 43, 68–69

S

„Schein"-Inzision 129
Schiene
   dynamische 84, 86
Schiene *siehe auch* CPM-Schiene 86
Schienung bei Beugekontrakturen 82, 84
Schlaflosigkeit nach TKA 170
Schmerzmanagement nach TKA 169
Schrägschnitte, Femurpräparation 34
Schraubenaugmentation 94
Schraubenaugmentation plus Zement
   femorale Defekte 105–108
   Femurdefekte 108
   Tibiadefekte 112
Schwimmen nach TKA 168
Scott-Thornhill-Knie, unikompartimentelles 7
Sehnenplastik 71
Sehnentubing 71
Semitendinosussehne, Verlagerung bei
   Patellarsehnenausriss 132
Sepsis 121–128
   akute Infektionen 125
   Behandlungsoptionen 126–128
   bei rheumatoider Arthritis 100
   chronische Infektionen 125
   Früh- vs. Spätinfektion 124–125
   hämatogene Spätinfektion 125
   intraoperative Keimstreuung 125
   Klassifikation 124–125
   Nekrosen 124
   perioperative Prophylaxe 121
   Präventivmaßnahmen 121–123
serielle Gipsverbände bei Beugekontrakturen 82, 84
Skifahren nach TKA 171

Spacer 38
Spalthautplastik bei Nekrosen 124
Spinout-Effekte 22
    Komplikation mobil gelagerter Prothesen 21
    Maßnahmen bei 23
    Vermeidung 22
sportliche Aktivitäten, Wiederaufnahme 168
Steifheit
    Kniegelenkarthroplastik 75–80
    postoperative 75, 78–79, 140–141
    siehe auch ankylosierte Kniegelenke 75
sterile Abdeckung 25
Stockinette 25, 121
Streckfähigkeit 81
Streckspalt
    Balancierung bei Valgusdeformität 59–63
    bei unikompartimentellem Gelenkersatz 157
    bei Valgusdeformität 56
    Beurteilung mittels Probekomponenten 43
Subvastuszugang bei parapatellarer Arthrotomie 26
Synovektomie bei rheumatoider Arthritis 100
Synovialitis
    durch Polyethylenabrieb 140
    metallinduzierte durch metallverstärkte Patella 71–72
    rezidivierende nach Knie-TEP bei RA-Patienten 100, 140

T

Thromboseprophylaxe
    bei bilateraler Arthroplastik 118
Tibia
    Augmentation *siehe* Augmentation, tibiale 93
    Defekte, Augmentationsmethoden 110–115
    dorsale Neigung (posterior slope) 40
    Dorsalneigung bei der Tibiapräparation 85
    Endbearbeitung 163
    extramedulläre Ausrichtung 38–39
    Fehlrotation und Maltracking der Patella 68
    Festlegung der Resektionshöhe 38
    Innenrotation bei Varusfehlstellung 53
    Insuffizienz des Tibiaplateaus nach Osteotomie 93
    Knochensubstanzverlust bei Varusdeformität 50–51
    Knochentransplantate 110–111
    Osteotomie *siehe* Tibiaosteotomie 87
    Präparation, Vermeidung von Verletzungen des medialen Kollateralbandes 133
    Präparation 38–39
    Präparation bei UKA 156–158
    Resektion 40
    valgische Krümmung *siehe* Tibiakrümmung, valgische 89

Tibia-Hemiarthroplastik nach McKeever 1
Tibiaausrichtung
    asymmetrische Plattform 41
    bei valgischer Tibiakrümmung 39
    extramedulläre 38–39
    intramedulläre 38–39
Tibiakeile, modulare 4
Tibiakomponente
    asymmetrische 39
    des Brigham-Knies 146–147
    Größenbestimmung 40–41
    Lockerung 139
    mit Offset-Stiel 94–95, 115
    modulare Augmentationskeile 114
    Onlay-Typ 156–158
    Probelauf 163
    Pseudarthrose 89–90
    Rotationsausrichtung 41–42
Tibiakrümmung, valgische 56, 63
    Ausrichtung der Tibiakomponente 38–39
    Fehlverheilung nach Osteotomie 90–92
tibiale Gelenklinie bei Varusfehlstellung 56
Tibiaosteotomie
    Knietotalendoprothetik nach 87–96
    varisierende, Folgen 90–94
    Verzicht auf dorsale Neigung des Tibiaplateaus 40
Tibiaosteotomie, Arthroplastik nach
    Aufwärtsneigung der Gelenklinie 89
    bei Valgusdeformität 90–94
    Fehlverheilung 90–92
    frühere Inzisionen 87
    Metallimplantate 88
    operative Darstellung 88
    Patellatiefstand 88
    Pseudarthrose 89–90
    Tibiaschaft-Offset 94–95
    unikompartimenteller Kniegelenkersatz 94–95
„Tibia-zuerst"-Prinzip 153
Total-Condylar-Prothese 1–3, 9
    Kreuzbanderhalt 9
transepikondyläre Achse zur Rotationsausrichtung der Femurkomponente 31–32, 93
    bei Varusdeformität 50
Treppensteigen nach TKA 169
Trochleaschnitt 33
Tuberositasosteotomie
    Beugekontrakturen durch 84
    zur Darstellung des steifen Kniegelenks 75–76
Tuberositas tibiae
    Osteotomie zur Freilegung des steifen Kniegelenks 75–76
    Tibiaausrichtung an 41

U

UKA *siehe* unikompartimentelle Kniegelenkarthroplastik 145
umgekehrt kreuzförmiges Release bei Valgusdeformität 61–62
unikompartimentelle Kniegelenkarthroplastik 145–150, 153–165
   Brigham-Knie 146–148
   des lateralen Kompartiments 163
   Dimensionierung der Femurkomponente 159
   distale Femurresektion 158–159
   Endbearbeitung der Tibia 163
   Femurendbearbeitung 161–162
   Geschichte 6–7
   Grundprinzipien 153
   Kandidaten 148–149, 153
   Kontroversen 145
   mediolaterale Positionierung der Femurkomponente 160–161
   minimal invasive Operationstechnik 149, 153–154
   nach fehlgeschlagener Tibiaosteotomie 94–95
   Operationstechnik 153–165
   operative Darstellung des Gelenks 154–156
   präoperative Planung 153–154
   Präparation der Tibia 156–158
   Präparation des Femurs 158–159
   Probleme 145–149
   Revisionsprobleme 145
   Rotationsausrichtung der Femurkomponente 160
   Selektionskriterien 148–149, 153
   Teilprothesen aus Metall 149–150
   Versagensursachen 148–149
   Vorteile 145
   Wundverschluss 165
   Zementierung der Komponenten 164–165
UniSpacer-Technik 149
UV-Beleuchtung, Infektionsrate bei 121–122

V

V-Y-Quadrizepsplastik zur Darstellung des steifen Kniegelenks 75–77
valgische Tibia 56
Valgisierung der Gelenklinie nach fehlverheilter Tibiaosteotomie 87, 92
Valgusdeformität 55–56, 58, 60, 62, 64
   Arthroplastik bei fehlverheilter Osteotomie 90–92
   Arthroplastik mit Erhalt versus Ersatz des hinteren Kreuzbandes 63
   Arthroplastik mit HKB-Erhalt 11
   Arthroplastik mit Zement und Schraubenaugmentation 105, 108
   Beschreibung 55–56
   Einstellung der Bandspannung 59–63
   Hypoplasie des lateralen Femurkondylus bei 57–58
   klinische Merkmale 56–58
   Lockerung der Femurkomponente nach Arthroplastik 137–138
   postoperative, Patella-Maltracking 67–69
   tibiale 55
Valguswinkel für die Femurresektion 28, 30–31
varische Gelenklinie nach Tibiaosteotomie 90
Varusdeformität 47–48, 50, 52–53
   Arthroplastik bei lateraler Restinstabilität 51–52
   Arthroplastik mit HKB-Erhalt 10–11
   Arthroplastik mit Zementaugmentation 112
   Balancierung der mediolateralen Weichteilstrukturen 48–49
   Beschreibung 47
   Darstellung des Gelenks 47–48
   distale Femurresektion 49–50
   Erhalt des hinteren Kreuzbandes 51–52
   klinische Merkmale 56–58
   Rekonstruktion von insuffizientem tibialem Knochenlager 50–51
   Reoperation wegen Varusrezidiv 142
   Rotation der Femurkomponente 49–50
   Shift-and-resect-Technik 48–49
   Tibiainnenrotation 53
Verschleiß, Polyethylen *siehe* Polyethylenabrieb 71
Verstärkungsplastik 71
verzögerter Prothesenwechsel bei Sepsis 126
   Protokoll 126–127
verzögerte Schnitttechnik 130
vorderes Kreuzband
   Freilegung des ankylosierten Kniegelenks 76–77
   Opferung 28

W

Walldius-Prothese 1
Warfaringabe, perioperative 45, 98
   bei bilateraler Arthroplastik 118
   Hämatombildung und 132
Wärmetherapie 169
Whiteside-Linie zur Rotationsausrichtung der Femurkomponente 31–32, 59
Windschlagdeformität 56
Wunddrainage, postoperative 44–45, 130–132
   Anlage 127
   Kontroverse 122
   Kosten 122
Wunde
   Trockenhalten 168
Wundtücher, feuchte, zum Schutz der Gelenkkapsel 122–123
Wundverband 45, 169

Z

zahnärztliche Eingriffe, Antibiotikaprophylaxe 124, 171
Zahninfektionen, präoperatives Screening auf 121
Zellkultur, bei Sepsis 121, 123, 125–127
Zement
    antibiotikabeladen, bei Prothesenwechsel 126–127
    Augmentation von Femurdefekten 105–107
    Augmentation von Tibiadefekten 110–112
    bei unikompartimentellem Gelenkersatz 164–165
    plus Schraubenaugmentation bei Femurdefekten 105–108
    plus Schraubenaugmentation bei Tibiadefekten 112

zementfreie Fixation
    bei rheumatoider Arthritis 102
    der Femurkomponente 36–37
    Geschichte 4
Zementierung der Prothesenkomponenten
    abschließende Vorbereitungen 44
    Technik 44
Zysten
    Ganglion 142
    juxtaartikuläre 105
    rheumatoide 99, 106, 110–111